手术前后，应该注意什么

主 编 杨爱玲 徐 军 王春英

陆 萍 蔡 挺

ZHEJIANG UNIVERSITY PRESS
浙江大学出版社

图书在版编目（CIP）数据

手术前后，应该注意什么 / 杨爱玲等主编 . — 杭州：
浙江大学出版社，2020.9（2022.10重印）
ISBN 978-7-308-20365-4

Ⅰ. ①手… Ⅱ. ①杨… Ⅲ. ①外科手术－基本知识
Ⅳ. ①R61

中国版本图书馆 CIP 数据核字（2020）第 121657 号

手术前后，应该注意什么

杨爱玲　徐　军　王春英　陆　萍　蔡　挺　主编

责任编辑	潘晶晶
责任校对	张　鸽
封面设计	周　灵
出版发行	浙江大学出版社
	（杭州市天目山路148号　邮政编码310007）
	（网址：http://www.zjupress.com）
排　　版	杭州朝曦图文设计有限公司
印　　刷	浙江新华数码印务有限公司
开　　本	880mm×1230mm　1/32
印　　张	17.125
字　　数	460千
版 印 次	2020年9月第1版　2022年10月第4次印刷
书　　号	ISBN 978-7-308-20365-4
定　　价	78.00元

前　言

随着社会发展和人口老龄化，人类的疾病谱逐步发生变化，需要手术解决的疾病亦越来越多，其中有些疾病甚至会威胁患者生命。随着科技进步、医学水平提高、手术技术更新，以及各类新技术和新项目的开展，各类外科疾病的治愈率大大提升，人类的预期寿命也得到了延长。

然而，疾病和随之的手术，对患者本人及其家庭来说都是突发大事件，会给患者本人和其家庭成员造成应激冲突和心理压力。及时获得疾病及其相应手术的知识，提升科学应对围手术期的能力，是缓解心理应激、安全度过围手术期、顺利康复的有力保障。

中国科学院大学宁波华美医院（宁波市第二医院）是一所已有170多年历史的综合性三级甲等医院，其外科临床专科设置齐全，收治不同的外科专科疾病患者。医院临床一线的外科护理骨干和护理专家，充分考虑各类患者及其家庭成员的需求，协同各临床外科专家，立足外科临床实际，并充分借鉴国内外最新文献，将多年累积的临床经验倾注其中，合力编写了《手术前后，应该注意什么》一书。本书所涉及的手术门类齐全，既包括脏器系统的经典手术，又包含当今医疗新技术项目。

本书定位为专业性科普图书，语言通俗易懂，又不失医学学术专业水平，主要为各类手术的患者和家属传输手术前后和居家生活的照护知识，也可为护理人员的护理服务过程提供参考和指导。全书涵盖各外科专科疾病手术，内容重点围绕术前、术后、出院后各病程时段，展开讲述各类手术患者自我照护及家属照护相关医学知识和注意事项，主要涉及心理调适、饮食营养、个人卫生、睡眠休息、术后卧位、床上锻炼、咳嗽训练、翻身拍背、管路维护、后续康复治疗等内容。书中图文并茂，所采用的图片大多由各编委模拟实景拍照或卡通制作，使读者易懂并能模仿操作应用。

在本书的编写和出版过程中，得到了各参编专家的倾心费力指导与大力支持，在此深表谢意！因编写时间仓促，书中难说存在疏漏和不妥之处，敬请读者批评指正。

编者

2020年5月

目 录

第十六章　脊椎手术

第十七章　关节手术

第十八章　骨肿瘤手术

第一章

手术前后

第一节 什么是手术

一、手术的定义

外科手术简称手术,俗称开刀,指外科设备或外科仪器在外科医师或其他专业人员的操作下,进入人体或其他生物组织,以外力方式排除病变、改变构造或植入外来物的处理过程。

二、手术的分类

常见的手术分类方式有两种,即根据手术时限分类和根据手术目的分类。

1. 根据手术时限分类

(1)择期手术:实施手术的时间可在一段时间内选择,手术时间不影响治疗效果。患者术前可做好充分准备。如胃和十二指肠溃疡的胃大部切除术、良性肿瘤切除术、腹股沟疝修补术等。

(2)限期手术:手术时间虽有一定范围的选择,但必须有时间限制,不能过长延迟,应在尽可能短的时间内做好术前准备。如常见的胃癌、肝癌、肺癌等恶性肿瘤的根治术。

(3)急症手术:短时间内需立即实施的手术,要求用尽可能短的时间进行必要的术前准备,否则会因术前准备而延误手术时机,甚至危及生命。如肝、脾破裂,开放性骨折,以及急性心肌梗死等需要介入的手术。

2.根据手术目的分类

(1)诊断性手术:手术的目的是明确诊断,如各部位的活检术、剖腹探查术、剖胸探查术等。

(2)治疗性手术:对病变、损伤或先天性畸形进行切除或修复,达到治疗疾病的目的。如胆囊切除术、声带息肉切除术、腭裂修补术等。

(3)姑息性手术:对无法治愈的疾病,可通过手术缓解其症状。如对晚期食管癌患者行胃造瘘术,恶性肿瘤晚期局部包块切除术等。

(4)美容手术:手术的根本目的是改善外形。手术方式根据个人的喜好确定。如重睑术、隆乳术、去皱术等。

第二节　什么是麻醉

一、麻醉的定义

麻醉是用药物或其他方法使患者整体或局部暂时失去感觉,以达到无痛的目的,为手术治疗或其他医疗检查治疗提供条件。通俗来讲,麻醉就是"痛"或(和)"知"消失。

二、麻醉的分类

根据麻醉作用部位和所用药物的不同,可将临床麻醉方法分为全身麻醉、局部麻醉、椎管内麻醉、复合麻醉及基础麻醉。

1.全身麻醉

全身麻醉（全麻）是指通过吸入、静脉注射、肌肉注射或直肠灌注等方式，使麻醉药进入体内，使中枢神经系统受到抑制，从而使患者意识消失而周身无疼痛感觉的过程。这种麻醉方式便是常言的"睡着状态"。

全身麻醉是现在应用最为广泛，也是最安全舒适的麻醉方法，适用于几乎所有的手术类型，从美容整形手术到复杂器官移植；也适用于几乎所有患者人群，从新生儿到重症患者。但是如果手术前患者心肺功能差且情况严重，就需要综合考虑手术以及麻醉的风险。

全身麻醉一般需要进行气管插管，机械通气（见图1-1）。但是一些时间短、伤害性刺激小、操作简单的手术和检查，如人流手术、胃肠镜检查等，就不需要进行气管插管，而可以实施保留自主呼吸但意识消失的全身麻醉。

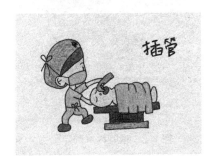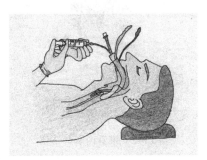

图1-1 全麻插管法

2.局部麻醉

局部麻醉（局麻）也称部位麻醉，指在患者神志清醒状态下将局麻药应用于身体局部，使机体某一部分的感觉神经传导功能暂时被阻断，运动神经传导功能保持完好或有不等程度的被阻滞状态。这种阻滞是完全可逆的，不产生任何组织损害。局部麻醉的优点在于简便易行、安全、患者清醒、并发症少和对患者生理功能影响小，一般由手术医生自己完成。常见的局部麻醉手术有体表小肿块切除、眼科白内障手术，以及一般介入手术（如心血管造影、支架植入等）。

3. 椎管内麻醉

椎管内麻醉指将局麻药注入人体椎管内的某一腔隙，使接触局麻药的脊神经产生传导功能的可逆阻滞。根据注射部位的不同，椎管内麻醉分为蛛网膜下腔麻醉（即腰麻和脊麻）、硬膜外腔麻醉、骶管麻醉。椎管内麻醉适用于关节置换、下肢骨折、剖宫产、痔疮等下肢、下腹部、肛门、会阴手术，也适于小儿腹部手术（如小儿疝气等）。椎管内麻醉体位和穿刺法分别如图1-2和图1-3所示。

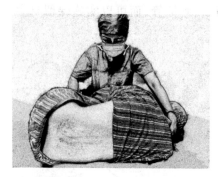 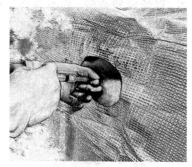

图1-2　椎管内麻醉体位　　　　图1-3　椎管内麻醉穿刺法

4. 复合麻醉

复合麻醉指同时或先后应用两种以上麻醉药物或其他辅助药物，以达到完美术中和术后镇痛的目的，并获得令人满意的外科手术条件。为克服当前各种全麻药单独应用都不够理想的情况，常采取联合用药的方法或辅以其他药物，如异丙酚、瑞芬太尼复合麻醉。

第三节　手术前准备工作

一旦确定手术,手术前必须做好充分的准备工作。为了使手术能顺利进行,预防术后并发症,达到手术预期疗效,医生会为手术患者进行全面的体格检查,进行术前讨论,全面评估病情与手术方案,并会与患者和家属就手术进行沟通,达成一致的意见,共同确认手术方案、手术部位,并签署各种手术知情同意书,完善术前准备工作。

一、术前常规检查和特殊检查

常规检查包括血、尿、粪常规检查,出凝血功能检查,心肝肾功能检查,血糖检查,输血前检查(包括血型、配血,以及乙肝三系、丙肝、梅毒、艾滋病检查),以及B超、心电图、胸片等。特殊检查包括胃镜、CT、磁共振等。

二、确定完善的手术方案和时间

待所有检查结果齐备后,主管医生会向手术患者及其家属说明具体情况,制订手术方案,确定手术日期。若检查结果有异常,则需进一步检查并请相关科室会诊(如患者心电图异常,则需请心内科会诊;肺功能异常,则需呼吸科会诊等)。对于重大、疑难、新开展手术,须上报医务部审批。由主管医生再次向手术患者及其家属说明病情,确认手术方案及手术时间,确保手术效果。病情严重或术前准备不充分时,应暂停手术或延迟手术。

三、术前一天准备

手术医生会提前通知患者及其家属,以便提前做好相关工作。

1.签署手术知情同意书和确认手术部位

主管医生会找手术患者及其家属谈话，介绍手术方案、手术时可能出现的问题以及手术必需的超医保范围的特殊耗材等，并请手术患者或其家属签署手术知情同意书、快切冰冻病理知情同意书、重大手术知情同意书及超医保费用知情同意书等。主管医生会同主管床位护士一起与手术患者或其家属确认手术部位，并做好手术标识。手术标识不能因沐浴、清洗等而抹去，以免影响之后的手术部位核对。

2.麻醉医生的访视与麻醉方式的确认

手术前一天下午及之后，麻醉医生根据手术申请查看手术患者的相关信息，到病区访视，或者请手术患者及其家属到指定区域与麻醉医生谈话。麻醉医生根据患者的需求和手术的性质选择最佳的麻醉方式，并将麻醉过程中可能出现的风险告知手术患者及其家属。手术患者及其家属若无异议，则签署麻醉知情同意书。如果手术患者有影响麻醉的疾病因素（如严重的心、肺疾病等），麻醉医生就会告知手术医生并建议相关学科会诊，以便最大限度地降低手术、麻醉风险及术后并发症的发生率。

3.手术室护士术前访视

对于手术级别为四类的重大手术，如腹腔镜下胃癌根治、肝癌切除、胸腔镜下肺切除等，手术室会安排专人到病区访视手术患者，与手术患者沟通，了解患者相关信息，并就手术相关事宜进行宣教，如介绍手术室环境，术前禁食、禁饮对麻醉的重要性，手术、麻醉过程中需要患者提供的协作，手术体位介绍，等等。

4.皮试

手术需要麻醉，并需要相关抗感染治疗，因此须对术前麻醉药物和抗生素进行皮试，以排除手术患者对这些药物过敏的情况。

5.备血

不是所有手术都必须备血,但手术是创伤性治疗,必然会存在出血的可能性,如果有大量出血则可能危及生命。因此,手术医生会根据手术方案进行备血,以确保手术顺利进行。因为输血会有一定的并发症,所以手术医生会向患者讲述备血和输血的重要性和必要性,并让患者或其家属签署输血知情同意书。

6.皮肤准备

手术部位皮肤准备是指对拟施行手术区域(范围不可小于手术切口周围15~20cm)皮肤进行清洁,即洗浴或擦浴;必要时去除手术部位毛发(即备皮)。为预防手术部位感染,建议手术患者术前沐浴或淋浴时使用抗菌皂或普通肥皂(液),以清洁皮肤、去除污垢(尤其是腔镜手术时脐部的污垢)。应去除对手术有干扰的手术切口部位或其周围的毛发,一般于接近手术时间或手术当天进行。毛发的去除应当使用不损伤皮肤的方法,避免用刀片或备皮刀刮除毛发,而应使用电动剪毛器或脱毛剂(注意脱毛剂过敏问题)等。去毛用具应一人一用一更换或消毒。

7.胃肠道准备

麻醉可能导致呕吐,胃肠功能紊乱。为了防止患者术中发生呕吐物窒息或者肺炎,术前必须严格禁食8小时以上,禁饮2小时以上。一般患者于手术前12小时常规禁食,4~6小时禁饮。

8.睡眠和镇静

手术前,患者应保持良好的睡眠和较好的情绪,避免剧烈运动,如跑步、游泳等。因对手术畏惧、紧张而失眠的手术患者,可服用少量的镇定催眠药物,以确保睡眠质量。

四、术前特殊准备

对于有高血压、糖尿病、心脏病、低蛋白血症及其他严重疾病的手术患者,术前应做好充分的准备,以耐受手术,必要时延迟或停止手术。

1. 营养不良

营养不良患者常伴有低蛋白血症,易出现组织水肿而影响切口愈合,且抵抗力低下,易并发感染。当患者血浆白蛋白在30~35g/L时,需要在饮食中补充优质蛋白,如鸡蛋、鱼等。当患者血浆白蛋白<30g/L时,需要静脉补充白蛋白。

2. 脑血管疾病

对于近期发生脑卒中的患者,手术应延迟2周,最好延迟6周。

3. 高血压

对于血压在160/100mmHg以下的高血压患者,可不必做特殊准备;若血压过高,患者因麻醉和手术应激可能发生脑血管意外和心力衰竭等,因此术前应选用合适的降压药物,使血压保持在一定的水平,但并不要求血压降至正常后才进行手术。

4. 心脏病

非紫绀型心脏病、风湿性心脏病(风心病)、高血压心脏病(高心病),心律正常,无心力衰竭趋势患者手术耐受性良好,不需做特殊准备;冠心病、房室传导阻滞患者手术耐受性差,须做好充分的准备;急性心肌炎、急性心肌梗死、心力衰竭及严重心律失常患者手术耐受性差,除急症抢救外,均需延迟手术。

5. 呼吸系统疾病

呼吸功能不全的患者术后易并发低氧血症、肺膨胀不全以及肺炎等,因此有吸烟史患者应停止吸烟2周,有慢性咳嗽咳痰患者可以祛痰和使用抗生素,重度肺功能不全合并感染患者应在疾病得到控制后才能手术。对于急性呼吸系统感染者,如为择期手术,应推迟至感染治愈后1~2周。

6.肝肾疾病

肝肾功能的轻中度损害不影响患者手术耐受性。但肝肾功能严重受损的患者必须接受治疗,待病情稳定后方可实施择期手术。对因肝功能受损出现黄疸、腹水或急性肝炎的患者,多不宜施行手术。

7.糖尿病

手术、麻醉等因素会使血糖应激性增高,在术前血糖控制不良患者易诱发酮症酸中毒。术前血糖一般应控制在稍高水平($5.6 \sim 11.2$ mmol/L)。

8.药物管理

因疾病术前患者常服用治疗药物,如华法林、利血平等。一般药物于手术当天停用即可,但特殊药物必须提前停药。如口服抗凝药华法林的,于术前至少5天停药;口服阿司匹林的,于术前1周停药;口服中草药的,于术前至少1周停药;口服维生素E的,于术前1周停药;口服利血平的,于术前至少1周停药。但是口服高血压药的,手术当天不停药。

五、手术日准备

手术日,需再次检查手术患者的术前准备,确保手术顺利进行。

1.术晨患者准备

手术患者要检查手腕带,并确认相关信息。做好个人卫生,不要化妆,去除唇膏、指甲油(便于手术中观察末梢血液循环情况);要取下活动性义齿(假牙),防止义齿脱落而阻塞呼吸道;取下发卡、假发、金属物品、饰物等,因为金属会导电,饰物会伤及患者;将随身携带的贵重物品(如首饰、钱、手表)交由其家属保管;助听器、隐形眼镜可暂时戴着,便于与手术室工作人员谈话、沟通,可于手术前一刻取下。患者贴身穿着干净的病服;依照要求禁食、禁水;排空膀胱,避免术中膨胀的膀胱被误伤;口服降压药应按时服用,以避免血压应激升高。因手术要求,部分手术患者需要插胃管、导尿管或灌肠等。插管后可能有不适或痛苦,但不可随意拔除。手术患者准备就绪,在病区等待手术。

2.病情评估

常规测量生命体征,确认手术标识。如患者有发热、血压偏高、例假(影响术中出、凝血机制)等情况,应及时告知手术医生,必要时暂停手术。

3.手术室接患者

为让手术、麻醉前准备工作有充分的时间,手术室一般提早半小时到病区接手术患者。如首台手术接手术患者的时间在夏令时间一般为7:00,在冬令时间一般为7:30,接台手术距手术时间早半小时接手术患者。一般手术由手术室护工根据手术通知单到病区,在床旁核对患者信息后将患者接入手术室;对于急、危、重手术患者,根据病情由手术医生、病区主管护士、护工一起送至手术室,并与手术室护士、麻醉医生交接。手术患者家属于手术患者入手术室后,在手术家属等候区或患者所在病区等候。若术中手术医生需要与家属谈话,手术室会通知病区护士请手术患者家属到手术室专设谈话间,就手术情况进行谈话,必要时请家属再次签字。

第四节　手术麻醉前准备

一、术前准备完整性的检查

手术患者进入手术室门后,由手术室护工送至术前准备室或手术室（图1-4为手术室简图），由手术室的术前准备室护士或手术室的巡回护士对手术患者的术前准备完整性进行检查（尤其是禁食和禁饮，若有进食或进饮现象须暂停或延迟手术），并核对患者姓名、出生年月、手术部位、手术标识、手术方式等信息。

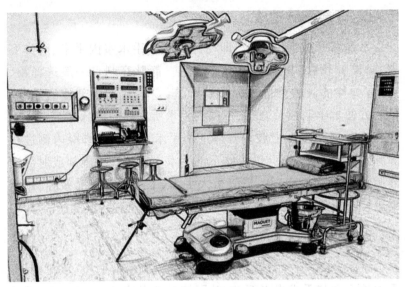

图1-4　手术室简图

二、术前病情评估

查看患者病情，在患者身体上贴电极片，连接心电图监测仪，在胳膊上绑血压计袖带。血压计每5分钟左右自动量血压，患者能感知松紧变化。患者一个指头上会被套上探测仪，以检测脉搏和身体的氧气情况。如患者出现血压较高、心律不齐等情况，麻醉医生会在第一时间处置，并联系手术医生重新评估手术方案。

三、手术患者心理准备

进入手术室的手术患者要尽量保持稳定的心理状态，但多数患者会比较紧张,尤其在听到监护仪等手术设备发出的声音时会更加恐惧。手术室护士、麻醉医生会安慰手术患者,并与之交流,分散其注意力,舒缓患者紧张的情绪,必要时予以适量镇静剂,稳定患者的情绪。

四、开放静脉输液

术前需开放静脉输液,即"打点滴"。手术室因手术、麻醉要求,输液针较粗,患者会稍有疼痛感。静脉穿刺点一般选择粗、直、有弹性的浅表静脉,如手腕部、脚踝部、肘部等部位的静脉。但为方便术中输液及观察,不同的手术所选择的静脉穿刺点也不同。头颈部、乳房、上肢等身体上部手术一般选择脚踝内侧进行静脉穿刺。腹部、下肢等身体下部手术一般选择手腕部或肘部浅静脉穿刺。对于肺、肝、胃等重大手术,手术患者情况差等,还需要进行颈内静脉、桡动脉穿刺准备,以备术中输液、监测所需。

五、麻醉前核查

手术、麻醉前准备就绪,在进行麻醉前,麻醉医生、手术医生、手术护士会与手术患者互动,共同核对患者信息、手术方式、手术部位及标识,确保手术患者、手术部位、手术方式正确。

六、麻醉体位及配合

全麻手术患者一般采取平卧位。如果进行的是区域麻醉(俗称"半麻"),则患者需取侧卧位并卷曲身体,低头,屈腿部,两手抱住小腿,大腿尽量贴肚子,目的是将背部脊柱伸展开,便于麻醉穿刺。"半麻"时,麻醉医生需要消毒,铺巾,打局麻药,穿刺。操作中会稍有胀痛感,并有推顶的感觉。整个过程中如果有任何不适或要求,应及时向麻醉医生提出,切忌移动身体,以免针尖误伤。

七、手术体位

不同的手术需要不同的手术体位,以充分暴露手术区域,方便手术者操作。如甲状腺手术需要患者取颈仰卧位,子宫、直肠、膀胱手术需要截石位,肺部、肾输尿管手术需要侧卧位等。为避免影响手术操作,手术体位在安置后,不能随意移动或改变。患者如有不适或疼痛,可告诉医生,并作适当调整,以保持术中舒适,避免由体位引发的并发症。

八、手术前核查

手术患者处于平稳的麻醉状态,手术室仪器设备调试完成并处于正常备用状态,手术医生完成消毒铺巾。在准备划皮前,由手术医生发起手术前核查,与麻醉医生、手术室护士三方共同核对手术患者及手术部位、手术方式等,确保手术正确。

九、手术麻醉状态

全麻手术时,患者在"睡眠"状态下接受手术。非全麻手术时,患者在手术台上处于清醒状态,应安静闭目接受手术,不要随意和医护人员谈话,更不要胡乱猜疑医护人员的某些话语,以免引起误会或枉背包袱。整个手术过程中需要患者良好配合,才能使手术达到预期目标。

第五节　手术后注意事项

从手术完毕到患者基本上恢复健康的这一段时间,为手术后期。了解手术后注意事项,对减轻患者的痛苦,预防和及时处理术后并发症,使手术患者顺利恢复健康具有重要意义。一般中型手术患者的手术后期为7～14天。

一、术后患者复苏

将全麻后的患者送至复苏室,由数名护士和麻醉科主管医生同时密切监护患者,待患者完全清醒,生命体征正常(或恢复到术前水平)后,即可由麻醉科医生或复苏室护士将患者护送回病房。

1.术后患者去向

对于全麻患者(包括气管内麻醉和静脉麻醉者),根据手术患者恢复情况送入复苏室复苏或ICU监护。对于非全麻手术患者(即"半麻"、局麻患者),若手术过程顺利,麻醉稳定,术后生命体征平稳,则送回原病房,即普通病房。

2.全麻苏醒时间

全身麻醉的恢复是指从停止给予麻醉药,到患者能对外界刺激做出正确反应的这段时间,一般需要10~30分钟。进入复苏室的全麻患者,苏醒期长短与患者的全身状态、年龄、给药剂量及时间等因素有关。多数患者可在停止给药后的短时间内(10~30分钟)自然苏醒或被唤醒,手术时间长、年老体弱的患者苏醒可能需要很长时间。如果全麻结束后30~90分钟,患者意识仍未恢复,则认为是苏醒延迟,麻醉医生需要寻找原因并迅速对症处理。

3.全麻苏醒后拔管

术后随着麻醉药物作用的消失,麻醉恢复期患者因气管导管对鼻、咽喉部的刺激,会有不适感,此时应听从麻醉医生的指挥,少做吞咽动作,配合麻醉医生拔除气管导管。拔管后,咽喉部痰液较多,应尽量自己咳出痰液,无力咳痰时要配合麻醉医生吸出痰液。

4.安返病房

麻醉患者达到以下标准可送返原病房:①处于醒觉和警觉状态,能辨认时间、人物和地点;②血压、脉搏平稳,或较术前血压降低不超过 20mmHg(收缩压＞90mmHg)；③能做深呼吸和有效咳嗽,呼吸频率和幅度正常；④能自动或按指令活动四肢/抬头；⑤末梢循环良好,皮肤红润、温暖等。

二、术后注意事项

手术治疗要达到预期效果,不仅取决于最佳的手术方案和规范的手术操作,还取决于术后积极的治疗和护理。因此手术之后,患者要努力配合医护人员,预防术后并发症和不良后果的发生。

1.保持术后的良好体位

手术刚结束时,全身麻醉的患者尚未完全清醒,应让其平卧,不垫枕头,头偏向一侧,以防唾液或呕吐物吸入呼吸道,引起呼吸道感染。硬膜外麻醉或腰麻的患者,术后要平卧6～12小时,以防术后头痛的发生。颈、胸、腹部手术之后,患者多采取半坐或半卧位。脊柱手术后的患者要睡硬板床。对于四肢手术后的患者,须抬高手术的肢体或进行牵引。

2.深呼吸咳嗽

在全麻清醒6小时后,生命体征平稳时,手术患者可在他人协助下翻身、拍背、咳嗽、咳痰,促使呼吸道分泌物有效及时排出,减少肺部感染;为减轻疼痛,咳嗽时可用手固定伤口。同时深呼吸咳嗽,以利于肺部扩张,使痰排出。

3.观察体温、脉搏、呼吸和血压

病区医护人员会定时监测患者的体温、脉搏、呼吸、血压等生命体征。患者如有自我感觉不适、发热和心跳快等情况,应向医生、护士报告。术后3～5天,患者体温常在38℃左右,属于正常情况,为术后反应热或吸收热,对此不必紧张。

4.疼痛控制

术后患者有不同程度的疼痛，根据患者疼痛程度，可适当使用止痛剂，以减轻切口疼痛。

5.预防压疮

患者应定时翻身。一般每隔2小时翻身1次，以预防术后患者尾骶部、脚后跟等发生压疮。若患者无法自行翻身，病区护士会协同家属帮助患者翻身。

6.饮食护理

手术后患者要加强营养，以利于身体康复。一般手术，术后即可进食。腹部手术患者，要待肠蠕动恢复、产生虚恭（即放屁）后，方可进液状流食。胃肠手术患者，术后须禁食、胃肠减压，在停止胃肠减压后方能进流食，并逐渐恢复到正常饮食。大手术或全身麻醉手术后，患者多有短期消化功能减退，不想吃饭，甚至恶心、呕吐，医生会适当予以输液，补充营养。严重时，医生会插胃管，通过胃管注入流食。

7.早期活动

根据手术的大小和术后的病情，在经过医生准许的条件下，争取早期下床活动，以增加呼吸深度，促进血液循环，恢复胃肠功能，增进食欲。同时，早期活动对于防止并发症、促进伤口愈合也有着积极的作用。如腹部手术，一般术后2～3天就应该适当下床活动或在床上活动，以防止腹胀和肠粘连。

8.伤口管理

术后切口辅料保持清洁、干燥，不要随意揭开覆盖伤口的纱布，更不能用手去触摸或用水清洗伤口。如不小心弄湿或污染了纱布，应及时请医生或护士给予更换，以防切口感染化脓。如发现伤口周围红肿或有血水流出，应及时告诉医生护士，争取及时予以妥善处理。

9.排尿

部分患者手术后不习惯卧床小便,或因腰麻后排尿反射障碍而解不出小便。如果患者病情允许,则可协助患者坐起、跪着或站着排尿,还可以采取腹部热敷、针灸等办法协助排尿。如果上述措施无效,术后8～12小时仍不能排出小便则应告知医生、护士,以便及时处理(导尿)。

10.保暖

术后患者身体抵抗力相对较低,应注意保暖,防止感冒。

11.导管护理

术后患者身上带有各种导管,要注意保持其通畅,防止导管折叠、堵塞或脱落。引流袋(瓶)应不高于引流口,防止逆流、感染。

手术后,患者尽量按时起床和按时睡眠,保持良好的心态和愉快的心情,这有助于身体复原。

(徐培君　董妹　陈骏萍)

第二章

颅脑手术

第一节　脑血管介入手术前后，应该注意什么

脑血管介入术是在 X 线电视系统的监控下，以影像诊断为基础，在影像学诊断设备(如 DSA[①]、CT[②]、MRI[③]等)的引导下，通过血管途径，借助导引器械(如针、导管、导丝等)将特殊材料递送至神经系统病变区，从而达到治疗目的的一种新型方法。

适应证：①颅内血管性病变，分为出血性和缺血性两种。其中，出血性颅内血管性病变包括蛛网膜下腔出血、颅内动脉瘤、颈动脉瘤、椎动脉瘤、动静脉畸形、硬脑膜动静脉瘘、颈动脉海绵窦瘘、Galen 静脉瘤、海绵状血管瘤、颅内静脉血管畸形等；缺血性颅内血管性病变包括颅内、颈内系统动脉狭窄(如大脑前动脉、大脑中动脉、颈动脉、椎动脉、基底动脉狭窄)，颅内静脉或静脉窦血栓形成，烟雾病等。②颅内肿瘤，包括脑膜瘤、血管网织细胞瘤、颈静脉球瘤、脑胶质瘤等。③头颈部血管性肿瘤，包括鼻咽纤维血管瘤、颈动脉体瘤等。

禁忌证：①患者情况极为虚弱，有严重的心、肝、肾功能损害。②碘过敏或过敏体质。③妊娠3个月以内(相对禁忌证)。④穿刺

---

①DSA：数字减影血管造影(digital substraction angiography)。

②CT：计算机断层扫描(computed tomography)。

③MRI：磁共振成像(magnetic resonance imaging)。

部位感染、血管狭窄、闭塞或有粥样斑块(相对禁忌证)。

麻醉方式:全麻。

一、术前注意事项

1.心理调适

医护人员会向患者解释实施脑血管介入治疗的必要性及重要性、治疗的目的、方法及注意事项。患者应保持情绪稳定,也请家属及朋友给予心理支持。

2.饮食管理

戒烟酒,适量纤维素饮食,有利于大便通畅。手术前晚遵从医护人员建议,禁食、禁饮(包括牛奶、水果等一切食物)8～10小时。

3.自身准备

术前保证良好睡眠,充足的睡眠有利于机体的体能恢复;注意保暖,避免着凉感冒;在手术前晚沐浴;介入术穿刺点为腹股沟区域者,应剪短阴毛;剪短指甲,去除指甲油,并去除所有首饰、义齿等物品;手术当日去除文胸和内裤,贴身穿好手术衣裤,戴好手术帽与脚套。

4.医疗准备

医护人员会教患者如何进行深呼吸、有效的咳嗽,指导患者进行床上大小便的训练,教会家属如何使用大小便器。手术当日,主刀医师会为患者做好手术标记,切勿擦洗掉。如标记不清,则必须告知医护人员。

二、术后注意事项

1.病情观察

手术结束,待患者全麻清醒后,手术室人员会将患者安全送至病房。在病房内,责任护士会观察患者生命体征、血氧饱和度

(每小时监测一次),并动态观察患者瞳孔大小、有无头痛及四肢感觉肌力等情况。患者应配合进行吸氧、心电监护等操作。若有异常或不适反应,应及时告诉医护人员。

2.体位与活动

手术结束回病房后,患者需要绝对卧床24小时,且这段时间患者的术侧下肢需要制动。会将动脉压迫止血器压于穿刺处(见图2-1),压迫时间一般为12小时。12小时后,如果病情稳定,医生会为患者解除压迫器。24小时后,患者可以下床活动。在这期间,护士会每小时来观察患

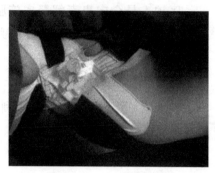

图2-1 动脉压迫止血器

者的足背动脉搏动、皮肤颜色、温度、血运等情况,如果患者觉得术侧的小腿疼痛剧烈、皮温下降、感觉迟钝,应及时通知护士。

3.穿刺处敷料

正常的敷料应该表面干燥、清洁、无渗血、渗液。如发现有异常情况,应告知医护人员。主治医师每天会查看敷料的清洁度,有需要时会进行更换。在解除动脉压迫止血器后,如果穿刺处出现局部淤血或血肿,应告知医生或护士,医护人员会根据血肿的大小给予相应的处理。

4.碘过敏观察及处理

在血管介入术的过程中,需要注射血管造影剂。如果患者术后回病房后出现荨麻疹、皮肤瘙痒、流涕、恶心、呕吐、多汗、咳嗽、眩晕等碘过敏情况,应及时通知护士,医护人员将给予相应的处

理。保持皮肤清洁干燥,勿用碱性皂液,洗澡擦身用水勿过热或过冷,勿抓挠。

5.饮食及排便

术后肛门未排气前,禁食、禁饮;排气后,饮食先从流质开始,少量多餐,逐渐过渡至少渣半流质、半流质和普食。进食期间如有腹胀、恶心、腹痛等不适,应及时告知医护人员。适量纤维素饮食,适当顺时针按摩腹部,有利于保持大便通畅。在术后下肢制动期间,下肢深静脉血栓形成的风险很大,排便时勿用力屏气,以免可疑下肢深静脉血栓脱落。排便过程中如突发胸闷、气促,或腹部、腰部、胸部异常难受,应迅速告知医护人员,以便及时处理。

三、出院后注意事项

1.活动与饮食

建议术后患者适度活动,但要避免剧烈活动,防止过度疲劳;保持情绪稳定,忌情绪激动;注意保暖,防止受凉;在饮食上禁忌刺激性食物,忌烟酒,宜进食高蛋白、高能量、高维生素及适量纤维素的食物。

2.后续治疗

在医生的指导下服用抗凝剂,定期复查,监测凝血指标,控制血压,防止血压升高。

（方喜喜　周琪妍　钟丹妮）

第二节　颅内肿瘤切除手术前后,应该注意什么

颅内肿瘤可分为原发性和继发性两大类。原发性颅内肿瘤发生于脑组织、脑膜、脑神经垂体、血管及残余胚胎组织。继发性

颅内肿瘤是指在身体其他部位的恶性肿瘤转移或侵入颅内而形成的肿瘤。原发性颅内肿瘤好发部位为大脑半球。颅内肿瘤可发生于任何年龄，多见于0～50岁，发病高峰期为40岁左右，此后发病率随年龄增长而下降。成年患者多见胶质细胞瘤，其次为脑膜瘤、垂体瘤及听神经瘤；老年患者多见胶质瘤及脑转移瘤；儿童及少年患者多见后颅窝及中线部位的肿瘤，如髓母细胞瘤、颅咽管瘤及松果体肿瘤等。对于确诊的颅内肿瘤，如果患者及家属要求手术，则原则上应先采取手术治疗。

麻醉方式：全麻。

一、术前注意事项

1.心理调适

医护人员会向患者解释实施颅内肿瘤手术的方法及注意事项。患者应保持情绪稳定，也请家属及朋友给予患者心理支持。

2.饮食管理

戒烟酒。适量纤维素饮食，有利于大便通畅。手术前晚遵从医护人员建议，禁食、禁饮（包括牛奶、水果等一切食物）8～10小时。

3.自身准备

术前保证良好睡眠，充足的睡眠有利于机体的机能恢复；注意保暖，避免着凉感冒；手术前一天剃光头发，注意勿剃破头皮；手术前晚沐浴，保持头皮清洁；剪短指甲，去除指甲油，并去除所有首饰、义齿等物品；手术当日，去除文胸和内裤，贴身穿好手术衣裤，戴好手术帽与脚套。

4.医疗准备

医护人员会教患者如何进行深呼吸、有效的咳嗽；指导患者进行床上大小便的训练，教会家属如何使用大小便器；指导患者疼痛自评的方法。手术当日,主刀医师会为患者做好手术标记,切勿擦洗掉。如标记不清,则必须告知医护人员。

5.垂体瘤患者特殊术前注意事项

对于垂体瘤患者,为了预防术后伤口感染,医生会在术前3天常规开具0.25%的氯霉素眼药水和0.1%麻黄素滴鼻液(每天4次,每次2~3滴)。滴药时采取平卧仰头位,以使药液充分进入鼻腔。术前1天剪鼻毛。术后需要鼻腔填塞物压迫止血2~3天,所以患者的呼吸方式将由主动的经鼻呼吸变为被动的经口呼吸。术前3天,护士会指导患者进行呼吸的适应性训练,即夹紧双侧鼻翼,被动经口呼吸,每天2~3次,每次5~10分钟。患者需要配合,并且如有不适要及时与护士沟通。

二、术后注意事项

1.体位安置

待患者麻醉清醒后,手术室人员会将患者安全送至病房。建议将床头抬高15°~30°,以利于颅内静脉回流。较大病变组织切除术后,局部会留有较大的腔隙,禁取患侧卧位,以防止脑组织移位及脑水肿的发生。

2.病情观察

在病房内,责任护士会观察患者生命体征、监测血氧饱和度,每小时监测一次,并动态观察患者有无头痛及四肢感觉肌力异常等情况。患者应配合吸氧、心电监护等操作,如有异常或不适反应,应及时告诉医护人员以便及时处理。

3.饮食及排便

在术后肛门未排气前,禁食、禁饮;排气后,先从流质开始,少量多餐,逐渐过渡至少渣半流质、半流质和普食。进食期间如有腹胀、恶心、腹痛等不适,应及时告知医护人员。排便时,勿用力屏气，以防止脑腔压力增高而导致脑病发生。如发生便秘，应及时告知医护人员。医护人员会据情况给患者肛塞开塞露或口服缓泻剂，以促进排便。患者也可顺时针按摩腹部，以促进排便。

4.导管护理

开颅术后，患者头部将放置硅胶引流管（见图2-2）。因此，患者在活动或翻身时，不要用力过猛，以防止引流管滑脱。医护人员会定时观察引流液量、色、性质。如有异常发现，应及时告知医生或护士。

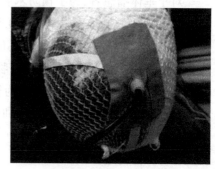

图2-2 头部硅胶引流管

5.疼痛控制

手术后会出现切口疼痛，责任护士会随时关注患者的疼痛分值，做出相应处理。患者应如实告知医护人员疼痛分值，不要遮掩、忍受，以便医护人员做出正确处理。建议患者进行深呼吸、听音乐、听广播等来分散注意力，以减轻疼痛，获得舒适感。

6.垂体瘤切除

垂体瘤切除术后，鼻腔里会填塞纱条，可造成鼻腔内压力增高。患者可能会感觉鼻背部、眼眶、前额部胀痛，这是正常现象，在抽取纱条后症状可缓解。由于鼻部纱条填塞，患者需要经口呼吸，不必紧张，可按医护人员在术前教的方法进行。如果鼻部有不适感，勿擤鼻、堵鼻、抠鼻，需保持鼻部周围的清洁；如果患者感觉视力模糊或者视野改变，应及时向护士反馈。护士会指导患者家属记录每小时留置导尿的尿量，请家属予以配合并记录。

三、出院后注意事项

(1)患者应保持心情愉快、稳定,忌大喜大悲。建议在病情稳定的情况下适当参加社会活动。行动不便者需要有人陪护,以防跌倒。

(2)如有继发性癫痫,则不能单独外出,不宜攀高、骑车、游泳等,且须随身携带疾病相关证明。遵医嘱坚持服用抗癫痫药物,不要擅自减量或停药。

(3)出院3个月或半年后定期复查,并长期随诊。

(方喜喜 杨玲 庄玲玲)

第三节 颅内血肿清除手术前后,应该注意什么

颅内血肿是颅脑损伤中最常见、最严重的继发病变,发生率约占闭合性颅脑损伤的10%和重型颅脑损伤的40%~50%。如不能及时诊断处理,多因进行性颅内压增高、形成脑疝而危及生命。按症状出现时间,颅内血肿可分为急性血肿(3天内)、亚急性血肿(3天以后到3周内)和慢性血肿(超过3周);按部位,则可分为硬脑膜外血肿、硬脑膜下血肿和脑内血肿。

适应证:凡经CT、MRI或脑血管造影检查证实诊断,伴有颅内压增高或脑受压症状者。

麻醉方式:全麻。

一、术前注意事项

1.心理调适

医护人员会向患者解释实施颅内血肿清除术的方法及注意事

项。患者应保持情绪稳定,也请家属及朋友给予心理支持。

2.饮食管理

戒烟酒。手术前晚遵从医护人员建议,禁食、禁饮(包括牛奶、水果等一切食物)8~10小时。

3.自身准备

术前应保证良好睡眠,充足的睡眠有利于机体的机能恢复;注意保暖,避免着凉感冒;手术前1天剃光头发;手术前晚沐浴,保持头皮清洁;剪短指甲,去除指甲油,并去除所有首饰、义齿等物品;手术当日去除文胸和内裤,贴身穿好手术衣裤,戴好手术帽与脚套。

4.医疗准备

医护人员会教患者如何进行深呼吸、有效的咳嗽;指导患者进行床上大小便的训练,教会家属如何使用大小便器;指导患者疼痛自评的方法。手术当日主刀医师会为患者做好手术标记,切勿擦洗掉。如标记不清,则必须告知医护人员。

二、术后注意事项

1.体位安置

待患者麻醉清醒后,手术室人员会将患者安全送至病房。建议将床头抬高15°~30°,以利于颅内静脉回流。头偏向健侧,禁取患侧卧位,以防止脑组织移位及脑水肿的发生。

2.病情观察

在病房内,责任护士会观察患者生命体征、监测血氧饱和度,每小时监测一次。患者应配合吸氧、心电监护等操作。护士会严密监测患者的血压变化,严密观察神志、瞳孔等生命体征。如果患者有剧烈头痛、恶心、呕吐等,应及时跟护士沟通,注意预防再出血的发生。

3.饮食及排便

在术后肛门未排气前,禁食、禁饮;排气后,先从流质饮食开始,少量多餐,逐渐过渡至少渣半流质、半流质和普食。外伤引发颅内血肿时容易导致应激性溃疡,逐渐产生消化道的出血症状,因此如果患者有呕血、解柏油样便、腹胀和呕咖啡样呕吐物等现象,进食期间有腹胀、恶心、腹痛等不适,应及时告知医护人员。勿用力排便,以防止脑腔压力增高而导致脑病发生。如发生便秘,要及时告知医护人员。医护人员会给患者肛塞开塞露或口服缓泻剂,或为患者顺时针按摩腹部,以促进排便。

4.导管护理

开颅术后,患者的头部会放置引流管。引流管应固定在床头,引流袋的高度应与头位等高或者略低于头位。患者在活动或翻身时不要用力过猛,以防止引流管滑脱。护士会定时检查引流管以防止扭转,检查敷料包扎的完整性,观察是否有渗出,观察引流液的性质及颜色。

5.疼痛指导

手术以后会出现切口疼痛,患者要如实告知医护人员疼痛分值,不要遮掩、忍受,以便医护人员做出正确处理。主管护士会随时关注患者的疼痛分值,做出相应处理。当疼痛出现时,建议患者进行深呼吸、听音乐、听广播等来分散注意力,以减轻疼痛,获得舒适感;勿挣扎躁动或情绪波动,以免引发颅内再出血。

三、出院后注意事项

(1)患者要保持心情愉快、稳定,忌大喜大悲。建议在病情稳定的情况下适当参加社会活动。行动不便者需要有人陪护,以防跌倒。坚持功能恢复性锻炼,且锻炼应循序渐进、量力而行。

(2)如有继发性癫痫,则不能单独外出,不宜攀高、骑车、游泳等,且须随身携带疾病相关证明。遵医嘱坚持服用抗癫痫药物,不要擅自减量或停药。

(3)颅骨骨瓣去除患者应做好自我防护,防止重物或尖锐物品碰撞患处而发生意外。患者应尽可能取健侧卧位,以防膨出的脑组织受压。6个月后,应视情况做颅骨修补术。

(4)出院3个月或半年后定期复查,并长期随诊。

(方喜喜　林佳密　沈梦璐)

第四节　椎管内肿瘤切除手术前后,应该注意什么

椎管内肿瘤包括发生于脊髓、神经根、脊膜和椎管壁组织的原发性和继发性肿瘤,约占原发性中枢神经系统肿瘤的15%。

椎管内肿瘤切除手术的适应证:①原发或继发的椎管内硬脊膜外肿瘤,病变较为局限者;②肿瘤已引起临床脊髓压迫症状和椎管阻塞者。

麻醉方式:全麻。

一、术前注意事项

1.心理调适

医护人员会向患者解释实施椎管内肿瘤切除手术的方法及注意事项。患者应保持情绪稳定,也请家属及朋友给予患者心理支持。

2.饮食管理

戒烟酒。手术前晚遵从医护人员建议,禁食、禁饮(包括牛奶、水果等一切食物)8～10小时。

3.自身准备

术前保证良好睡眠,充足的睡眠有利于机体的功能恢复;注意保暖,避免着凉感冒;在手术前晚沐浴;剪短指甲,去除指甲油,并去除所有首饰、义齿等物品;手术当日去除文胸和内裤,贴身穿好手术衣裤,戴好手术帽与脚套。

4.医疗准备

医护人员会对患者进行床上大小便的训练,教会家属如何使用大小便器;教患者如何进行有效的咳嗽;指导患者疼痛自评的方法。手术当日,主刀医师会为患者做好手术标记,切勿擦洗掉;如标记不清,则必须告知医护人员。

5.术前训练

术前,患者要在医护人员指导下进行俯位练习,以便适应手术时的体位,提高对手术的耐受。医护人员还会指导患者进行轴线式翻身训练。椎管内肿瘤切除手术后,需要轴线式翻身,使头、颈、躯干在一条直线上,整个过程需要患者的参与配合。如果患者的肿瘤部位在胸腰段椎管内,那么术后可能有自主神经功能障碍,常伴不同程度的尿潴留、便秘等症状。因此,护士在术前2～3天会指导患者在床上练习大、小便,以避免因术后卧床而发生尿潴留或便秘。

二、术后注意事项

1.卧位和翻身

待患者麻醉清醒后,手术室人员会将患者安全送至病房。患者需去枕平卧6小时。在术后6小时后,医护人员会协助患者进行轴线式翻身,每2小时翻身1次。为防止患者发生脊柱损伤意外,会有两名护士合作帮患者完成轴线式翻身。

2.病情观察

在病房内,主管护师会观察患者生命体征、监测血氧饱和度,每小时监测1次,需要患者配合进行吸氧、心电监护等操作。椎管内肿瘤切除手术后需动态观察双下肢肌力感觉等情况,如患者有下肢无力或异常感觉,应及时告诉医护人员。颈段椎管内肿瘤术后患者会有颈围护颈。在使用过程中,如果患者觉得呼吸困难或者颈部压迫比较明显,要及时与护士沟通。

3.饮食及排便

在术后肛门未排气前,禁食、禁饮;排气后,先从流质饮食开始,少量多餐,逐渐过渡至少渣半流质、半流质和普食。进食期间如有腹胀、恶心、腹痛等不适,应及时告知医护人员。勿用力排便,以防止脑腔压力增高而导致脑病发生。如发生便秘,应及时告知医护人员。医护人员会给患者肛塞开塞露或口服缓泻剂,或为患者顺时针按摩腹部,以促进排便。如果患者为胸腰段椎管肿瘤患者,那么可以根据术前指导,在床上进行大、小便。如果还有尿潴留或者便秘情况,要及时跟护士反馈。

4.疼痛控制

手术以后会出现切口疼痛,患者要如实告知医护人员疼痛分值,不要遮掩、忍受,以便医护人员做出正确处理。责任护士会随时关注患者的疼痛分值,做出相应处理。建议患者进行深呼吸、听音乐、听广播等来分散注意力,以减轻疼痛,获得舒适感。

5.康复活动

如果患者为椎管微创手术患者,那么建议术后第2天可以在家属的协助下取直坐位或下床活动,但要避免弯腰。术后早期肢体功能锻炼有利于脊髓功能和肌肉力量的恢复。如果患者觉得四肢的肌力及感觉有变化,要及时通知医护人员。

三、出院后注意事项

（1）患者要保持心情愉快、稳定，忌大喜大悲。建议在病情稳定的情况下适当参加社会活动。行动不便者需要有人陪护，以防跌倒。

（2）如为神经功能障碍患者，应做好患侧肢体的被动运动，逐步进行康复锻炼，保持肌肉关节的柔韧性。

（3）希望患者继续加强腰背肌功能锻炼，睡硬板床。在颈段椎管内肿瘤切除手术后，需颈围护颈3个月，以防止颈部过度活动；在腰椎肿瘤术后3～6个月，在腰围保护下方可逐渐离床活动，禁止负重及剧烈运动。

（4）出院3个月或半年后定期复查，并长期随诊。

（方喜喜　胡凯弘）

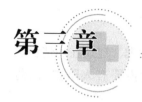

第三章

耳鼻咽喉手术

耳鼻咽喉手术

第一节　咽喉部手术前后,应该注意什么

咽喉部手术是指在支撑喉镜下做咽喉部肿物切除术,适用于声带息肉、声带白斑、扁桃体炎、阻塞性睡眠呼吸暂停低通气综合征等。

麻醉方式:全身麻醉。

一、共性注意事项

1.术前注意事项

(1)心理准备:患者应放松心情,了解基本手术知识,以良好心态主动配合手术,保证手术顺利有序地进行。

(2)口腔准备:手术前3天进行口腔清洁,用漱口水漱口,3～5次/天。

(3)饮食管理:禁烟酒,避免辛辣刺激性饮食;手术前晚遵从医护人员建议,禁食8～12小时、禁饮4～6小时。

(4)个人卫生:在手术前1天沐浴;剪指趾甲,去除指甲油;男性患者剃除胡须。

(5)保证充足的睡眠,避免咳嗽、感冒,以良好的状态迎接手术。

(6)手术当日早晨更换手术衣裤,不能化妆,不能佩戴首饰,取下活动义齿,排空膀胱。

2.术后注意事项

(1)体位：全身麻醉清醒后6～8小时可以取半卧位，次日可下床活动。

(2)饮食：一般全身麻醉清醒后6～8小时，可以开始进食水、牛奶、豆浆等温凉流质饮食。术后第2天可进食粥、馄饨、面条等半流质清淡饮食。应避免喝酸性果汁及吃辛辣刺激食物，如番茄汁、柳橙汁、葡萄汁、辣椒等。

(3)注意保持口腔清洁，餐后要用冷开水漱口。

(4)呼吸道的舒适护理：保持呼吸道通畅，防止呕吐而引起窒息。

(5)勿用力咳嗽。轻轻吐出口腔内分泌物，以利于观察创面有无出血。术后少许痰中带血属于正常现象，不必紧张。如出现频繁吞咽动作，应及时通知医生。

3.出院后注意事项

(1)咽喉部出血时，可轻轻地将血水吐出，并以冰水漱口。若血流不止，应及时就医。

(2)注意保持口腔清洁，餐后要用冷开水漱口。

(3)术后2周内避免进出公共场所，预防感冒、咳嗽。

(4)按时服药，定期回院复查，门诊随访。

(5)半个月内注意勿食坚硬粗糙、辛辣刺激性食物，饮食宜清淡，进食要细嚼慢咽，切忌狼吞虎咽。

二、个性注意事项

(一)声带息肉、声带小结

声带息肉、声带小结是发生于声带固有层浅层的良性增生性病变，也是一种特殊类型的慢性喉炎。其最主要的临床症状为声音嘶哑，通过喉镜检查可以做出临床诊断。

1. 术前注意事项

同前面的共性注意事项。

2. 术后注意事项

(1)手术后2~4周不要说话,建议用笔书写交谈。必须讲话时,不能"小喉咙"发音,要掌握正确发音。

(2)掌握正确发声、保护嗓音的方法,模仿呵欠、叹气的动作以放松喉部肌肉,体会并掌握如何保持喉部最佳发声状态。进一步练习科学的起声方法——软起声,要求练到既不过于紧张声带,也不过多呼气的"声气平衡"状态,有效地降低声带病变的复发。

(3)雾化吸入,便于咽喉部消肿,利于痰液咳出。

(4)戒烟、戒酒。长期吸烟或饮酒会使咽喉腔、声带黏膜处于充血状态,加上发声过度或不当,易造成声带损伤。

(5)预防感冒,避免咳嗽。若有刺激性咳嗽,遵医嘱用镇咳化痰药物。

3. 出院后注意事项

(1)术后2周内避免进出公共场所,预防感冒、咳嗽,以免影响声带复原。

(2)术后禁止发音2~4周。歌唱演员、教师、营销等高危人群不要用声过度,注意休息,适量饮用白开水,保持喉咙湿润。感冒期间禁止发音。定期复诊,如有异常及时就诊。

(3)进行适当的扩胸运动、慢跑、仰卧起坐,保持胸、腹压力,以维持发声完整及连续性。

(4)戒烟、戒酒。长期吸烟或饮酒会使咽喉腔、声带黏膜处于充血状态,加上发声过度或不当,易造成声带损伤。

(5)修身养性,陶冶情操,养成冷静从容的生活习惯,遇事不怒,不高声呼叫,做到有控制地发声。

(二)扁桃体炎

扁桃体炎为腭扁桃体非特异性炎症,常伴有不同程度的咽黏膜和淋巴组织炎症,多发于儿童和青少年,在春秋两季气温变化时最易发病,分为急性扁桃体炎和慢性扁桃体炎。

急性扁桃体炎患者可有不同的咽痛及吞咽痛,伴有高热、头痛、乏力、四肢酸痛、食欲低下等全身症状,一般只需保守治疗,不需手术治疗(具体相关注意事项请见本节末尾的"知识链接")。

患急性传染病(如猩红热、麻疹、流感、白喉等)后,可引起慢性扁桃体炎,鼻腔有鼻窦感染也可伴发本病。临床表现为经常咽部不适,异物感,发干、痒,刺激性咳嗽,口臭等症状。严重的慢性扁桃体炎患者需手术治疗。

1.术前注意事项

同前面的共性注意事项。

2.术后注意事项

(1)双侧下颌部用冰袋冷敷,减轻局部肿胀和疼痛,勿用力咳嗽。

(2)手术后由于伤口处的一些渗出物、凝结的血块和口腔的残留物,使口中不时有腥臭味呼出,尤其是在伤口发生感染后,口臭更为严重。在手术后及时用一些含漱液漱口,每天餐后均应漱口,保持口腔清洁,帮助伤口清洁、消炎。

(3)术后1~2天内少讲话,第3天开始多讲话。多进饮食,以增加营养及防止咽部瘢痕挛缩。

(4)扁桃体手术后的伤口在口腔,咀嚼和食物刺激引起的疼痛会影响食欲,但不吃食物不利于伤口的恢复。一般来说,在手术结束6小时后,可以进食一些冷流质饮食,如牛奶、豆浆、营养汤、藕粉、雪糕、冰砖等。术后次日,若病情稳定,则可以进食一些半流质饮食,如稀饭、烂面条等。一定要注意食物的温度,以温、冷为宜。水果及果汁因含果酸而刺激伤口,可能引起疼痛和影响伤口愈合,故少吃或不吃为宜。在手术后1周后,可以吃软饭、馒头,但切忌吃有鱼刺、鱼骨的鱼肉食品,以免在咀嚼吞咽过程中损伤扁桃体伤口,引起出血。

(5)手术结束24小时后,创面上可看到一层白膜。请不要为此担心。这是纤维蛋白膜,属正常现象,且对切口有保护作用,切勿用力擦拭。术后7～10天,白膜会自动脱落。

3.出院后注意事项

(1)饮食以温凉为宜,禁食过烫或刺激性食物,干硬、大块食物,以及酸、辣刺激性食物。不服用中枢神经抑制药。手术后7～10天,患者往往会因为刀口疼痛减轻,又进食了1周的半流质饮食而饥饿难耐,想进食一些固体食物(如米饭、面包等)。但是扁桃体术后1周为继发性出血时期,进食不当可造成大出血。因此,这时切不可掉以轻心,应继续进食半流质饮食3～4天,待手术创面的白膜完全脱落,刀口愈合后方可正常进食。

(2)控制饮食,不吃甜食及高脂肪饮食(如动物内脏等),限制多余热量的摄入。

(3)肥胖儿童适当减肥,参加体育运动。

(4)防止感冒,避免咳嗽,禁止大声喊叫。

(5)养成侧卧位睡眠的习惯。

(6)门诊随诊,出院后每周来院复查1次,如有食物反流及呛咳,不要惊慌,注意练习吞咽动作。

(7)术后1个月内注意口腔卫生,进食后漱口。如有出血,应及时就医。

(8)术后8～12天有出血可能,如有出血现象,可取坐位,口内含冰,保持安静。出血量大时,应及时去医院就诊。

(9)出院带药请遵医嘱,片剂要融化后服用,鼻腔用药应用完为止。

(三)阻塞性睡眠呼吸暂停低通气综合征

阻塞性睡眠呼吸暂停低通气综合征是指睡眠时气道塌陷堵塞引起的呼吸暂停和低通气不足,可导致成年人在夜间7小时的睡眠时间内发生30次以上的呼吸暂停,且每次呼吸暂停时间至少在10秒以上,睡眠过程中呼吸气流强度较基础水平降低50%以上,并伴有动脉血氧饱和度下降4%。患者常表现为睡觉打鼾,声音逐年增高(严重影响家人休息),还常常在睡梦中被憋醒,白天则倦怠、嗜睡(影响工作)。此种情况多见于中年男性肥胖者。患者需行睡眠呼吸暂停射频消融术。

1.术前注意事项

(1)多导睡眠图资料证实,睡眠呼吸暂停患者睡眠时取仰卧位的打鼾程度比侧卧位或俯卧位重,呼吸暂停的程度也比侧卧位严重。因此,最理想的睡姿是与水平位成30°～45°角的睡姿,或者采用活动躺椅,也可用特殊的枕头固定头部姿势。

(2)进行适当的体育锻炼,以中等强度的有氧运动为主,如游泳、骑自行车、爬山、慢跑等,避免过度劳累,加强呼吸锻炼,进行深而慢的呼吸,增加肺活量。

(3)其余参照共性注意事项。

2.术后注意事项

(1)应及时将口咽部分泌物吐出,以免无法估计失血量而造成失血性休克。严密观察口腔分泌物及创面渗血情况,及时清除分泌物,以免误入气道引起呕吐。

(2)术后24小时,患者应取半卧位,颈部局部冷敷,利于喉部消肿并止痛、止血。当天少讲话。当有咳嗽、喷嚏感时,可用舌顶上腭,或用手指按人中并做深呼吸来制止,以减小伤口缝合处张力,避免引起疼痛及出血,有助于伤口愈合。

(3)慎用牙刷刷牙,以避免不慎碰及伤口而引起伤口出血。

自术后第1天起,每次进食后都要用生理盐水漱口,并用漱口水漱口,以保持口腔的清洁卫生。

(4)术后6小时,患者可尝试进食冷流质饮食。术后第2天,患者需进食冷流质饮食(如冰淇淋、鸡汤、萝卜汤等),这些饮食在补充营养的同时具有减轻疼痛、防止出血的作用。术后3天,患者可开始进食半流质饮食;术后1周,进软食;2周,进普食。避免进食过硬、过酸、过甜及刺激性食物。

(5)术后刀口局部肿胀等原因可使提腭帆肌活动受限,造成患者进食、进水时发生暂时性鼻咽反流,此现象10天左右可逐渐好转。在病情允许的情况下,尽早开始进行吞咽动作及"啊"音的训练,不仅可以促进口咽部肌群功能的尽早恢复,而且可以防止瘢痕挛缩。

3.出院后注意事项

(1)因肥胖可致脂肪沉积于咽部,使上下气道塌陷而增加阻塞,故肥胖患者在出院后应积极减肥,严格控制体重,进行适当的体育运动(如骑自行车、慢跑、太极拳、体操等有氧运动),以增强免疫力,防止上呼吸道感染。

(2)侧卧位睡姿可提高患者的夜间睡眠质量。但勿服安眠药。

(3)患者在术后可能仍有一定的鼾声,一般1个月后达到最佳效果。如发音不清,请不要担心,会逐渐恢复。

(4)吸烟刺激会引起咽部水肿狭窄。酒精会抑制中枢神经系统,使肌肉松弛、舌根后坠而致上呼吸道狭窄。两者都会引起或加重打鼾,故有烟酒嗜好的患者应戒烟酒。

(5)术后3个月至医院复查,进行多导睡眠呼吸监测。

(四)喉癌

喉癌的发病率较高,占耳鼻喉科恶性肿瘤的11%～22%,居第3位。好发于50～70岁,男性发病率显著高于女性。喉癌的主要治疗方法是手术治疗和放疗,而手术治疗尤为重要。根据肿瘤的位置及侵犯程度可选择全喉切除术、部分喉切除术及颈部淋巴结清扫术。

1.术前注意事项

(1)术后,患者在一段时间内会失去部分或全部的发音功能,与外界沟通发生障碍。术前,患者需前瞻性练习简单的沟通技巧,可与医护人员、家属共同探讨,确立统一几个简单手势以表达意愿,或备好纸、笔、写字板以书面形式表达自己的意愿和要求。

(2)练习深呼吸的方法,锻炼呼吸功能。

(3)练习床上大小便,防止便秘、尿潴留。

(4)其余参照共性注意事项。

2.术后注意事项

(1)体位:全麻手术后,去枕平卧6小时,头偏向一侧。在患者完全清醒后,取半卧位,以利于呼吸和减轻水肿。

(2)保持呼吸道畅通:尽量将痰液咳出,或请护士及时吸痰。必要时,湿化痰液以预防感染、减少肺部并发症。

(3)口腔清洁:每天口腔护理2次,必要时用1%过氧化氢溶液擦拭口腔及用复方硼酸液漱口。将口中血性分泌物吐出或吸除,不要做吞咽动作。

(4)饮食:一般在术后禁食24~48小时,之后可鼻饲流质饮食。进食前应先注入少量温开水,再慢慢注入流质饮食,每次注入量<200mL,间歇时间≥2小时。每次进食后再注入少量温开水来冲洗胃管,避免积存管腔中的食物变质造成胃炎或堵塞管腔。最后将胃管开口端反折,用纱布包好,夹紧夹子。按时记录饮食量。所有用物应每天消毒1次。若无咽瘘、咽狭窄等情况,术后10天可拔出胃管。拔管前必须试进食,确认无呛咳等不适,方可经口进食。

（5）心理调适：虽然患者已在术前前瞻性练习简单的沟通技巧，但术后与外界沟通方式改变，心理上可能还有一定程度的不适应。患者应乐观地面对生活，树立战胜疾病的信心。

3.出院后注意事项

（1）出院后，保持愉快的心理状态，参加适当的户外活动，但要避免去人多拥挤、空气浑浊的地方。

（2）出院前一定要学会如何护理气管口，更换气管套管，清洗、消毒气管套管（详见"气管套管的自我照护"章节）。

（3）制作薄型的小口罩，在外出期间罩着喉套管，以防灰尘异物吸入，也可防止冷空气刺激引起咳嗽。

（4）观察分泌物的性质，如痰中带血或痰液呈脓性，频繁咳嗽，则应及时到医院就诊，以防下呼吸道感染。

（5）每天对着镜子检查套管周围的皮肤，必要时可以涂金霉素眼膏保护皮肤。学会颈部淋巴结自检，如发现颈部淋巴结肿大和包块、吞咽困难、呼吸不畅、喉造瘘口周围隆起等，要及时就医。

（6）建立健康的生活方式，树立自我保护意识，不游泳、淋雨。淋浴时严防水进入气道内。

（7）遵医嘱进行发音训练，定期复查。建立信心，参加社交，选择合适的工作，提高生活质量。

三、气管套管自我照护

因各种原因，部分喉部手术患者需短时或永久戴气管套管居家生活。气管套管如果自我护理不当，会导致痰痂堵塞，引起呼吸困难甚至窒息。因此，对气管切开后的患者，需加强气管套管的日常护理。目前来说，临床上常见的气管套管有金属气管套管（部分喉）、一次性塑料气管套管、金属全喉套管等。

1.金属气管套管（部分喉）

金属气管套管（部分喉）是临床上气管切开后最常见的气管

套管,由外套管、内套管和管芯组成(见图3-1)。管芯(见图3-2)是在气管切开后放置套管用的,需保管好,以防外套管脱出时紧急插管所需。

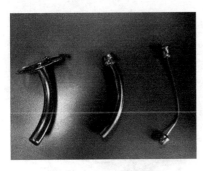

图3-1　半喉气管套管

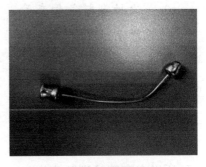

图3-2　气管套管管芯

(1)清洗消毒:将内套管从外套管上拆卸下来,用细毛刷将内套管内残留的痰痂清洗干净,对着光线反复检查套管壁(见图3-3),以确保内套管通畅。用清水煮沸消毒30分钟。每8小时清洗消毒1次。消毒好后需尽快将内套管装回,否则会因内套管未及时装回而导

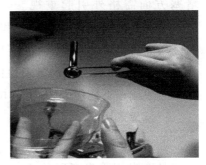

图3-3　对光查看套管壁

致痰痂堵塞外套管管腔,发生内套管无法装回的意外情况。

(2)气道湿化:气管切开后,空气直接由气管套管吸入,由于没有了鼻腔的加温加湿功能,所以进入呼吸道的气体十分干燥,会加剧咳嗽、咳痰,痰痂很容易吸附在内套管管壁上并堵塞套管。因此,有条件的情况下可以进行持续微泵湿化。湿化液主要成分为生理盐水。如果没有微泵,可不定期向气管套管内喷生理盐水,每次1~2mL,0.5~1.0小时湿化1次,以保持气道充分湿化。

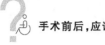

(3)吸痰:气管切开后,患者往往痰液较多,需及时将痰液吸出。因此,气管切开的患者一般家中需备有吸痰设备,以备不时之需。

2.一次性塑料气管套管

一次性塑料气管套管(见图3-4)的最大优势是可以打气囊并且直接接呼吸机,多为需呼吸机辅助呼吸的患者所用。该塑料套管一般没有内套管,因此也就没法清洗和消毒,所以在套管护理防止痰痂堵塞方面需格外引起重视。

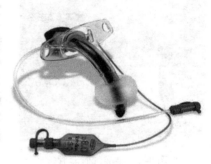

图3-4 一次性塑料气管套管

护理的重点也是加强气道湿化和及时吸痰,这两方面的护理内容与金属套管类似,但频率可能需更高。万一出现痰痂堵塞气管套管的情况,需加大湿化剂量来稀化痰痂,再反复吸痰以吸出痰痂。如果上述处理不能缓解,则需尽快去医院就诊。

3.金属全喉套管

金属全喉套管(见图3-5)是全喉切除患者所戴的套管,只有外套管,管腔直径较大,需清洗消毒、湿化和吸痰。

(1)清洗消毒:直接将全喉套管取下进行清洗、消毒,方法参照金属气管套管。

(2)湿化和吸痰:参照金属气管套管。

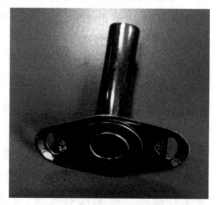

图3-5 金属全喉套管

(3)训练食管发音:在伤口愈合后,开始练习食管发音或参加食管发音班。先咽一口气流存于食管内,然后慢慢排出并做发"呃"音的动作,注意协调配合腹部、胸部动作,食管咯气动作和口形动作起来,即可发出音。经常训练足可维持日常生活需要。

知 识 链 接

急性扁桃体炎注意事项

(1)发病时应卧床休息,多饮水以排除细菌感染后在体内产生的毒素。

(2)用淡盐水含漱,8~10次/天,保持口腔清洁无味。

(3)当小儿体温过高时,应物理降温,用凉水或冰袋敷头颈部,也可用酒或低浓度酒精擦拭头颈、腋下、四肢,帮助散热,防止小儿发生惊厥。

(4)保持大便通畅。当大便秘结时,可遵医嘱服用缓泻药。

(5)为预防疾病的反复发作,应注意锻炼身体,增强体质,增强抗病能力。

(6)急性扁桃体炎不是一种单纯的局部疾病,在细菌或致病毒素进入血液循环后,会引起严重的并发症,如风湿热、心肌炎、肾炎、关节炎等。邻近器官也可并发颈淋巴炎、中耳炎等。因此,必须重视此病,留心病情发展,及时就医,避免并发症的发生。

(王佳玲　朱飞虹)

第二节　耳部手术前后，应该注意什么

各种原因导致的听力下降、听力障碍可通过手术提高听力。耳部手术适用于慢性中耳炎、先天性聋哑症等。(不需手术治疗的儿童急性中耳炎和其他耳道炎症的治疗方法和注意事项见本节末尾的"知识链接")

麻醉方式:全身麻醉。

一、耳部手术共性注意事项

1.术前注意事项

(1)心理准备:应放松心情,了解基本手术知识,包括手术的目的、方式、注意事项、预后及可能发生的意外情况,以良好心态主动配合手术,保证手术顺利有序地进行。

(2)耳部准备:进行中、内耳手术及外耳整形术前,应剃除术侧耳廓周围5cm的头发。对于仅限于耳道内的耳内切口,则剃除耳廓前上缘1cm的头发。长头发应结成小辫向上翻。手术侧耳廓及周围皮肤用温水和肥皂洗净。

(3)饮食管理:禁烟酒,避免辛辣、刺激性饮食。术前禁食8～12小时,禁饮4～6小时。

(4)个人卫生:手术前1天沐浴,剪指(趾甲),卸掉涂抹的指甲油,男性剃除胡须,做好个人卫生工作。

(5)保证充足睡眠,避免咳嗽、感冒,以良好的状态迎接手术。

(6)手术日早晨更换手术衣裤,不能化妆,不能佩戴首饰,取下活动义齿,排空膀胱。

2.术后注意事项

(1)体位护理:全麻尚未清醒患者的头部应偏向一侧,避免气管内误吸入呕吐物与分泌物。全麻清醒6小时后,采取侧卧位或

者坐卧位,保持手术侧耳朝上。如术后第2天没有眩晕现象,则可及早下床活动。

(2)饮食护理:麻醉清醒6~8小时后进食清淡的软食,忌食硬性食物或辛辣、刺激性食物,以免咀嚼时牵拉伤口或咳嗽、打喷嚏而引起疼痛和出血。

(3)疼痛控制:如果术后切口有疼痛,及时与医护人员沟通。用看书、听音乐等方式来分散注意力,根据实际情况进行镇痛处理。

(4)并发症观察:并发症包括面瘫、眩晕。关注头部转动时是否有呕吐、恶心感出现;观察口角是否下垂,眼裂能否完全闭合,是否存在眉间、前额皱纹,面部表情是否对称等。一旦出现,及时与医生联系。

(5)耳漏、感染的观察:如果发现敷料被血性液体浸湿,要及时反馈给医护人员。避免用力擤鼻,以防咽鼓管堵塞,进而出现中耳感染现象。

3.出院后注意事项

(1)要注意保暖、预防感冒,避免用力擤鼻、打喷嚏。

(2)保持外耳道清洁、干燥,洗头沐浴时严防水进入耳道。

(3)加强营养,进食高蛋白、富含维生素的饮食,以促进伤口的愈合,增强体质和抵抗力。

(4)出院第1个月每周复查1次。术后6个月内不能乘坐飞机。如出现高热、耳内出血、流脓、持续耳痛、眩晕等症状,要随时就诊。

二、各类耳部手术前后个性注意事项

(一)慢性化脓性中耳炎

慢性化脓性中耳炎是中耳黏膜、鼓膜或深达骨质的慢性化脓性炎症,是常见耳科疾病之一,以反复中耳流脓、鼓膜穿孔及听力下降为主要临床症状,严重者可引起颅内外并发症,危及生命。

麻醉方式:全身麻醉。

1.术前注意事项

(1)心理准备:了解手术的基本方法及术前、术后注意事项,保持情绪稳定,积极配合治疗。

(2)掌握滴耳、擤鼻的正确方法,防止擤鼻不当导致分泌物由咽鼓管进入中耳而引起感染。正确的擤鼻方法:单侧鼻孔轻轻擤或将鼻涕吸入口中吐出。

(3)未治愈前不要去游泳、跳水,以防病情加重。

(4)皮肤准备:术前洗头,并且将术耳周围头发剃至距耳廓5cm,女患者应将余发向健侧编成小辫或卷向上对侧。

(5)饮食管理:禁食8~12小时,禁饮4~6小时。

(6)手术前1晚保障充足的睡眠,积极预防感冒。

(7)手术当日早晨更换手术衣裤,不佩戴首饰,不化妆,取下活动义齿,排空膀胱。

2.术后注意事项

(1)体位:避免头部剧烈活动,术后7天内采取半卧位或健侧卧位,以防止重建的听骨链及修复的鼓膜移位。手术侧耳部向上。术后一般要安静平卧1~2天至无眩晕方可起床。注意保暖。

(2)饮食护理:麻醉清醒6~8小时后,可进食清淡的软食,忌食硬性食物或辛辣、刺激性食物,以免因咀嚼时牵拉伤口、咳嗽及打喷嚏而引起疼痛和出血。

(3)保持大便通畅:如排便用力过大,可使鼓室腔内压力增高,影响伤口愈合。禁止打喷嚏、擤鼻,必要时张口呼吸,以免气流把未长好的传音结构吹脱,使手术失败。

(4)疼痛护理:手术后的前3天会感觉伤口疼痛或短暂抽痛,耳内有脉搏跳动感、耳鸣加剧或水流声,以及恶心、头晕,这是正常的现象。取舒适的卧位可避免术区局部受压。术耳加压包扎应松紧合适。疼痛时,可通过看电视、看书或聊天分散注意力。

(5)敷料护理:观察术耳出血及敷料包扎的情况,保持伤口敷料清洁干燥。术后第7～10天抽出耳内填塞物。严密防止水进入耳内。

(6)并发症的观察和护理:并发症包括眩晕和面瘫。①眩晕。患者表现为旋转性眩晕伴恶心、呕吐,不能坐起或睁开双眼。发作期间,患者应严格卧床闭眼静息;拉起床栏,避免意外受伤;保持环境的安静;避免快速变换体位。症状好转后可逐步坐起或下床活动,转头、上下床、起身时速度应缓慢,上下床、如厕、坐立、站立时须有人搀扶,防止跌倒。②面瘫。患者面瘫症状表现有眼睑闭合不全、嘴角歪向一侧、流涎等。一经发现,应立即向医生汇报,按医嘱进行药物治疗以改善微循环,注意面部保暖,避免术耳正对风吹拂。

3.出院后注意事项

(1)要注意保暖,预防感冒,避免用力擤鼻、打喷嚏。

(2)在手术腔未完全上皮化之前,外耳道不能进水。每天应用拧干的酒精棉球堵住外耳道口,棉球随脏随换。2个月内禁用任何滴耳液。

(3)加强营养,进食高蛋白、富含维生素的食物,以促进伤口的愈合,增强体质和抵抗力。

(4)患者在术后如有咽鼓管功能不良,应多张口做吞咽动作,以增加咽鼓管开放机会。

(5)在出院后的第1个月内,每周复查1次。术后6个月内不能乘坐飞机。如出现高热、耳内出血、流脓、持续耳痛、眩晕等症状,要随时就诊。

(二)人工耳蜗

人工耳蜗是一种电子装置,又称电子耳蜗,可代替重度或极重度感音性聋患者病变受损的听觉器官,将声音转变成电信号,刺激耳蜗使人产生听觉。目前,人工耳蜗植入已成为极重度感音性耳聋的有效治疗方法,越来越多的患者(多为儿童)接受了人工耳蜗的植入,生活质量明显提高。

麻醉选择:全身麻醉。

1.术前注意事项

(1)心理准备:生理缺陷患儿的家长多数有焦虑、愧疚感,稍大的儿童也可能存在自卑感。家长与医护人员应利用各种方式(手语、书面文字等形式)与患儿沟通,共同关心、爱护患儿,消除患儿陌生感和紧张情绪,使其能在最佳配合状态下接受手术。

(2)相关知识指导:由于人工耳蜗价格昂贵,所以多数家长对患儿植入人工耳蜗后的听力恢复抱有很高的期望值。患者和家属需了解电子耳蜗的构造和原理,对手术有一个准确、客观的认识。

(3)备皮:需剔除所有头发,并清洗皮肤。

(4)饮食管理:成年人手术前禁食8~12小时,禁饮4~6小时。对于儿童,禁清淡液体(清水、无颗粒饮料、无渣果汁、清茶)2小时;禁母乳4小时;禁配方奶6小时;禁固体食物8小时。

2.术后注意事项

(1)术后患儿去枕平卧6小时,头偏向健侧。全麻清醒后,取健侧卧位,绝对卧床3~5天。

(2)观察患儿体温和意识情况。术后3天体温升高但在38℃以下的,为外科吸收热,一般不需要特殊处理,体温可自行恢复正常;如体温超过38.5℃,应及时汇报医生,排除感染的可能。

(3)全麻清醒后,患儿如出现意识模糊,并出现恶心、呕吐等症状,医护人员会评估并排除脑膜炎的可能。注意患儿安全,床两侧加护隔离栏,防止坠床,并要24小时陪护患儿。保持患儿呼吸道畅通,防止呕吐、误吸引起的窒息。

(4)饮食护理:麻醉清醒后4~6小时可进食温热、易消化流质饮食;次日可进食半流质饮食。

(5)并发症护理:并发症包括皮下血肿,电极脱落或移位,面瘫,耳鸣及眩晕,感染等。①皮下血肿。术后伤口处加压包扎5~7天,注意伤口有无渗血、渗液等,局部敷料是否干燥。7~10天后拆除缝线。②电极脱落或移位。电极是否固定牢固是手术成功的关键。因此,为了防止电极脱落或移位,术后患儿应取健侧卧位,翻身、咳嗽及咀嚼等动作应缓慢进行。切忌压迫术区,避免大幅度搬动患儿,限制患儿进行跑跳等剧烈运动。③面瘫。因手术经面神经隐窝迷路,故患儿有发生面瘫的可能。术后5天内,应密切观察患儿表情变化,能否双眼同时闭目、有无嘴角歪斜等。如发现异常,应及时报告医生,以便给予药物治疗以改善微循环等。④耳鸣及眩晕。术后保持病室光线柔和、安静,避免强光刺激。轻度眩晕多在数日内自行消失。对于眩晕较重者,医生会酌情给予抗眩晕药物治疗,使其在1周内缓解。⑤感染。勿用力擤鼻,以防咽部的分泌物逆流至咽鼓管而引起中耳炎。观察患儿鼻腔、外耳道、伤口有无渗液,面部有无疼痛表情,有无恶心、呕吐等症状,有无颈项强直等体征,预防颅内感染的发生。

3.出院后注意事项

(1)注意营养合理,进易消化食物,多吃水果、蔬菜等。增强抵抗力,避免感冒,防止中耳内继发感染。

(2)患儿家长应仔细阅读人工耳蜗维护说明书,做到防水、防静电、防磁等。植入人工耳蜗的患者不能接受产生诱导电流的医学治疗,包括电外科手术、透热疗法、电痉挛疗法、MRI扫描等。

如出现意外情况,应及时联系医生,以做出相应的干预。

(3)患儿年龄较小、顽皮好动,家长应该重视对植入部位的保护,防止外伤。

(4)听力语言康复训练:在人工耳蜗植入术后1个月进行开机调试,其后的1个月内每周测试1次,共4次。然后根据患儿的情况将测试频率改为每月1次,共2～3次。随后,改为3个月1次,共2～3次。最后,患儿每半年至1年随诊1次。开机后,立即在专业人士的指导下行听力语言康复训练,其目的是使患儿逐步熟悉和适应新的听觉环境,同时使其语言能力得到改善。听力语言康复训练是一个艰苦漫长和共同协作的过程,需要患儿家长的参与、专业人士的指导和充分的咨询服务。患儿和家长都要有极大的耐心,要循序渐进,不能急于求成。除了正规言语训练外,家长还要鼓励患儿平时多与人交流,多看电视、听广播等。听力语言康复训练一般每周训练2次,连续4周,每次30～60分钟。听力语言康复训练应符合小儿语言发展规律,按聋儿"听力年龄"分阶段从浅到深逐步进行,大体可分为听觉训练阶段、词汇积累阶段、言语训练阶段等3个阶段。

(5)听觉训练循序渐进步骤:①使患儿熟悉新的听觉环境。②不依赖视觉信息即可鉴别纯音和环境声。③利用听觉信息帮助唇读,逐步改善言语识别能力。④不借助唇读,仅依靠听觉输入理解语言,在有背景噪声下识别。

(6)言语训练循序渐进步骤:①使患儿熟悉自己的声音。②控制自己的发音(包括音量和音调)。③改善在自发言语中的重音、节律和音调。④通过发声练习改善语言能力,让患儿在特殊环境中控制自己的发声,如有背景噪音时或远距离时。

知识链接

一、儿童急性中耳炎

(1)积极治疗是关键。儿童患急性中耳炎后必须第一时间接受治疗,并且要保持外耳道的清洁,按医嘱洗耳。

(2)婴儿的饮食以母乳或者牛奶为主,但要适当增加进水量。年龄大一些的儿童应进食清淡、易消化的流质或者半流质食物。

(3)正确喂奶,不要取卧位给婴儿喂奶。喂奶后将婴儿抱起,轻拍后背,以便排出其胃内空气。

(4)积极治疗邻近部位的炎症,如鼻炎、咽炎、扁桃体炎等。

(5)尽量避免患儿哭闹,患儿应当安静休息。

(6)勿经常清除耳垢。耳垢有若干用途,包括提供良性菌栖身处。这是耳内天然的防御措施,勿用棉花棒挖除。此外,耳垢覆盖耳道有防潮功效。

(7)患儿应尽量用鼻子呼吸;睡觉侧躺时,应将病耳朝下;擤鼻涕时,不可用力过猛。适当的运动有助于保持鼻道耳咽管畅通,维持中耳的排泄与通气功能。

二、耳浴方法和注意事项

耳浴可用于治疗分泌性中耳炎、化脓性中耳炎、外耳道炎患者。耳浴时,患者取侧卧位,外耳道口向上,将滴耳液滴入外耳道并使之尽量充满外耳道,保持侧卧位并静置10分钟,然后变换体位,将药液倒出。

1.耳浴方法

耳浴前,先请医生协助清洗外耳道及鼓室内的脓液,然后按医生的建议选用强效舒适的抗生素滴耳液耳浴。耳浴操作步骤:①患者取坐位或卧位,患耳朝上(见图3-6)。②将耳廓向后轻轻牵拉(见图3-7)。对成年人,向后上方牵拉耳廓;对儿童,向后下方牵拉。③向外耳道内滴入药液6~10滴,然后用手指轻轻按压耳屏数次,促使药液通过鼓膜穿孔处流入中耳(见图3-8)。药液滴数足够才能保证治疗效果最佳。④5~10分钟后,方可变换体位,这不仅有利于保证药液与中耳腔的充分接触,而且有利于保证接触的时间,从而达到治疗的目的(见图3-9)。

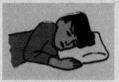 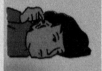

图3-6　耳浴步骤①　　图3-7　耳浴步骤②

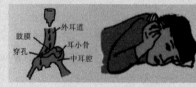 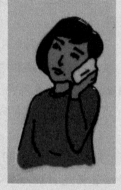

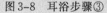

图3-8　耳浴步骤③　　　　图3-9　耳浴步骤④

2.注意事项

(1)滴液时,通过牵拉耳廓将弯曲的耳道拉直,使药液更易进入耳道内。

(2)有鼓膜穿孔者,最好用拇指按压耳屏以封闭外耳道口,一压一松,以促进药液进入中耳腔。

(3)滴耳时,足量的药液才能发挥最佳疗效,因此尽量让药液充盈外耳道。

（4）在冬季温度过低时，可将药瓶放手掌中捂温后使用，避免药液过冷刺激患者内耳的前庭器官而出现眩晕、恶心、刺痛等不适症状。

（5）滴药时，不要让滴耳液瓶口接触到耳朵（尤其病灶部位）或渗出液体脓液等，以免污染滴耳液瓶。

（6）滴耳液瓶一经打开，就要在一定时间（15天）内用完，若放置过久，药效会降低或变质，从而影响治疗效果或引发感染。

（7）当几种药液同时使用时，可相隔1～2小时交替滴耳。

（8）不要随意使用他人的滴耳液，也不要将自己的滴耳液随意给他人使用，以免细菌传播，耽误病情或引起耳部新感染。

（王佳玲　朱飞虹）

第三节　鼻部手术前后，应该注意什么

对于鼻腔黏膜及黏膜下组织的病变，内窥镜手术治疗可缓解鼻塞、头痛等症状，适用于治疗慢性鼻炎、慢性鼻窦炎、鼻息肉、鼻出血等疾病。

麻醉方式：全身麻醉。

一、共性注意事项

1.术前注意事项

（1）心理准备：患者应放松心情，了解基本手术知识，以良好心态主动配合手术，保证手术顺利有序地进行。

(2)行为指导:术前3天练习经口呼吸,以适应术后双鼻腔填塞的情况,并预防感冒,以免引起手术感染及术中、术后打喷嚏。戒烟酒。保证充足的睡眠,必要时按医嘱使用镇静剂。

(3)皮肤准备:术前1天剪鼻毛。

(4)个人卫生:术前1天沐浴,剪指(趾甲),卸掉涂抹的指甲油,剃除胡须,做好个人卫生工作。

(5)饮食管理:禁食8～12小时,禁饮4～6小时。

(6)手术当日早晨更换手术衣裤,不能佩戴首饰,不能化妆,取下活动义齿,排空膀胱。

2.手术后注意事项

(1)体位:全麻术后去枕平卧6小时,头偏向健侧。完全清醒后取半卧位,有利于引流呼吸、鼻腔分泌物,减轻头面部充血、肿胀,减少不适。

(2)生命体征:如术后3天内体温低于38.0℃,则不需特殊处理。如持续发热或高热,则提示有伤口感染或并发症。

(3)饮食护理:术后6～8小时酌情可进食温凉、清淡半流质饮食或软食,避免进食过热、过硬及刺激性强的食物,减少出血因素。餐后用漱口水漱口,保持口腔清洁。

(4)手术后需要对双鼻腔进行填塞,而这容易引起患者不适,甚至手术当日晚上头痛、失眠。切勿紧张,可采取冰敷头部的方式来缓解头痛,也可在医生指导下使用止痛剂。如存在严重失眠,可按医嘱应用镇静安眠药。在取出鼻腔填塞物之后,不适症状会逐渐减轻、消失。禁止自行将填塞物拉出或塞入,如有脱出,剪去脱出部分即可。

(5)手术后将鼻咽部分泌物轻轻吐出,避免咽入胃内,以免引起呕吐不适,或形成血凝块而造成误吸。

(6)切勿用力擤鼻、打喷嚏、咳嗽。在想咳嗽或打喷嚏时,可做深呼吸、哈气,用舌尖点上腭动作来克制,以防填塞物脱出和血肿形成。

(7)在双侧鼻腔均被填塞时,患者要经口呼吸,应多喝水或者用温水润口,以免口舌干燥,减轻不适感。

(8)并发症的观察:手术后严密观察是否存在眼睑出血、频繁吞咽、口吐鲜血等情况。如有眼睑出血,则应冰敷;如有频繁吞咽、口吐鲜血等情况,则应立即告知医护人员。

3.出院后注意事项

(1)注意鼻腔卫生,勿进食辛辣、过热、过硬等刺激性食物,劳逸结合,增强体质,预防感冒。

(2)出院后,按医嘱正确使用滴鼻剂或鼻腔冲洗液,定期冲洗,防止粘连,以利于鼻腔鼻窦黏膜功能的恢复。正确的鼻内滴药方法:①操作前洗手;②清洁鼻腔,用纸巾抹净,并解开衣领;③取合适体位,如垂头仰卧位、垂头侧卧位或坐位;④混悬剂在使用前应充分摇匀;⑤给药,用一手轻推鼻尖以充分显露鼻腔,另一手持滴鼻剂距鼻孔 1~2cm 处轻滴药液 2~3 滴,吸气 2~3 次,轻捏鼻翼(如药液不慎流入口腔,则吐出口腔内药液并漱口);⑥滴药后保持体位 3~5 分钟,用纸巾拭去外流的药液,再恢复正常体位,15 分钟内尽量不要擤鼻涕;⑦如需双侧滴鼻,则换另一鼻孔重复上述步骤。

(3)高蛋白、低脂肪、清淡饮食,保持大便通畅,勿用力咳嗽、擤鼻、打喷嚏等。

(4)1个月内避免剧烈运动和阳光暴晒,以免诱发术后出血。在气候干燥季节,或在粉尘及其他有害气体环境工作时,应戴口罩以隔绝污染并保持鼻腔湿润。

(5)预防感冒,短期内避免鼻黏膜充血水肿。加强锻炼,常用冷水洗脸,按摩鼻部,增强抗病能力。

（6）在擤鼻涕时，先擤一侧鼻腔，鼻涕流出后再擤另一侧，不可两侧同时擤。鼻塞甚者不可强行擤鼻，以防鼻涕逆入耳窍而引发其他疾病。患者宜取舒适头位，以利于清除鼻涕。

二、各类鼻部手术前后个性注意事项

（一）慢性鼻窦炎、鼻息肉

慢性鼻窦炎、鼻息肉是耳鼻喉科的常见病和多发病，临床上主要表现为流脓涕、嗅觉减退和鼻塞等症状。该病容易反复发作，很难根治，因此极大地影响了患者的生活质量。

麻醉方式：全身麻醉。

1. 术前注意事项

同鼻部手术共性注意事项。

2. 术后注意事项

（1）湿润鼻腔：患者有头面部肿胀、头痛（由手术及填塞物的刺激所致），鼻腔有分泌物及少许渗血，这均属正常现象。术后第1天，用薄荷油滴鼻剂滴鼻，使鼻腔湿润。术后24～48小时，分次抽出鼻腔填塞物。鼻腔冲洗液应根据病情配制，常规用生理盐水冲洗鼻腔后用滴鼻液滴鼻，以减少术后鼻腔内结痂、粘连，促进分泌物的排出，以及黏膜炎症、水肿的消退。

（2）口腔护理：鼻腔填塞后，因用口呼吸、吸氧而使口腔干燥，可少量饮水或用棉签蘸水来湿润口腔，也可涂上液状石蜡保护，或用一块单层无菌盐水纱布覆盖口腔，以保持气道湿润。

（3）并发症的观察：①出血。术后第1天有少量鼻腔渗血，属正常现象，一般鼻部冰敷或冷敷4～8小时，以减轻疼痛及出血。术后，若鼻腔渗血向后流入口腔，则需轻轻吐出，勿咽入胃中，以免引起不适或呕吐。勿使劲咳嗽或打喷嚏，防止纱条松动而引起出血，并保持大便通畅。如有频繁吞咽动作，或反复从口中吐出血液、血凝块，或前鼻孔有持续血液滴出，则提示鼻腔正在出血，应立即通知医生，必要时重新填塞鼻腔止血，并迅速静滴止血药物，以避免大出血而导致休克。②如有眶周瘀血、肿胀、结膜充血、视力变化、眼球突出等症状，应立即通知医生。③如有清水样不黏稠性液体自鼻腔内流出，且低头时加重，提示有脑脊液鼻漏的可能，应立即汇报医生并取半卧位，绝对卧床休息，禁止擤鼻，避免剧烈咳嗽及鼻腔滴药。

（4）其他注意事项：同鼻部手术共性注意事项。

3.出院后注意事项

（1）注意鼻腔卫生，勿进辛辣、过热、过硬等刺激性食物，劳逸结合，增强体质，预防感冒。

（2）出院后，按时正确使用滴鼻剂，正确用鼻腔冲洗液定期冲洗，防止粘连，以利于鼻腔和鼻窦黏膜功能的恢复。

（3）术后复查换药：出院后第1个月，每周复查1次；第2个月，每2周复查1次；第3～6个月，每月复查1次。清除鼻腔内痂皮，以保持鼻腔清洁，并观察创面上皮变化情况。若因水肿形成囊泡，应及时清理，以保证手术的良好效果，避免复发。

（二）鼻出血

鼻出血是一种常见急诊症状，出血原因较复杂，常见原因有创伤、肿瘤、血液系统疾病等。患者以老年人多见。老年人机体老化，全身抵抗力差，老年人的鼻出血具有出血迅速、量多、止血花费时间长等特点，若救治不及时，可能导致失血性休克甚至死亡。单纯前鼻孔填塞术往往不能达到彻底止血的目的，需同时行后鼻孔填塞术。

麻醉方式：全身麻醉。

1.术前注意事项

同鼻部手术共性注意事项。

2.术后注意事项

(1)心理调适：鼻出血多为急诊，有时出血量多、迅速。患者应保持平和放松的心态，避免紧张、恐惧心理，积极配合医生。

(2)将血液吐出以便观察出血情况，避免血液进入胃内而刺激胃黏膜并引起恶心、呕吐等症状。如出现面色苍白、出冷汗、烦躁不安、口干、脉快等情况，应及时通知医生，并取坐位或半卧位。对于疑有休克者，应取平卧头低位。保持安静环境。

(3)口鼻部护理：注意保护鼻孔部纱球固定线，避免丝线断裂而阻塞气道，引发窒息。若出现纱球松动等异常现象，及时通知医生。行鼻孔填塞术后需用薄荷液状石蜡进行鼻腔滴药，3次/天。滴药时，头应后仰。滴药过程中注意防止药物溢出于面部。在鼻腔填塞的这段时间内应多饮水，注意观察口腔黏膜有无破溃及异常现象。一般在填塞48~72小时后拔出鼻腔填塞物。在拔出填塞物后，不能用力挖鼻孔，以免造成鼻黏膜破损，从而引发再次出血。

3.出院后注意事项

(1)避免寒冷、情绪大起大落、过度饱餐等可能引起出血复发的因素，纠正不良抠鼻习惯，并避免到污染严重、刺激性强的环境以免发生鼻黏膜损伤。

(2)若鼻腔有少量出血，应立即用手指用力将鼻翼压向鼻中隔10~15分钟，或冷敷鼻部、前额及后颈，或用消毒的纱条或棉花等填塞在鼻腔内。如出血不止，应立即入院治疗。

(3)多次反复出血及高血压患者应每天两次测血压，并保持大便通畅。

(4)建议反复发作且出血量大的鼻出血患者进行全面检查，找到病因，治疗原发病。出院后定期随访，若有不适及时返院就医。

（王佳玲　朱飞虹）

第四章

眼科手术

第一节　眼科手术前后共性注意事项

眼睛是人体十分重要的感觉器官。在通常情况下,由视觉传递的信息占人类接受信息的80％以上,视觉在人类的大脑反映客观事物中占有非常重要的地位。眼部结构精细,即使轻微损伤,也可能引起结构改变,导致视功能减退甚至完全丧失。由于眼解剖结构精细复杂、生理功能特殊,所以眼科专科性很强。

眼科手术在眼科疾病治疗方式中所占的比重很大,许多眼科疾病(如翼状胬肉、白内障、青光眼、黄斑病变、视网膜脱离、眼球内异物、眶内肿瘤、眼内肿瘤、斜视等)需要通过手术治疗才能痊愈或避免恶化。临床上的眼科手术常包括胬肉手术、角膜移植手术、白内障手术、青光眼手术、视网膜脱离手术、眼球内异物手术、眶内肿瘤手术、眼内肿瘤手术、斜视手术等。

成功的眼科手术能使患者重见光明,带来生活的快乐和希望;而失败的眼科手术使患者终生陷入黑暗中,给患者生活带来不便,从而给患者、家庭、社会造成莫大的损失和沉重的负担。正确掌握手术前后的注意事项,有助于减少眼科手术的并发症,加速康复。在本节,我们讲述各类眼科手术前后的共性注意事项。

麻醉方式:眼科麻醉除了要保证患者呼吸道通畅、循环稳定、充分镇痛及眼球固定外,还必须注意防止心-眼反射,并维持眼压稳定。根据眼局部因素及全身性因素,可选局部麻醉、全身麻醉,或局部麻醉和全身麻醉同时进行。局部麻醉包括表面麻醉、浸润麻醉、阻滞麻醉及眼轮匝肌麻醉等。全身麻醉包括吸入麻醉、静脉麻醉及肌内麻醉。

一、术前注意事项

1.心理调适

术前要克服恐惧、焦虑等不良情绪,以积极平稳的心态迎接手术。医护人员会用通俗易懂的语言,耐心解释手术的方法、优点、适应证和疗效,介绍主治医生情况,交代手术的必要性、预后效果和可能发生的并发症,以及术后恢复过程中的注意事项。患者也可以通过与同种疾病术后愈合良好者聊天,解除对手术的恐惧心理,树立战胜疾病的信心。

2.饮食

如为全麻手术,术前禁饮清淡液体(如清水、无颗粒饮料、无渣果汁、清茶等)2小时,禁母乳4小时,禁配方奶6小时,禁固体食物8小时。

3.营养

进食清淡、易消化、营养丰富的食物,忌油腻、辛辣刺激性食物,多食新鲜水果、蔬菜,多饮水,以防止便秘。如有便秘,可酌情服用轻泻剂。嗜好烟酒的患者,要戒烟戒酒;糖尿病患者要严格控制饮食,避免血糖波动,将空腹血糖控制在8.3mmol/L以下;高血压、高血脂患者宜低盐低脂饮食,血压控制在正常范围或接近正常范围。

4.预防咳嗽

注意保暖,避免上呼吸道感染。抑制咳嗽和打喷嚏,可用舌尖顶上腭或用手指压人中,以免影响手术。

5.术前检查

遵医嘱做好术前全身常规检查和眼部常规系统检查。

6.术前眼部准备

（1）严格按医嘱滴眼药水,术前一般使用抗生素眼药水滴眼,术前3天开始,每天4次。

（2）滴眼药水的方法见图4-1。洗手,取坐位或仰卧位,头稍后仰并向患侧倾斜,用棉签擦去患眼分泌物。混悬液眼药水用前摇匀。挤一滴冲瓶口,用左手食指或棉签拉开下眼睑,右手持滴管或眼药水点入下穹隆的结膜囊内。用手指将上眼睑轻轻提起,使药液在结膜囊内弥散。闭眼并按压眼内角1～2分钟,减少由泪小管、泪囊经鼻泪管流向鼻腔的眼药水,可以保证眼药水得到最大吸收。如果无按压,不少人会感觉眼药水从咽喉部流出。在应用扩瞳药（如阿托品滴眼液）、缩瞳药（毛果芸香碱）时,尤其需要按压眼内角。每次滴1～2滴眼液水即可,多滴并不能被多吸收。滴眼液时,滴管口或瓶口距离眼部1.5～2.0cm,勿触及睑缘、睫毛和手指,以免污染。滴药时勿压迫眼球。同时滴数种药液时,先滴刺激性弱的药物,再滴刺激性强的药物。同时使用眼药水与眼药膏时,先滴眼药水后涂眼药膏。每次两种药使用之间需间隔5～10分钟。

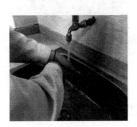①洗手　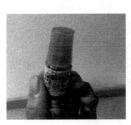②核对、摇匀药液　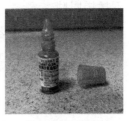③正确放置瓶盖

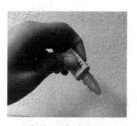
④挤一滴冲瓶口

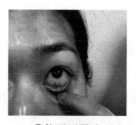
⑤拉开下眼睑

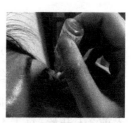
⑥固定药瓶

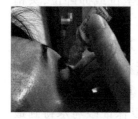
⑦滴眼药水

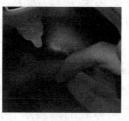
⑧上眼睑提起

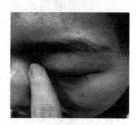
⑨闭眼按压

图4-1 滴眼药水的方法

(3)一些眼科手术需术前1天剪睫毛,做好配合工作。

(4)为了手术顺利进行,可训练眼球活动(视网膜剥离者例外),尤其是固定眼球向前方凝视。

(5)术前,配合护士完成以下工作,包括遵医嘱使用散瞳药,用生理盐水冲洗泪道及结膜囊(见图4-2),用无菌纱布覆盖。不揉搓眼睛。

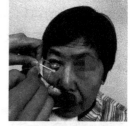
图4-2 冲洗结膜囊

7.术前全身准备

术前去除戒指、耳环、项链、钱包、活动义齿等物,女患者长发可编成辫子,洗澡,换手术衣裤,戴上帽子、脚套,排空小便,在病房耐心等待。

二、术后注意事项

1.体位护理

术后返回病房,局麻患者可取自由卧位休息或遵医嘱取合适体位;全麻清醒患者取平卧位,头偏向一侧,防止呕吐物吸入气管,保持呼吸道通畅,及时咳出痰液。

2.饮食护理

遵医嘱执行普食或特殊饮食,以清淡、富营养、易消化、易咀嚼的食物为主,避免过硬、辛辣刺激性的食物,多吃水果、蔬菜,以保持大便通畅。

3.活动护理

勿剧烈运动、大声谈话、摆动头部及低头取物等,避免用眼过度,避免用力大小便、剧烈咳嗽等,禁止突然翻身、坐起等。

4.术眼部护理

(1)保持伤口敷料清洁干燥,勿使其松脱、移位。注意伤口渗血情况及疼痛情况。术后剧痛者按医嘱使用止痛、镇静剂。如出现头痛、恶心、呕吐、视力下降等,应报告医师,以便及时处理。

(2)禁忌揉眼和用手抓眼(见图4-3)。

(3)遵医嘱在术眼局部使用抗生素、皮质类固醇眼药水滴眼,注意动作轻柔,防止压迫眼球而致眼内出血或感染。

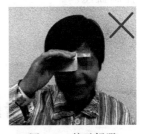

图4-3　禁忌揉眼

5.心理调适

做好心理准备,避免因术后视力超出预期或没有达到预期,而产生过喜或过悲等较大的情绪波动。

6.安全护理

因患者单眼包扎,视物有影响,家属应给予陪护,离床活动时应有人陪伴。穿合适的衣裤,穿防滑鞋。房间物品摆放整齐,避免阻碍行走活动。活动动作要轻缓,注意安全,防止坠床跌倒。

三、出院后注意事项

1.复查

1周后门诊复查,并携带所有使用的眼药水。

2.日常护理

保持积极健康的心态,适当休息,减少用眼。注意保持切口清洁干燥,避免受压,遵医嘱按时滴眼药水。洗头或洗澡时,不要让脏水流入眼内,避免引发感染。做好个人卫生,提高个人免疫力,避免感冒、咳嗽。如有剧烈眼痛等症状,应及时就诊,预防感染。

3.营养

应进食高蛋白、富含维生素及粗纤维的食物,多吃新鲜蔬菜、水果,忌油腻、辛辣刺激性食物,防止便秘。戒烟酒。如患糖尿病,应继续控制血糖;如患高血压、高血脂,应低盐低脂饮食,注意控制血压。

(丁春波 陆晓兰)

第二节 胬肉手术前后,应该注意什么

翼状胬肉(简称胬肉)是一种慢性炎症性病变,为增殖的球结膜呈三角形向角膜侵入,形成翼状(见图4-4)。多为双眼患病,以鼻侧多见。翼状胬肉的存在不仅影响美观,而且还会引起角膜散光,导致视力

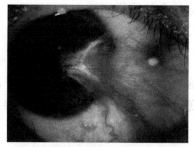

图4-4 翼状胬肉伸入角膜瞳孔区

下降。胬肉小而处于静止期时无须治疗。如胬肉侵袭瞳孔区而影响视力,或影响外观容貌,可手术治疗。目前,临床上最常见的手术方式为翼状胬肉切除联合角膜缘干细胞移植术。

适应证:进行性翼状胬肉,胬肉遮盖部分或全部瞳孔而影响视力,翼状胬肉影响眼球运动,作为白内障手术或角膜移植术的先行治疗,以及翼状胬肉影响美观。

麻醉方式:多采用表面麻醉及结膜下浸润麻醉方法。儿童或特殊人群(精神类疾病患者)多采用全身麻醉。

一、术前注意事项

(1)严格按医嘱滴眼药水,术前一般用抗生素眼药水滴眼,术前3天开始,每天4次。如需要当日手术,至少在术前6小时用抗生素眼药水,每半小时1次。

(2)手术前1天,遵医嘱配合护士剪睫毛。

(3)手术当天,遵医嘱配合护士冲洗术眼结膜囊。用无菌纱布覆盖,不揉搓。

二、术后注意事项

1.体位

没有特殊体位限制,多保持仰卧位。

2.眼部护理

(1)保持伤口敷料清洁干燥,勿使其松脱、移位。术后24小时由于缝线及手术切口刺激,所以会有不同程度的疼痛感和异物感,属于正常反应。如发生明显眼痛,恶心、呕吐,视力突然下降或其他不适,应立即报告医生。如条件允许,术后使用绷带镜,可明显减少疼痛和异物感等不适。

(2)尽量闭眼休息,减少因眼球过度活动而引起的疼痛。禁忌揉眼和用手抓眼。

（3）手术后1天,打开眼部敷料,遵医嘱在术眼局部使用抗生素、皮质类固醇眼药水滴眼,注意动作轻柔,防止压迫眼球而致眼内出血和感染。

（4）手术后2周内,避免脏水进入眼内,不要对手术眼施加压力并预防外伤。

三、出院后注意事项

术后一般5～7天拆线。1个月内避免看电视、读报等。如外出遇强阳光或较大风沙,可戴墨镜遮挡。

其他注意事项同前共性注意事项。

（陆晓兰　丁春波）

第三节　角膜移植手术前后,应该注意什么

角膜移植术是一种采用同种异体的透明角膜替代病变角膜的手术方法,以达到提高视力和治疗疾病的目的,同时也可达到美容的目的。目前,临床上最常见的手术方式为穿透性角膜移植术和板层角膜移植术。

穿透性角膜移植术适应证:角膜病变未累及角膜全层,内皮功能正常或可复原。板层角膜移植术适应证:角膜白斑、圆锥角膜、角膜变性和营养不良、角膜内皮失代偿、角膜化脓性感染严重。

麻醉方式:对成年人多采用局部麻醉(球后麻醉及眼轮匝肌麻醉);对儿童或特殊人群(精神类疾病患者)多采用全身麻醉。

一、术前注意事项

（1）严格按医嘱滴眼药水,术前一般使用抗生素眼药水滴眼。

（2）术前半小时,遵医嘱配合护士用2%硝酸毛果芸香碱滴眼液滴术眼,使瞳孔缩小(瞳孔保持2mm左右)。

（3）遵医嘱配合护士降低眼压,术前半小时快速静脉滴注20%甘露醇溶液250mL,使手术中眼压保持在适宜的手术范围。

二、术后注意事项

1.体位

角膜内皮移植术后,患者需保持仰卧位(面朝上)4小时。

2.眼部护理

（1）一般为双眼绷带包扎,待移植片平整后,可改用眼垫包扎。保持伤口敷料清洁干燥,勿使其松脱、移位。术后24小时由于缝线及手术切口刺激,所以会有不同程度的疼痛感和异物感,属于正常反应。如发生明显眼痛,恶心、呕吐,视力突然下降或其他不适,应立即报告医生。

（2）尽量闭眼休息,减少因眼球过度活动而引起的疼痛,尤其在术后3天内。禁忌揉眼和用手抓眼。

（3）手术24小时后每天换药,遵医嘱在术眼局部使用抗生素、皮质类固醇眼药水滴眼,注意动作轻柔,防止压迫眼球而致眼内出血和感染。

（4）手术后1周内不宜低头洗头,1个月内避免脏水进入眼内,不要对手术眼施加压力并预防外伤。

3.药物指导

遵医嘱全身应用抗生素、糖皮质激素及抗排斥反应药物。

4.安全护理

因患者双眼包扎,视物有影响,故家属应给予24小时陪护,在生活上给予帮助。注意穿合适的衣裤,穿防滑鞋。房间物品摆放整齐,避免阻碍行走活动。活动动作要轻缓,注意安全,防止坠床跌倒。

三、出院后注意事项

1.复查

定期门诊随访,如术眼疼痛加重,分泌物增多,视力突然明显下降、流泪等,应及时到医院复查。遵医嘱按时到医院拆除角膜缝线,一般板层角膜移植拆缝线时间为术后2～3个月,穿透性角膜移植拆缝线时间为术后6～12个月。

2.日常护理

角膜移植术后3个月内要完全居家休息。1年内注意勿用力揉眼,外出要戴防护镜,以免受伤。同时,注意眼部卫生,不进泳池,防止感染。避免眼部日晒、热敷,保护角膜移植片。尽量少看电视,每天阅读时间不超过1小时。

3.用药指导

(1)遵医嘱使用散瞳剂、降低眼压药和免疫抑制剂,注意各种药物不能随意停减。

(2)遵医嘱正确使用眼药水。滴眼药水前一定要洗手。药液要滴在结膜囊内,切勿滴在角膜上。

(3)遇到各种药物交替使用时,应先滴抗生素眼药水,后滴营养上皮的眼药水、药膏,并间隔15～20分钟。

其他出院后注意事项同前共性注意事项。

(陆晓兰　丁春波)

第四节　白内障手术前后,应该注意什么

白内障,即眼球晶状体混浊,常见有老年性白内障、糖尿病性白内障、先天性白内障及外伤性白内障等(见图4-5),目前已成为

主要致盲性眼病之一。其发病机制较为复杂,与老化、遗传、代谢异常、外伤、辐射、中毒、局部营养障碍等多种因素有关,是机体内外各种因素对晶状体长期综合作用的结果。

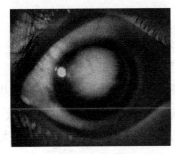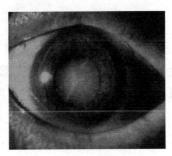

A.先天性白内障　　　　　　　　　B.老年性白内障

图4-5　白内障

白内障手术是治疗白内障的有效方法。近半个世纪以来,由于手术显微镜、显微手术器械和人工晶状体的不断改进和广泛应用,缝线材料和局部麻醉方法也不断改进,显微手术技术得到了很大发展,白内障手术技术也越来越成熟。目前,临床上最常见的手术方式为超声乳化白内障摘除+人工晶状体植入术。其优点是手术时间短,切口小而不用缝线,炎症反应轻,视力恢复快,角膜散光小。

麻醉方式:对成年人多采用表面麻醉方法。对儿童或特殊人群(精神类疾病患者)多采用全身麻醉的方法。

一、术前注意事项

(1)严格按医嘱滴眼药水,术前一般用抗生素眼药水滴眼,术前3天开始,每天4次。如需要紧急手术,至少在术前6小时用抗生素眼药水,每半小时1次。

(2)为了手术顺利,可训练眼球活动,尤其是向下方固视。如语言不通、听力差,术前可与医师约定眼球转动指令,并加以训练。家属可在一旁给予指导。

(3)手术当天,遵医嘱配合护士冲洗术眼结膜囊及滴散瞳剂。用无菌纱布覆盖术眼,不揉搓。

二、术后注意事项

(1)保持伤口敷料清洁干燥,勿使其松脱、移位。手术后一般不会有疼痛,可能出现眼花、轻度异物感,属正常现象。如发生明显眼痛,恶心、呕吐,视力突然下降或其他不适,应立即报告医生。

(2)禁忌揉眼和用手抓眼。减少头部活动,避免低头弯腰、用力大小便、剧烈咳嗽、打喷嚏等,禁止突然翻身或坐起,禁止大声谈笑。

(3)手术后1天,打开眼部敷料,遵医嘱在术眼局部使用抗生素、皮质类固醇眼药水滴眼,注意动作轻柔,防止压迫眼球而致眼内出血和感染。

(4)手术后2周内,避免脏水进入眼内,不要对手术眼施加压力,预防外伤。

三、出院后注意事项

1.日常护理

1个月内避免看电视、看书、读报等。如外出遇强阳光或较大风沙,可戴墨镜遮挡。减少头部活动,避免低头弯腰动作,避免负重与剧烈运动。

2.配镜指导

若为单焦人工晶状体植入术,3个月后屈光状态稳定,则可验光后戴近用或远用镜。

其他出院后注意事项同前共性注意事项。

(丁春波　陆晓兰)

第五节　青光眼手术前后,应该注意什么

青光眼是一组以视神经萎缩和视野缺损为共同特征的疾病,病理性眼压增高为其主要危险因素。眼压升高水平和视神经对压力损害的耐受性,与青光眼视神经萎缩和视野缺损的发生和发展有关。青光眼是主要致盲眼病之一,有一定遗传倾向。青光眼的治疗目标是终止青光眼对视神经的损害,保存视功能,以提高或维持患者的健康。目前,唯一证明能有效停止或减慢青光眼视神经损害的方法是降低眼压。可通过药物或手术方式降低眼压,但大多数青光眼仍需要手术治疗。目前,临床上常见的手术方式有以下几种。

(1)解除瞳孔阻滞的手术,如周边虹膜切除术、激光虹膜切开术。适应证:瞳孔阻滞、房角尚无广泛粘连的早期原发性闭角型青光眼和继发性闭角型青光眼。

(2)解除小梁网阻塞的手术,如房角切开术、小梁切开术和氩激光小梁成形术。适应证:原发性婴幼儿型青光眼、早期原发性开角型青光眼等。

(3)滤过性手术,如小梁切除术、非穿透性小梁手术、激光巩膜造瘘术及房水引流装置植入术。适应证:原发性开角型青光眼和有广泛房角粘连的闭角型青光眼。

(4)减少房水生成的手术,如睫状体冷凝术、透热术和光凝术。适应证:疼痛症状较为显著的晚期或绝对期青光眼。

麻醉方式:对成年人多采用球后麻醉方法。对儿童或特殊人群(精神类疾病患者)多采用全身麻醉。

一、术前注意事项

1.生活指导

(1)保持心情舒畅,避免情绪过度波动(青光眼最主要的诱发

因素就是长期的不良精神刺激,脾气暴躁、抑郁、忧虑、惊恐等),以免因精神因素而加重病情。

(2)注意用眼卫生,保护用眼。避免长时间暗室工作、阅读、看电影及电视。不要过度用眼。

(3)禁止吸烟、饮酒,忌喝浓茶及咖啡等刺激性食物。适当控制进水量,每天进水量不能超过1000～1200mL,一次性饮水不得超过300mL。宜进食易消化的食物,并保持大便通畅,必要时使用轻泻剂。

(4)生活、饮食起居规律,劳逸结合,参加适量体育锻炼,不要参加剧烈运动,避免举重、倒立等,避免增加腹压、眼压的动作。保证充足的睡眠,可适当垫高枕头。

(5)当强冷空气来临时,尽量减少外出,注意保暖;最好不要从热的地方立即到寒冷处,以免引发眼压波动。

(6)注意头痛、患眼胀痛情况,如有异常或加重,立即报告医生,及时处理。

2.药物指导

遵医嘱应用降眼压药物和缩瞳剂,密切注意药物副作用。常用降眼压药有以下4种。

(1)拟副交感神经药(缩瞳剂):常用1%～4%毛果芸香碱滴眼液,常见副作用为眉弓疼痛、视物发暗。若用毛果芸香碱高浓度制剂频繁点眼,还可能产生胃肠道反应、头痛、出汗等全身中毒症状。

(2)碳酸酐酶抑制剂:常用乙酰唑胺,常见副作用为四肢麻木、恶心、食欲不振、尿频、腰痛等。派立明的全身副作用很少。

(3)β肾上腺素能受体阻滞剂:常用0.25%～0.50%噻吗洛尔滴眼液(心脏房室传导阻滞、窦性心动过缓和支气管哮喘患者禁用)。需注意心率变化,心率每分钟小于55次时要报告医师并停药。

(4)高渗剂:常用20%甘露醇溶液快速静脉滴入,可能出现头痛、恶心等症状。

3.眼部准备

(1)严格遵医嘱滴眼药。闭角性青光眼慎用散瞳剂;禁用长效散瞳剂,如阿托品眼液;禁用肾上腺素、颠茄类药物。

(2)密切注意眼压变化、视力变化、眼部胀痛等情况。

(3)手术前1天,遵医嘱配合护士剪睫毛。

(4)手术当天,遵医嘱配合护士冲洗术眼结膜囊及滴缩瞳剂。用无菌纱布覆盖术眼,不揉搓。

二、术后注意事项

(1)保持伤口敷料清洁干燥,勿使其松脱、移位。如有头痛、明显眼痛、恶心、呕吐等不适症状,应立即报告医生,并进行降眼压处理。

(2)禁忌揉眼和用手抓眼。减少头部活动,限制头部活动,避免用力眨眼、揉按眼睛等,以防创口裂开和眼内压升高。

(3)手术后1天,打开眼部敷料,遵医嘱术眼局部用抗生素、皮质类固醇眼药水滴眼,注意动作轻柔,防止压迫眼球而致眼内出血和感染。

(4)手术后2周内,避免脏水进入眼内,不要对手术眼施加压力,并预防外伤。

(5)要定时监测术眼眼压,注意视力变化、眼部胀痛等情况。

(6)对于非术眼,要注意视力、眼压及眼痛变化,遵医嘱继续用药。

三、出院后注意事项

1.复查

青光眼是一种不能完全根治的疾病,一旦确诊,需长期用药,定期复查,手术后也一样。复查时,尽量携带全所使用的眼药水。

2.日常护理

遵医嘱定时监测眼压。减少头部活动,避免低头弯腰动作,避免负重与剧烈运动。视野缺损者不宜骑自行车和驾驶车辆。

其他出院后注意事项同前共性注意事项。

(陆晓兰 丁春波)

第六节 玻璃体手术前后,应该注意什么

玻璃体是透明的凝胶体,主要由纤细的胶原结构和亲水的透明质酸组成,是眼内屈光间质的主要组成部分。球样玻璃体的容积约4mL,构成了眼内最大容积,对视网膜具有支撑作用,同时具有缓冲外力及抗震动的作用。

目前,玻璃体手术方式有眼前段玻璃体切割术及眼后段玻璃体切割术。眼前段玻璃体切割术的适应证包括白内障、晶状体脱位、瞳孔膜闭或移位、玻璃体内异物及恶性青光眼等;眼后段玻璃体切割术的适应证包括玻璃体积血、眼内炎、复杂性视网膜脱离、眼球内异物、玻璃体体内肿瘤或寄生虫及黄斑病变等。

麻醉方式:多采用局部麻醉(即球后阻滞麻醉);对一些特殊情况,如儿童、精神疾病患者、精神紧张者及估计手术时间超过2小时者,最好采用全身麻醉。

一、术前注意事项

(1)限制眼球运动。

(2)严格按医嘱滴眼药水,术前一般用抗生素眼药水滴眼,术前3天开始,每天4次。如需要紧急手术,则至少在术前6小时用抗生素眼药水,每半小时1次。

（3）手术前1天,遵医嘱配合护士剪睫毛。

（4）手术当天,遵医嘱配合护士冲洗术眼结膜囊及滴散瞳剂。术眼用无菌纱布覆盖,不揉搓。

二、术后注意事项

1.体位

（1）玻璃体手术一般不强调绝对卧床,患者可取仰卧位(注气患者除外),可自己进餐,下床大小便。

（2）如果为玻璃体腔注入气体或行气–液交换者,则应遵医嘱采取合适的卧位及卧床时间,以使裂孔处于最高位。常见的体位有俯卧位、坐位、低头位、侧卧位等。

（3）卧位的正确性对手术成功是至关重要的。

2.眼部护理

（1）为防止玻璃体积血,应严格限制眼球运动(尤其当术中有出血情况时),双眼盖眼垫包扎3～5天。不揉按眼睛。

（2）手术后1天,打开眼部敷料,遵医嘱在术眼局部用抗生素、皮质类固醇眼药水滴眼,注意动作轻柔,防止压迫眼球而致眼内出血和感染。

（3）手术后2周内,避免脏水进入眼内,不要对手术眼施加压力,并预防外伤。

（4）如有头痛、明显眼痛、恶心、呕吐等不适症状,应立即报告医生,以便对症处理。

（5）术后5天,拆除结膜缝线。

三、出院后注意事项

1.复查

出院1周后复查;3个月内每月复查1次,并携带所有使用的眼药水。

2.日常护理

减少头部活动，避免低头弯腰动作。3个月内避免过度运动及过重体力劳动。3个月后可参加一般社会活动及恢复正常工作。当出现视野变化、眼前闪光、火花、视物变曲、似有云雾遮挡等情况时，应立即就医。若眼内填充惰性气体，1个月内气体尚未完全吸收，应避免高空作业或乘坐飞机，以免引起视网膜血管栓塞等一系列并发症；经门诊复查确认气体吸收后方可乘坐飞机。

其他出院后注意事项同前共性注意事项。

（陆晓兰　丁春波）

第七节　视网膜脱离手术前后，应该注意什么

视网膜为眼球后部最内层组织。视网膜脱离是指视网膜的神经上皮层和色素上皮层之间的脱离。临床上又分为孔源性与非孔源性视网膜脱离，后者又分为牵拉性及渗出性视网膜脱离。

对于牵拉性视网膜脱离，要去除或松解对视网膜脱离的牵拉；对渗出性视网膜脱离，应针对原发病以药物治疗为主。目前，主要手术方式为视网膜复位手术，主要适应证为孔源性视网膜脱离。

麻醉方式：对成年人多采用球后麻醉方法。对儿童或特殊人群（精神类疾病患者），多采用全身麻醉。

一、术前注意事项

1.体位

安静卧床休息，并使裂孔处于最低位，避免视网膜脱离范围扩大。

2.眼部准备

（1）为查明视网膜脱离区及裂孔，应配合医生对术眼进行充分散瞳。

（2）限制眼球运动。

（3）严格按医嘱滴眼药水，术前一般用抗生素眼药水滴眼，术前3天开始，每天4次。如需要紧急手术，至少在术前6小时用抗生素眼药水，每半小时1次。

（4）手术前1天，遵医嘱配合护士剪睫毛。

（5）手术当天，遵医嘱配合护士冲洗术眼结膜囊及滴散瞳剂。用无菌纱布覆盖术眼，不揉搓。

二、术后注意事项

1.体位

（1）卧位的正确性对手术成功是至关重要的。视网膜复位后的卧位要求见图4-6和图4-7。

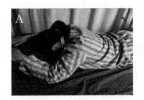 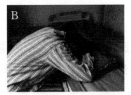 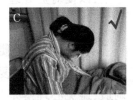

图4-6　正确俯卧位和头低位

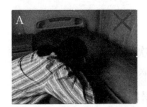 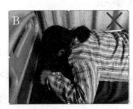 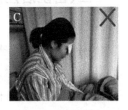

图4-7　错误俯卧位和头低位

（2）若行外路手术而未注入气体或硅油，则术后体位应保持裂孔最低位。

（3）若玻璃体腔注入气体或硅油，则应根据裂孔和网脱位置，遵医嘱取合适的卧位并维持一定时间，以使视网膜裂孔处于最高位,帮助视网膜复位。如为后极部裂孔,则手术后可选择俯卧位或头低位。

2.眼部护理

(1)限制头部活动,避免用力眨眼、揉按眼睛等,以防缝线脱位。

(2)手术后1天,打开眼部敷料,遵医嘱术眼局部用抗生素、皮质类固醇眼药水滴眼,注意动作轻柔,防止压迫眼球而致眼内出血和感染。

(3)手术后2周内,避免脏水进入眼内,不要对术眼施加压力,预防外伤。

(4)如有头痛、明显眼痛、恶心、呕吐等不适症状,应立即报告医生,以便对症处理。

3.心理调适

手术的目的是使脱离的视网膜复位,防止以后眼球萎缩,而不是使患眼视力恢复到患病前或更好的视力。患者应做好心理调适,避免心理落差。

三、出院后注意事项

1.复查

出院1周后复查;3个月内每月复查1次,并携带所有使用的眼药水。若眼内注入硅油,则应等视网膜平复并维持3～6个月,再到医院取出硅油;或在复查时由医生根据眼底情况及硅油的反应决定取出时间。

2.日常护理

减少头部活动,避免低头弯腰动作。3个月内避免重体力劳动;术后半年内不坐摩托车等,以免颠簸震荡而再次发生视网膜脱离。当出现视野变化、眼前闪光、火花、视物变曲、似有云雾遮挡等情况时,应立即就医。若眼内填充惰性气体,1个月内气体尚未完全吸收,应避免高空作业或乘坐飞机,以免引起视网膜血管栓塞等一系列并发症。在经门诊复查确认气体吸收后方可乘坐飞机。若术中晶体摘除,则应待硅油取出3个月后再验光配镜。

其他出院后注意事项同前共性注意事项。

(陆晓兰　丁春波)

第八节　眼球内异物手术前后,应该注意什么

眼球内异物是指异物碎片击穿眼球壁,存留于眼内,是严重危害视力的一类眼外伤。任何眼部或眶部外伤都应怀疑并排除异物。根据异物位置,目前临床上常见的手术方式为眼内异物取出术和玻璃体切除联合眼内异物取出术。

适应证:外伤眼球内异物。

麻醉方式:对成年人多采用球后麻醉。对儿童或特殊人群(精神类疾病患者),多采用全身麻醉。

一、术前注意事项

1.眼部准备

(1)严格按医嘱滴眼药水,术前一般用抗生素眼药水滴眼。

(2)注意伤眼疼痛情况及头痛情况,注意眼压变化。

(3)协助清洗面部血迹或污物,禁忌剪睫毛和冲洗结膜囊。

2.心理疏导

尽量放松心情,克服恐惧。可向主管医生了解治疗经过,做好多次手术的心理准备,以积极的心态应对。

二、术后注意事项

1.眼部护理

(1)保持伤口敷料清洁干燥,勿使其松脱、移位。手术后如有剧烈眼痛、头痛,常为眼内感染(眼内炎、继发性青光眼的表现),应及时告知医护人员,以便及时处理。

(2)禁忌揉眼和用手抓眼。减少头部活动,避免低头弯腰、用力大小便、剧烈咳嗽、打喷嚏等。

(3)手术后1天,打开眼部敷料,遵医嘱给术眼局部用抗生素、皮质类固醇眼药水滴眼,注意动作轻柔,防止压迫眼球而致眼内出血和感染。

(4)手术后2周内,避免脏水进入眼内,不要对术眼施加压力,预防外伤。

2.药物护理

遵医嘱全身应用抗生素、糖皮质激素等药物。

三、出院后注意事项

减少头部活动,避免低头弯腰动作,避免负重与剧烈运动。

其他出院后注意事项同前共性注意事项。

(丁春波 陆晓兰)

第九节 眼眶肿瘤手术前后,应该注意什么

眼眶肿瘤可原发于眼眶,常见的有皮样囊肿、海绵状血管瘤、脑膜瘤、横纹肌肉瘤等,也可由邻近组织(包括眼睑、眼球、鼻窦、鼻咽部和颅腔内等)的肿瘤侵犯所致;或为远处的癌转移到眼眶。

海绵状血管瘤是成年人眶内最常见的良性肿瘤,多见于中青年。如果肿瘤较小尚未有临床症状,则可密切观察。如果影响视力或有其他症状,则可行前路或外侧开眶术。

横纹肌肉瘤为儿童最常见的原发性眶内恶性肿瘤,发病年龄多在10岁以内,少见于青年,偶见于成年人。主要采取放疗、化疗与手术切除相结合的综合治疗。

眼眶脑膜瘤有源自眶内的脑膜瘤和继发于颅内的脑膜瘤两种,临床上以视神经脑膜瘤多见,多见于中年女性。多采取外侧开眶术或经颅开眶术。

麻醉方式:根据肿瘤性质采用局部麻醉或全身麻醉。

一、术前注意事项

1.心理调节

尽量放松心情,克服恐惧,以积极的心态应对。家属给予积极的社会支持。

2.眼部准备

(1)严格按医嘱滴眼药水,术前一般用抗生素眼药水滴眼。

(2)注意伤眼疼痛情况及头痛情况,注意眼压变化。

(3)遵医嘱配合护士做好手术备皮,范围是自患眼颞侧到发际。

二、术后注意事项

1.眼部护理

(1)保持伤口敷料清洁干燥,勿使其松脱、移位。如有引流管,保持固定通畅,一般于术后48小时拔除。手术后如有剧烈眼痛、头痛等不适症状,应及时告知医护人员,以便及时处理。

(2)禁忌揉眼和用手抓眼。减少头部活动,避免低头弯腰、用力大小便、剧烈咳嗽、打喷嚏等。

(3)手术后1天,打开眼部敷料,遵医嘱在术眼局部用抗生素、皮质类固醇眼药水滴眼,注意动作轻柔,防止压迫眼球而致眼内出血和感染。

(4)手术后2周内,避免脏水进入眼内,不要对术眼施加压力,预防外伤。

2.眼球运动训练

做好眼球运动训练,有利于水肿消退,促进康复。训练方法:术后4~6天,取仰卧位,伸出两手指在眼前约1.5cm处左右摇摆做钟摆运动,目光随示指(食指)运动,每天3次,每次30分钟。

三、出院后注意事项

1.复查

1周后门诊复查,并携带所有使用的眼药水,查阅病理报告单。如系患恶性肿瘤,则可通过医护人员了解化疗或放疗的注意事项,并定期来院复查。如为良性肿瘤,则在眼球摘除后1个月左右来院复查,装入义眼。

2.日常护理

减少头部活动,避免低头弯腰动作,避免负重与剧烈运动。

其他出院后注意事项同前共性注意事项。

(丁春波　陆晓兰)

第十节　斜视手术前后,应该注意什么

斜视是指任何一眼眼轴偏离的临床现象,常见有共同性斜视、麻痹性斜视,表现为眼位不正,多为眼外肌或支配眼外肌的神经功能异常所致。目前,临床上最常见的手术方式为斜视矫正术。

麻醉方式:对成年人多采用局部麻醉;对一些特殊情况,如儿童、精神疾病患者、精神紧张者,最好采用全身麻醉。

一、术前注意事项

(1)严格按医嘱滴眼药水,术前一般用抗生素眼药水滴眼,术前3天开始,每天4次。如需要紧急手术,则至少在术前6小时用抗生素眼药水,每半小时1次。

(2)手术前1天,遵医嘱配合护士剪睫毛。

(3)手术当天,遵医嘱配合护士冲洗术眼结膜囊。用无菌纱布覆盖术眼,不揉搓。

二、术后注意事项

1.眼部护理

(1)术后多为双眼包扎,需保持伤口敷料清洁干燥,勿使其松脱、移位。注意眼部分泌物情况,如分泌物增多,应立即通知医生换药。

(2)保持仰卧位,尽量闭眼休息,防止肌肉缝线因眼球转动而被撕脱。不要自行去掉健眼敷料或自行观察矫正情况。禁忌揉眼和用手抓眼。

(3)手术后1天,打开眼部敷料,遵医嘱在术眼局部用抗生素、皮质类固醇眼药水滴眼,注意动作轻柔,防止压迫眼球而致眼内出血和感染。

(4)手术后2周内,避免脏水进入眼内,不要对手术眼施加压力,预防外伤。

(5)如果术后出现复视情况,则多看清晰的物像,不要刻意寻找复视造成的物象。复视现象一般在手术后1周渐渐消失。

2.其他病情

如有恶心、呕吐等不适症状(多为手术牵拉眼肌引起),勿惊慌,可用舌尖抵住硬腭来缓解。若情况严重,可通知医生,按医嘱适当服用止吐药物。

三、出院后注意事项

定期复查眼位、视力,根据视力恢复情况决定是否进行双眼视训练及弱视治疗。

其他出院后注意事项同前共性注意事项。

(陆晓兰　丁春波)

第五章

口腔手术

　　口腔颌面外科是口腔外科学与颌面外科学相结合发展起来的一个交叉学科，以研究口腔器官（牙、牙槽骨、唇、颊、舌、腭及咽等）、面部软组织、颌面诸骨（上颌骨、下颌骨及颧骨等）、颞下颌关节、唾液腺以及颈部某些疾病的防治为主要内容。正确掌握口腔颌面外科手术前后的注意事项，有助于减少口腔手术的并发症，加速患者口腔功能的恢复。临床上，口腔颌面外科手术常分为唇裂修复术、腭裂修复术、腮腺浅叶肿瘤摘除术、舌癌根治术、颊癌根治术、上下颌骨骨折复位术、颌骨良性病变切除术、口腔肿瘤切除术等。

　　适应证：唇裂、腭裂、腮腺肿瘤、舌癌、颊癌、颌骨骨折、颌骨囊肿、牙龈瘤，颌下腺肿瘤、舌下腺肿瘤、埋伏牙、阻生牙、复杂牙拔除等。

　　麻醉方式：根据手术部位、手术方式、手术范围的不同，以及患者的年龄、耐受程度，选择全身麻醉或局部浸润麻醉。

一、术前注意事项

　　1.术前检查

　　根据医嘱，完善各项常规检查化验（包括血常规、凝血功能、输血前检查、血型、血生化等），心电图，B超，胸部X线或胸部

CT,以及口腔全景片、牙齿CT、颌面部CT、颌面部磁共振等专科检查。

2.心理调适

手术前,患者难免有恐惧、焦虑等情绪,或对手术、麻醉及预后有多种顾虑。医护人员会鼓励患者表达感受,倾听患者的诉说,帮助患者宣泄恐惧、焦虑等不良情绪。医护人员还会用通俗易懂的语言,耐心介绍医院技术水平、主刀医生的情况,解释手术的必要性,可能取得的效果,手术的方法及可能发生的并发症,以及术后恢复过程的注意事项,也可能介绍同种疾病术后愈合良好的患者情况。患者要以积极的心态配合手术和术后的治疗与护理。另外,还需要家庭成员、单位同事和朋友等给予关心与支持。

3.饮食

如为全麻手术,术前禁饮清淡液体(清水、无颗粒饮料、无渣果汁、清茶)2小时,禁母乳4小时,禁配方奶6小时,禁固体食物8小时。如麻醉方式为局部麻醉,术前可进食少量清淡、易消化的饮食,如粥、牛奶、面条等。

4.营养

加强营养,鼓励摄入营养丰富、易消化的食物,忌油腻、辛辣刺激性食物,多进食富含膳食纤维的食物(如新鲜的蔬菜、水果),以防止便秘。戒烟戒酒。如患者有糖尿病,则应严格控制饮食,避免血糖波动。如患者有高血压、高血脂,则宜低盐低脂饮食。

5.个人卫生

手术前1天,应温水沐浴,修剪指甲。如果卧床,则可进行擦浴。

6.睡眠

保证充足的睡眠,保持病房安静、无噪声。如睡眠质量不佳,则应积极寻找原因,对症处理,必要时按医嘱服用适量镇静安眠药。

7.床上大小便训练

全麻手术后需平卧6小时,不能下床解大小便。因此,术前医护人员会指导患者床上使用便盆,让患者掌握床上排尿要领,以适应全麻手术后的床上排大小便。如小便难以自行排出,则可先采用热敷、听流水声等诱导排尿,必要时可导尿。

8.咳嗽训练

(1)术前注意保暖,避免感冒、咳嗽等呼吸道感染。

(2)吸烟者术前2周戒烟,以防止呼吸道分泌物过多而引起窒息。

(3)医护人员会指导患者有效咳嗽。患者取坐位或半坐位。咳嗽时,双手交叉,手掌根部放在切口两侧,向切口方向按压,以保护伤口。先深呼吸,在吸气末轻轻咳嗽几次,使痰松动,然后深吸气后用力咳嗽,排出痰液。如痰液黏稠,可采用雾化吸入药物,或用稀释痰液的药物,以利于咳出。

9.皮肤准备

(1)如手术涉及头部或为额瓣转移手术,须剃头发。若行下颌骨切除术、腮腺部手术等,须剃发至耳后上三横指。

(2)若行面部手术,则要剃须。若行鼻唇部手术,应剪去鼻毛。

(3)植骨手术,如肋骨移植和胸大肌、背阔肌皮瓣移植,或髂骨移植和腹股沟皮瓣移植,需手术前2天开始做皮肤准备,需保护局部并清洁皮肤。

(4)需皮瓣移植时,在取皮的局部避免注射、静脉输液、采血等。

(5)在行前臂皮瓣移植以及皮管移植至手腕部时,应剪去指甲,清除甲垢。

10.口腔准备

注意口腔清洁,用漱口水漱口,每次含漱1/2~2/3杯(约

10~15mL),含漱2~5分钟,每天3次,以清除牙源性病灶。

11.手术日晨准备

(1)需测体温、血压、脉搏、呼吸,术前半小时解好大小便。若患者体温升高或女性月经来潮,则应延迟手术。

(2)需配合医生做好手术部位标记。

(3)术前取下活动义齿、首饰、手表、眼镜等物,拭去口红、指甲油等化妆品,穿好手术衣、裤、袜套,带好帽子。

(4)病房护士会协助患者准备好病历、影像学资料(X线、CT等)、术中用药等。病房护士与手术室接诊人员会仔细核对患者的手术信息,做好交接,将患者送入手术室。

二、术后注意事项

1.体位

待手术全麻清醒后,患者会被送回病房。患者须平卧,头偏向健侧,以防止呕吐物吸入气管。保持呼吸道通畅,及时咳出痰液。局部麻醉者可取自由卧位。

2.床上锻炼

如果手术麻醉方式为全麻,那么术后患者需做肢体的被动运动和主动运动,如抬臀,足踝的主动运动、被动运动和旋转运动,小腿肌肉的按摩挤压,膝关节伸屈运动,下肢抬举运动,深呼吸运动,以预防深静脉血栓形成。

3.下床活动

如无禁忌,患者应早期翻身活动、早日下床。如不能下床,应每2小时翻身一次,注意预防压疮的发生。

4.咳嗽训练

全麻手术后,每小时深呼吸运动5~10次,有助于排除体内吸入性麻醉剂及促进肺扩张,并能预防分泌物聚积,缓解换气不足。

按照术前训练进行有效咳嗽,用手护压伤口以减少咳嗽时局部震动带来的伤口疼痛,头偏向一侧,及时将痰液排出。咽喉痛是麻醉时插管所致的一般现象,如果出现咽喉痛,只是短暂的问题,不必过分紧张。

5.留置管路

如接有负压引流管,应保持引流管通畅,勿使之扭曲、受压、阻塞或脱出等。负压引流球应处于负压状态。术后当天,引流液为血性,以后逐渐转淡。术后12小时内,引流量一般不应超过250mL。24～72小时后,如引流量＜30mL,则考虑拔管。

6.伤口

保持伤口敷料清洁干燥,注意伤口渗血情况。如有少量渗血,可压迫止血或加压包扎;如伤口有较多渗血、渗液,应及时通知医护人员。

7.口腔护理

保持口腔清洁,做好口腔护理及口腔药物冲洗。用抗菌漱口水漱口,每次含漱1/2～2/3杯(约10～15mL),含漱2～5分钟,每天3～4次。

8.饮食护理

全麻术后6小时内禁饮禁食,6小时后可进食冷流质(米汤、藕粉、蛋花汤、牛奶、豆浆、果汁、菜汤、鱼汤、鸡汤、排骨汤等,常温状态,无须加热)。术后第2天,改为半流质饮食。半流质饮食是一种介于软饭与流质之间的饮食,包括粥、汤面、馄饨、肉末、菜泥、蛋糕、小汤包等。局麻手术2小时后,口内无明显血水吐出时,可进食冷流质或温凉半流质食物。

9.疼痛控制

(1)手术后伤口一般会引起疼痛不适。疼痛是患者的主观感受,可参照以下方法用数字及时向主管医生或护士报告疼痛程度,以便医护人员采取一定的措施来缓解疼痛。①疼痛数字评分法(numerical rating scale,NRS):使用数字疼痛评分尺(0~10分)将疼痛程度分级,分值越高代表越疼痛。0分为不痛,1~3分为能忍受,4~6分为中度疼痛,7分以上为重度疼痛,10分为剧痛。4分以上表示疼痛加重,护士会及时通知医生来处理;7分以上,医生及时会处理,减轻疼痛(见图5-1)。②面部表情疼痛评分量表(脸谱法):适用于表达困难的患者,如儿童、老年人,以及存在语言、文化差异或其他交流障碍的患者(见图5-2)。

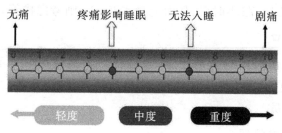

图5-1 数字疼痛评分尺

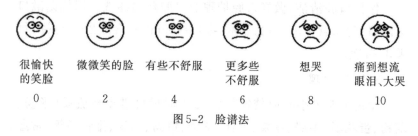

图5-2 脸谱法

(2)当疼痛评分低于4分时,可以物理止痛(如冷热疗法等),也可自我引导缓解疼痛:①参加趣味活动,如阅读、看电视、交谈等;②听音乐;③松弛疗法,通过自我控制集中注意力,使全身肌肉放松,可减轻疼痛强度,增加耐痛力。

(3)当儿童有疼痛时,可分散其注意力,放儿童音乐,为其提供玩具、讲故事、做游戏等以转移注意力,从而缓解疼痛。并定时评估患儿疼痛情况。

三、出院注意事项

1.复查

术后1周门诊复查。若出现伤口红肿、出血、疼痛等不适,应立即就诊。

2.日常护理

保持积极健康的心态,适当休息,劳逸结合,短期内勿从事重体力劳动。注意口腔卫生,用抗菌漱口水漱口,每天3～4次。保持伤口清洁干燥,避免感冒,预防感染。

3.营养

短期内仍进食半流质食物,包括粥、馄饨、面条、蛋羹、香蕉等易咀嚼消化的食物。忌坚硬、难咀嚼、过热、酸辣刺激性食物。2～3周后恢复正常饮食。戒烟酒。

4.锻炼

出院后适度参加体力劳动和锻炼,保证充分休息。

（丁春波　陈晴）

第二节　唇裂修复手术前后,应该注意什么

唇裂修复手术是修复唇裂的最有效手段,是要求极高的一种手术,手术效果的优劣会直接影响患者的身心健康与生活质量,需精心准备,制订周密的手术计划,方可获得手术成功。

适应证:单侧唇裂(见图5-3),双侧唇裂。一般认为,进行唇裂修复术最适合的年龄为3～6个月,体重在5kg以上。手术方法包括单侧唇裂整复术和双侧唇裂整复术。初次唇裂修复手术后,遗

留的鼻、唇部有继发畸形,还应根据继发畸形的轻重,选择相宜的时机予以二期修复。

麻醉方式:以安全和保证呼吸道通畅为原则,采用全身麻醉和气管内插管,以保证血液和口内的分泌物不流入气管,保持呼吸道通畅和氧气吸入。

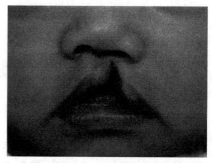

图5-3 先天性唇裂

一、术前注意事项

1.进食训练

小儿或婴儿术前3天停止母乳和奶瓶喂养,应训练用汤匙喂食,喂食后使用蘸有温开水的物品清洁患儿口腔。

2.呼吸道准备

注意保暖,防止感冒、咳嗽、流涕。可用0.5%呋麻滴鼻剂(或羟甲唑啉滴鼻剂)滴鼻,每天3次,每次1~2滴。

3.饮食管理

术前禁饮清淡液体(清水、无颗粒饮料、无渣果汁)2小时,禁母乳4小时,禁配方奶6小时,禁固体食物8小时。

二、术后注意事项

1.观察

注意观察创口渗血等情况。如有呼吸困难或发绀,应立即通知医护人员。

2.饮食护理

术后6小时可进食温凉流质饮食。用汤匙喂食患儿,喂食后让其饮用适量温开水以清洁口腔。不可让其吮吸奶头,以免影响伤口愈合。6个月龄以上患儿手术2～3天后可进食半流质食物。

3.预防感染

术后保持病房安静,减少探视。患儿穿着保暖透气的全棉衣服,预防感冒,以防流涕而污染伤口。可用0.5%呋麻滴鼻剂(或羟甲唑啉滴鼻剂)滴鼻,每天3次,每次1～2滴。

4.创口护理

(1)保持伤口清洁干燥,可以用0.05%的醋酸氯已定清洁伤口,每天3次。

(2)为防止3岁以下患者用手抓伤口,可用小夹板固定双肘关节,直至愈合。

(3)术后应避免患儿哭闹,以免增加唇部伤口张力。

三、出院后注意事项

1.复查

术后1周,门诊复查。若出现伤口红肿、出血、疼痛等不适症状,应立即就诊。3个月内复诊。

2.日常护理

患儿应适当休息,劳逸结合。注意口腔卫生,保持伤口清洁干燥,避免感冒,预防感染。切勿使伤口受到外伤,以免伤口裂开。1周后可拆除唇部缝线。

3.营养

出院后1个月内,最好继续用汤匙喂养患儿,短期内仍进食清淡易消化食物,包括牛奶、粥、馄饨、面条、蛋羹、香蕉等易咀嚼消化的食物。忌坚硬、难咀嚼、过热、酸辣刺激性食物。

(陈晴 丁春波)

第三节　腭裂整复手术前后,应该注意什么

腭裂分为软腭裂、唇腭裂(见图5-4)、不完全性腭裂、单侧完全性腭裂和双侧完全性腭裂。对腭裂,应该用综合序列治疗的原则,既需要多学科专业人士的密切合作,也需要患者及其家属的良好配合,这样才能获得较为理想的治疗效果。

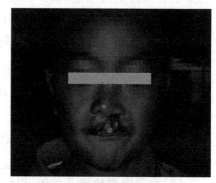

图5-4　唇腭裂

腭裂整复手术是综合序列治疗中的关键部分,其主要目的是恢复腭部的解剖形态,改善腭部的生理功能,重建良好的腭咽闭合功能,为患儿正常吸吮、吞咽、语音、听力等生理功能恢复创造必要条件。腭裂整复手术最合适的年龄一般为8～12个月,在患儿开始说话时完成腭裂整复术,可以取得较为理想的发声效果。手术方法分为腭成形术和咽成形术。

麻醉方式:以安全和保证呼吸道通畅为原则,采取全身麻醉和气管内插管,以保证血液和口内的分泌物不流入气管,保持呼吸道通畅和氧气吸入。

一、术前注意事项

1.进食训练

术前3天,停止母乳和奶瓶喂养,应训练用汤匙喂食。喂食后,用蘸有温开水的物品清洁患儿口腔。

2.预防感冒

避免感冒及上呼吸道感染。

3.术前准备

用0.5%～1.0%呋麻滴鼻剂(或羟甲唑啉滴鼻剂)滴鼻,每天3次,每次1～2滴。用漱口水漱口,每次含漱1/2～2/3杯(约10～15mL),含漱2～5分钟,每天3次。

4.饮食管理

术前禁饮清淡液体(清水、无颗粒饮料、无渣果汁、清茶)2小时,禁母乳4小时,禁配方奶6小时,禁固体食物8小时。

二、术后注意事项

1.观察

注意伤口有无出血情况。呼吸道应保持通畅,注意有无气急、胸闷等情况。如有异常情况,及时告知医护人员。

2.休息活动

术后2周内,注意多多抚慰患儿,避免大声喊叫、哭闹。预防感冒、咳嗽,以免咳嗽增加腭部伤口张力而导致伤口出血或裂开。

3.特殊用药

用0.5%呋麻滴鼻剂(或羟甲唑啉滴鼻剂)滴鼻,每天3次,每次1～2滴,防止出血及保持鼻腔通畅。

4.饮食护理

术后6小时,可进食温凉流质,如牛奶、豆浆、米汤、蛋汤等。用汤匙喂食,喂食时汤匙不要超过牙床的界限,不能触及新修补的腭面。2周后,改无渣半流质饮食(行咽成形术者进食流质的时间为3周,第4周改无渣半流质饮食)。避免酸辣刺激性食物。

5.口腔清洁

用抗菌漱口水漱口,每天4次。漱口不要用传统的鼓颊式漱口法(见图5-5),必须用晃动头部的含漱法。因为鼓颊式漱口法会使口内压力增大,造成伤口出血。每次流质饮食后饮少量温开水,以冲洗口腔内食物残渣。

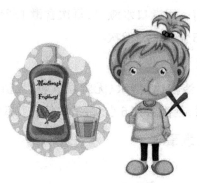

图5-5 不可鼓颊式漱口

三、出院后注意事项

1.复查

术后1周,门诊复查。若出现伤口红肿、出血、疼痛等不适症状,应立即就诊。术后3个月、6个月、1年、2年到医院复诊。

2.日常护理

指导患儿适当休息,劳逸结合。注意口腔卫生,保持伤口清洁干燥,避免感冒,预防感染。用漱口水漱口,每次含漱1/2～2/3杯(约10～15mL),含漱2～5分钟,每天3次。切勿使伤口受到外伤,以免伤口裂开。1周后,可拆除唇部缝线。

3.营养

出院1个月内,继续用汤匙喂养。短期内仍进食清淡易消化食物,包括牛奶、粥、馄饨、面条、蛋羹、香蕉等易咀嚼消化的食物,忌坚硬、难咀嚼、过热、酸辣刺激性食物。1个月内,不吃固体食物和大口吞咽;1个月后进普食;3个月内不宜进食带骨、刺激或坚硬的食物,以免伤口裂开。

4.锻炼

术后2~3个月,可用拇指按摩腭部,并做后推的动作及开始语言矫治。通过吹口琴、吹气球等加强腭咽闭合。从头学习汉语拼音,多练习讲普通话。

(陈晴 丁春波)

第四节 腮腺浅叶肿瘤摘除手术前后,应该注意什么

在唾液腺肿瘤中,腮腺肿瘤的发生率最高,约占80%;而腮腺肿瘤中良性肿瘤占大多数(约75%)。腮腺肿瘤的治疗以手术为主,除高度恶性肿瘤外,如果腮腺肿瘤与面神经无粘连,则应尽可能保留面神经,并尽量减少机械性损伤。手术方式有保留面神经腮腺浅叶肿瘤摘除术等。

麻醉方式:以安全和保证呼吸道通畅为原则,采用全身麻醉。

一、术前注意事项

1.口腔准备

保持口腔清洁,漱口水漱口,每次含漱1/2~2/3杯(约10~15mL),含漱2~5分钟,每天3次。

2.皮肤准备

术前1天,做皮肤准备,其范围包括同侧面、颈部,耳周发际上5~10cm剃毛发,清洁外耳道。

3.饮食管理

术前禁饮清淡液体(清水、无颗粒饮料、无渣果汁、清茶)2小时,禁母乳4小时,禁配方奶6小时,禁固体食物8小时。

二、术后注意事项

1. 观察

注意血压、脉搏、呼吸、体温情况,保持呼吸道通畅。

2.休息活动

患者回病房全麻清醒6小时后应取半坐卧位,以减轻局部肿胀、充血,有利于伤口分泌物的引流。

3.饮食护理

术后6小时,进冷流质食物;第2天,进清淡、温凉半流质食物,禁忌吃刺激涎腺分泌的食物及药物(如辛、辣、酸的食物和味精)。必要时,根据医嘱口服消旋山莨菪碱(简称654-2片),减少唾液分泌,以免唾液滞留于伤口。

4.口腔清洁

用漱口水漱口,每次含漱1/2~2/3杯(约10~15mL),含漱2~5分钟,每天3次。

5.引流管护理

勿使伤口引流管扭曲、压迫、阻塞或脱出等。负压引流球应处于负压状态。

6.加压包扎

注意观察伤口出血情况。术后敷料如有浸湿或污染,应告知医生并更换。术后引流管拔除后,一般用绷带加压包扎(见图5-6和图5-7)2~3周,防止松脱,但不宜过紧。包扎期间,随时注意观察面部血供及循环是否正常。加压包扎的目的是促进残余腺体萎缩,减少涎漏的发生。

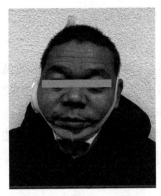 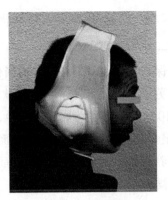

图5-6 加压包扎正面　　　图5-7 加压包扎侧面

7.面神经功能观察

注意观察有无口角歪斜、鼻唇沟变浅、不能闭眼、额纹消失等面瘫症状。如闭眼、皱眉时出现患侧眼睛闭合不全,鼓腮、吹口哨时出现口角歪向健侧,抬额时出现患侧额纹消失等异常(见图5-8~图5-10),应及时告知医生。

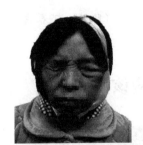 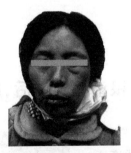 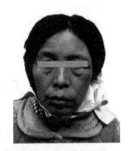

图5-8 患侧　　　图5-9 口角歪向健侧　　　图5-10 患侧
眼睛闭合不全　　　　　　　　　　　　　　　额纹消失

三、出院后注意事项

1.复查

1周后,门诊复查。伤口拆线后,继续加压包扎1周。若出现伤口红肿、出血、疼痛等不适症状,应立即就诊。

2.日常护理

保持积极健康的心态,适当休息,劳逸结合,短期内勿从事重体力劳动。注意口腔清洁,用漱口水漱口,每次含漱1/2～2/3杯(约10～15mL),含漱2～5分钟,每天3～4次。保持伤口清洁干燥,避免感冒,预防感染。如有面神经损伤的情况,遵医嘱按时服用营养神经的药物,约75%的面神经损伤能完全恢复,15%能部分恢复。

3.营养

(1)禁忌吃刺激涎腺分泌的食物及药物(如辛、辣、酸的食物和味精)。可根据医嘱,口服消旋山莨菪碱,减少唾液分泌。

(2)建议患者短期内仍进食半流质食物,包括粥、馄饨、面条、蛋羹、香蕉等易咀嚼消化的食物。忌坚硬、难咀嚼、过热、酸辣刺激性食物。2～3周后,恢复正常饮食。戒烟酒。

(陈晴 丁春波)

第五节 舌癌根治手术前后,应该注意什么

舌癌(见图5-11)是最常见的口腔癌,多数为鳞癌,一般恶性程度较高,常发生早期颈淋巴转移。对于早期舌癌病例,一般主张手术根治,颈部行Ⅰ期或Ⅱ期颈清术。为恢复舌的功能,超过1/2以

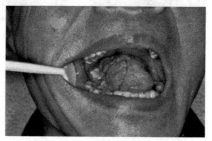

图5-11 舌癌

上的舌体缺损可同时进行皮瓣移植修复术,即舌再造成形术。

麻醉方式:以安全和保证呼吸道通畅为原则,采用全身麻醉。

一、术前注意事项

1.心理调适

行舌癌手术后,患者面部美观、咀嚼、吞咽等功能方面将受到不同程度的影响。患者应树立信心,调整心态,积极乐观地接受手术。术前,避免紧张、焦虑、恐惧等心理反应。

2.口腔卫生

保持口腔清洁。术前3天,餐后用漱口水漱口,每次含漱1/2～2/3杯(约10～15mL),含漱2～5分钟,每天3次。

3.饮食管理

术前进食营养丰富的饮食,增强体质,提高组织修复和抗感染能力。术前禁饮清淡液体(清水、无颗粒饮料、无渣果汁、清茶)2小时,禁固体食物8小时。

4.术前训练

训练卧位体位、头颈制动、床上大小便、手指示意,准备写字板,学会深呼吸和有效咳嗽的方法。

5.皮肤准备

患者如需做舌成形术、皮瓣移植,应保护好供皮区的皮肤,对前臂供区避免局部静脉采血及注射等。

二、术后注意事项

1.保持呼吸道通畅

因创口炎症和水肿易发生舌后坠而致呼吸道梗阻,故应注意观察呼吸情况,保持呼吸道通畅。口腔及鼻腔内分泌物应及时咳出或让医护人员吸出。术后,一般用雾化吸入治疗,进行深呼吸和有效咳嗽,翻身拍背,以排出气道分泌物。

2.体位

回病房全麻清醒6小时后,取半卧位,有助于头部静脉回流。

3.饮食护理

根据病情需要置入鼻胃管,一般鼻饲流质10～14天。注意加强营养摄入,给予高热量、高蛋白、高维生素的要素(配方)饮食,每天5～6次,每次200～300千卡(1千卡≈4.19千焦)。食物温度约为40℃。鼻饲时及鼻饲后半小时内,患者取半卧位,床头抬高30°。拔胃管前练习吞咽动作,先进行饮水训练,从少量开始,逐渐增加。训练1～2天并能正常饮水后,可拔胃管。一般情况良好,拔胃管后2～3天逐渐过渡到半流质饮食,3周后可先软食后普食。

4.留置管路

术后一般在颌下和下颈部置2根引流管并接负压引流(见图5-12和图5-13)。勿使引流管扭曲、受压、阻塞或脱出等。一般术后2～3小时引流量<100mL,24小时引流量200～300mL。

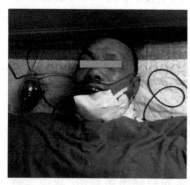

图5-12 颌下创口负压引流管

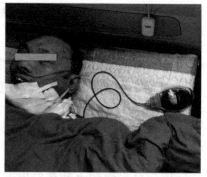

图5-13 左颈部创口负压引流管

5.口腔卫生

保持口腔清洁。对于鼻饲患者,护士会每天为其口腔护理2次。进食患者可用抗菌漱口水漱口,每天4次。

6.预防压疮

每2小时定时翻身,合理使用翻身垫及靠枕。穿着柔软舒适。床单位整洁干燥。

7.预防下肢深静脉血栓

需做肢体的被动、主动运动,如抬臀,足踝主动运动、被动运动和旋转运动,小腿肌肉的按摩挤压,膝关节伸屈运动,下肢抬举运动,深呼吸运动,以预防深静脉血栓形成。

8.舌皮瓣移植患者特殊注意事项

(1)卧位:患者回病房平卧,头颈部正中位或略微偏向术侧(见图5-14),降低皮瓣内微血管吻合的紧张性。术后6小时,保持床头抬高15°～30°,可减轻颈部水肿,改善呼吸道通气,有助于皮瓣的静脉引流。减少头颈部的转动,避免过早的颈部大

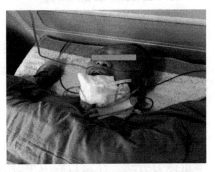

图5-14　头颈部正中位或稍偏向患侧

幅度运动,降低吻合端的紧张性。翻身时,保持头、颈、躯干为同轴位,以防吻合的血管蒂扭曲而发生血管危象。将取皮区前臂用软枕抬高15°～20°,以利于血液及淋巴液回流,减轻肿胀。

(2)环境温湿度:室温维持在25℃左右,湿度一般保持在60%～70%。避免空调风直吹,以免因环境温度过低而致血管痉挛,影响皮瓣血液供应。

(3)皮瓣观察:皮瓣转移后,其颜色一般要经过苍白-暗红-淡红的过程变化。皮瓣血管危象一般发生在术后72小时内,尤其在术后24小时内。血液循环良好者的皮瓣在移植后24~48小时呈白色,有光泽;48小时后变为暗红色;72小时后,皮瓣红润、有光泽,局部无肿胀、皱缩、弹性好。

(4)舌体功能锻炼:舌癌皮瓣移植术后1周,组织瓣伤口愈合,舌体可以在口腔内上下左右运动或旋转,以增加舌体的灵活性,每天3次,每次练30~60分钟。术后2~3周,可做伸舌-缩舌练习,由慢到快。顶舌练习:舌尖交替顶上下前牙内侧,增加舌尖的感觉和力度。弹舌练习:用舌尖顶弹硬腭前部,发出"嘚嘚"的声音,增加舌尖肌肉强度。

三、出院后注意事项

1.复查

术后1周,门诊复查。若出现伤口红肿、出血、疼痛等不适症状,应立即就诊。定期复查,预防局部复发、淋巴结转移及远处转移,做到早发现、早治疗。

2.日常护理

患者保持积极健康的心态,适当休息,劳逸结合,短期内勿从事重体力劳动。注意口腔卫生,用抗菌漱口水漱口,每天3~4次。保持伤口清洁干燥,避免感冒,预防感染。根据医生建议,选择放疗或化疗继续治疗。

3.营养

短期内仍进食半流质食物,包括粥、馄饨、面条、蛋羹、香蕉等易咀嚼消化的食物。忌坚硬、难咀嚼、过热、酸辣刺激性食物。2~3周后逐渐恢复正常饮食。戒烟酒。

4.锻炼

出院后可参加轻度体力劳动和锻炼,保证充分休息。舌癌皮瓣修复术后(见图5-15),需持续进行吞咽和语言训练。

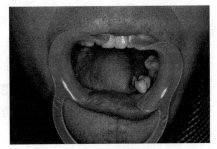

图5-15　舌癌皮瓣修复术后(2个月)

（丁春波　陈晴）

第六节　颊癌根治手术前后,应该注意什么

颊黏膜癌(见图5-16),又称"颊癌",也是常见的口腔癌之一,在口腔癌中居第2或第3位,多数为分化中等的鳞状细胞癌。颊部肿瘤切除后,如创面过大,不能直接将组织拉拢缝合,则可用颊脂垫、带蒂皮瓣或游离皮瓣转

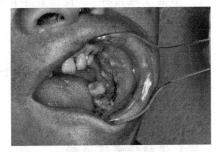

图5-16　颊黏膜癌

移整复,以免瘢痕挛缩而影响张口。对晚期的颊癌,如已侵及颌骨,并有颈淋巴结转移等,可行颊、颌、颈联合根治术。

麻醉方式:以安全和保证呼吸道通畅为原则,采用全身麻醉。

一、术前注意事项

1.心理调适

行颊癌手术后,患者面部美观、咀嚼功能、吞咽功能等方面将受到不同程度的影响。患者应树立信心,调整心态,积极乐观地接受手术。

2.术前训练

入院后患者需进行床上活动训练,如轴式翻身、头部制动、床上大小便。如准备做气管切开,则应设定具体的沟通方式,准备写字板。患者要学会正确的咳痰方法。

3.口腔卫生

保持口腔清洁,术前3天餐后用抗菌漱口水漱口,每天3次。

4.皮肤准备

如需做带蒂皮瓣或游离皮瓣移植,则应做好供区的皮肤准备和保护。

5.营养

术前加强营养,进食营养丰富的饮食,增强体质,提高组织修复和抗感染能力。

6.饮食管理

术前禁饮清淡液体(清水、无颗粒饮料、无渣果汁、清茶)2小时,禁固体食物8小时。

二、术后注意事项

1.保持呼吸道通畅

观察呼吸情况,保持呼吸道通畅。口腔及鼻腔内分泌物应及时咳出或由医护人员吸出。术后一般患者需雾化吸入治疗。深呼吸和有效咳嗽,翻身拍背等措施可以帮助排出气道分泌物。

2.体位

全麻清醒后6小时,患者取半卧位。

3.留置管路

术后,一般置引流管,并接负压引流。勿使引流管扭曲、受压、阻塞或脱出等。负压引流球应处于负压状态。一般术后24小时引流量小于200mL,颜色呈血性;第2个24小时,引流量减少至100mL以下,颜色变淡。

4.饮食护理

术后鼻饲流质或口服流质食物。行皮瓣移植术后,一般通过鼻胃管置入鼻饲流质,给予高热量、高蛋白、高维生素的要素(配方)饮食,每天5~6次,每次200~300千卡。食物温度约为40℃。鼻饲时及鼻饲后半小时内,患者取半卧位,床头抬高30°。拔胃管前患者应练习吞咽动作,先进行饮水训练,从少量开始,逐渐增加。训练1~2天能正常饮水后,可拔胃管;2周后,口内缝线拆除,可进半流质食物;3周后,先进食软饭后进普食。

5.口腔卫生

保持口腔清洁。对于鼻饲患者,护士会每天为其口腔护理2次。进食患者可用抗菌漱口水漱口,每天4次。

6.预防压疮

每2小时定时翻身,合理使用翻身垫及靠枕。穿着柔软舒适,床单位整洁干燥。

7.预防下肢深静脉血栓

需做肢体的被动、主动运动,如抬臀、足踝主动运动、被动运动和旋转运动,小腿肌肉的按摩挤压,膝关节伸屈运动,下肢抬举运动,深呼吸运动,以预防深静脉血栓形成。

8.张口训练

口内缝线拆除后,每天行张口训练100次,防重度张口受限。

9.颊癌切除皮瓣移植特殊注意事项

(1)体位:患者回病房平卧,头正中位或略微偏向术侧,降低皮瓣内微血管吻合的紧张性。术后6小时,保持床头抬高15°~

30°,减轻颈部水肿,改善呼吸道通气,有助于皮瓣的静脉引流。减少头颈部转动,避免过早的颈部大幅度运动,降低吻合端的紧张性。翻身时,保持头、颈、躯干同轴位,以防吻合的血管蒂扭曲而发生血管危象。

(2)环境温湿度:室温维持在25℃左右,湿度一般保持在60%～70%,以免因环境温度过低而致血管痉挛,影响皮瓣血液供应。

(3)皮瓣观察:皮瓣转移术后1～2天,皮瓣颜色较苍白,以后逐渐恢复正常。皮瓣血管危象一般发生在术后72小时内。动脉供血障碍时,症状表现为皮瓣颜色苍白、发冷、毛细血管充盈反应延迟或消失,部分伴患处疼痛;静脉回流障碍时,症状表现为皮瓣发暗、起水泡、水肿、皮纹消失、质地变硬肿胀,部分患者伴患处疼痛。

三、出院后注意事项

1.复查

术后1周,门诊复查。若出现伤口红肿、出血、疼痛等不适症状,应立即就诊。定期复查,预防局部复发、淋巴结转移及远处转移,做到早发现、早治疗。

2.日常护理

保持积极健康的心态,适当休息,劳逸结合,短期内勿从事重体力劳动。注意口腔卫生,用抗菌漱口水漱口,每天3～4次。保持伤口清洁干燥,避免感冒,预防感染。根据医生建议,选择放疗或化疗继续治疗。

3.营养

短期内仍进食半流质食物,包括粥、馄饨、面条、蛋羹、香蕉等易咀嚼消化的食物。忌坚硬、难咀嚼、过热、酸辣刺激性食物。2～3周后,逐渐恢复正常饮食。戒烟酒。

4.锻炼

出院后可参加轻度体力劳动和锻炼,保证充分休息。

（丁春波　陈晴）

第七节　颌骨骨折复位手术前后，应该注意什么

上、下颌骨骨折有一般骨折的共性,如出血、肿胀、疼痛、骨折移位、感觉异常和功能障碍等。由于上、下颌骨形成咬合关系,所以颌骨骨折如果处理不当,会影响咀嚼功能。由交通事故引起的颌骨骨折比例逐年增高,交通事故已成为颌骨骨折的主要原因。目前,手术开放复位及坚固内固定是颌骨骨折的主流治疗技术。颌骨骨折固定方式有单颌固定、颌间固定及颌骨坚固内固定。

麻醉方式:以安全和保证呼吸道通畅为原则,采用全身麻醉。

一、术前注意事项

1.营养

进食高蛋白、高维生素、高热量流质食物,如牛奶、豆浆、菜汤,或鱼和肉加工的流质等。每天进食6～10次,每餐约250mL。

2.口腔卫生

保持口腔清洁,用抗菌漱口水漱口,每天3～4次。

3.饮食管理

术前禁饮清淡液体(清水、无颗粒饮料、无渣果汁、清茶)2小时,禁固体食物8小时。

二、术后注意事项

1.保持呼吸道通畅

骨折术后炎症和水肿也可导致呼吸道上段阻塞。如有呼吸不畅、气促胸闷等症状,应及时告知医护人员。进行深呼吸和有效咳嗽。

2.体位

全麻术后6小时后,患者取半卧位,可减轻局部肿胀,利于渗出物引流。敷料保持干燥清洁,洗脸时勿触及伤口,浸湿及时更换。

3.观察咬合关系

注意咬合关系。颌间固定若有松动,应告知医师,以便及时加固。

4.饮食护理

术后1周及颌间牵引固定期间,流质饮食,必要时鼻饲流质。结扎固定期间,保证足够营养和热量补给,增加进餐次数,可每天6～10餐,每餐约250mL。2周后或牵引固定器解除后,可适当咀嚼,进食半流质食物,如粥、面条、蒸蛋、鱼肉等。

5.口腔卫生

保持口腔清洁,做好口腔护理,用抗菌漱口水漱口,每天3～4次。

三、出院后注意事项

1.复查

术后7～10天,拆线;出院1周、1个月,复查。如发现结扎丝脱落、松解、断裂,咀嚼时颌骨、牙齿疼痛,应及时就诊。

2. 日常护理

保持积极健康的心态,适当休息,劳逸结合,短期内勿从事重体力劳动。注意口腔卫生,用抗菌漱口水漱口,每天3～4次。保持伤口清洁干燥,避免感冒,预防感染。

3. 营养

在颌骨骨折固定期,制动骨折部位,禁忌用力咀嚼。出院后复诊时,调整牵引及固定。短期内仍进食半流质食物,包括粥、馄饨、面条、蛋羹、香蕉等易咀嚼消化的食物。出院3个月内不能吃坚硬食物,以免骨折复发,注意营养平衡。

4. 锻炼

拆除牵引固定装置后,按照循序渐进的原则进行张口功能锻炼,张口度标准应达到3个横指。3个月内,避免剧烈活动,以免挤压碰撞患处。

（陈晴　丁春波）

第八节　口腔肿瘤切除手术前后,应该注意什么

口腔颌面部肿瘤分为良性和恶性两大类,常见颌下腺肿瘤、颌骨囊肿、牙龈瘤、腭部肿瘤、舌下腺肿瘤、唇血管瘤、舌肿瘤、甲状舌管囊肿等。目前,手术仍是治疗口腔颌面肿瘤主要和有效的方法。在手术中应严格遵循无瘤操作。

手术方式有颌下腺肿瘤摘除术、颌骨良性病变切除术、腭部肿瘤切除术、舌下腺肿瘤摘除术、唇血管瘤切除术、舌肿瘤切除术、甲状舌管囊肿切除术等。

麻醉方式:根据手术部位、手术方式、手术范围的不同,以及患者的年龄、耐受程度,选择全身麻醉或局部浸润麻醉。

一、术前注意事项

1.心理调适

术前避免紧张、焦虑、恐惧等心理反应。

2.口腔卫生

保持口腔清洁。术前餐后用抗菌漱口水漱口,每天3次。

3.营养

进食营养丰富的饮食,增强体质,提高组织修复和抗感染能力。

4. 饮食管理

局麻患者可清淡饮食;全麻患者术前禁清淡液体(清水、无颗粒饮料、无渣果汁、清茶)2小时,禁固体食物8小时。

二、术后注意事项

1.保持呼吸道通畅

因创口炎症和水肿可阻塞呼吸道上段,故应注意观察患者呼吸情况,保持呼吸道通畅。口腔及鼻腔内分泌物应及时咳出,或由医护人员用器械吸出。

2.体位

回病房全麻清醒6小时后,患者取半卧位,有助于头部静脉回流。

3.饮食护理

局麻术后2小时,进食冷半流质食物。全麻术后6小时,进食冷流质或半流质食物;第2天,进食温凉流质或半流质食物。如对恶性肿瘤行扩大根治术,则根据病情需要置入胃管,一般鼻饲流质7～14天,给予高热量、高蛋白、高维生素的要素(配方)饮食,每天5～6次,每次200～300千卡,食物温度约为40℃。拔胃管前患者应练习吞咽动作,先进行饮水训练,从少量开始,逐渐增加。训练1～2天并能正常饮水后,可拔胃管;2周后口内缝线拆除后,可进半流质食物;3周后,先进食软饭后普食。

4.留置管路

术后如有引流管并接负压引流,勿使引流管扭曲、受压、阻塞或脱出等,负压引流球应处于负压状态。一般术后2～3小时,引流量<100mL;24小时,引流量<200mL。

5.口腔卫生

保持口腔清洁。如口内创口有缝线,则短期内不要刷牙。对于鼻饲患者,护士会每天为其口腔护理2次。进食患者可用抗菌漱口水漱口,每天4次。

6.预防压疮

如卧床,每2小时定时翻身,合理使用翻身垫及靠枕。穿着柔软舒适,床单位整洁干燥。

7.预防下肢深静脉血栓

需做肢体的被动、主动运动,如抬臀,足踝主动运动、被动运动和旋转运动,小腿肌肉的按摩挤压,膝关节伸屈运动,下肢抬举运动,深呼吸运动,以促进下肢静脉回流。多饮水,早期下床活动。

8.颌骨良性病变术后注意事项

(1)注意伤口情况,有无出血等。术后24小时内,口腔吐出少量淡血性血水,为正常现象。

(2)局麻术后2小时,全麻后6小时进温凉流质或半流质食物。3周内忌辛辣刺激性食物。

（3）术后24小时内，面部局部用间断性冰袋冷敷（见图5-17），冰袋勿直接接触皮肤，可垫软毛巾，减轻局部水肿出血，促进愈合。

（4）大的颌骨囊肿术后3个月内忌咬硬物。因为囊肿对颌骨的侵犯导致骨壁变薄，咬硬物易导致骨折的发生。

（5）术后7~10天，拆线；出院1个月复查。

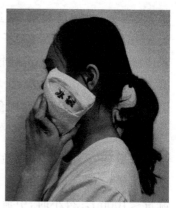

图5-17 冰袋冷敷

三、出院后注意事项

1.复查

术后1周，门诊复查。若出现伤口红肿、出血、疼痛等不适症状，应立即就诊。定期复查。如为恶性肿瘤，应预防局部复发、淋巴结转移及远处转移，做到早发现、早治疗。

2.日常护理

保持积极健康的心态，适当休息，劳逸结合，短期内勿从事重体力劳动。注意口腔卫生，用抗菌漱口水漱口，每天3~4次。保持伤口清洁干燥，避免感冒，预防感染。

3.营养

短期内仍进食半流质食物，包括粥、馄饨、面条、蛋羹、香蕉等易咀嚼消化的食物。忌坚硬、难咀嚼、过热、酸辣刺激性食物。2~3周后恢复正常饮食。戒烟酒。

4.锻炼

出院后适度参加体力劳动和锻炼，保证充分休息。

（陈晴 丁春波）

第九节　异常生长牙拔除手术前后，应该注意什么

常见异常生长牙包括阻生牙、多生牙、埋伏牙等。阻生牙是指由于邻牙、骨或软组织的障碍而只能部分萌出或完全不能萌出，且以后也不能萌出的牙。由于阻生牙发生位置特殊、常邻近重要解剖结构、与邻牙关系密切，所以手术难度较大。上颌前部是多生牙的好发部位。埋伏牙除造成错颌畸形、邻牙压根被吸收、影响正畸治疗外，还是引发牙源性囊肿和肿瘤的因素。手术方式有下颌阻生第三磨牙拔除术、上颌阻生第三磨牙拔除术、上颌阻生尖牙拔除术、上颌前部埋伏额外牙拔除术等。

麻醉方式：根据牙的部位、手术的难易程度、手术的范围，以及患者的年龄、耐受程度，选择全身麻醉或局部浸润麻醉。

一、术前注意事项

1.心理调适

很多人对拔牙有恐惧心理。医护人员会鼓励患者表达感受，帮助患者宣泄恐惧、焦虑等不良情绪。儿童手术前可携带喜爱的玩具，增加安全感。家长及医护人员对儿童要耐心引导，通过亲切的语言，温柔的抚摸，让儿童情绪稳定。医护人员会向儿童家长介绍其他孩子手术成功的案例，以及全身麻醉的安全性，解除家长的顾虑。

2.口腔卫生

保持口腔清洁。用漱口水漱口，每天3～4次。

3.饮食管理

如为全麻手术，术前禁清淡液体（如清水、无颗粒饮料、无渣果汁、清茶等）2小时，禁母乳4小时，禁配方奶6小时，禁固体食物

8小时。如为局部麻醉手术，术前可进食少量清淡易消化的饮食，如粥、牛奶、面条等。

二、术后注意事项

1.全身麻醉拔牙后注意事项

（1）体位：待患者全麻清醒回病房后，需平卧，头偏向健侧，防止呕吐物吸入气管，保持呼吸道通畅，及时咳出痰液。

（2）饮食：术后6小时内禁饮、禁食，6小时后可进食冷流质食物，包括米汤、藕粉、蛋花汤、牛奶、豆浆、果汁、菜汤、鱼汤、鸡汤、排骨汤等（常温状态，无须加热）。术后第2天，改为半流质食物。半流质食物是介于软饭与流质之间的饮食，包括粥、汤面、馄饨、肉末、菜泥、蛋糕、小汤包等。

（3）口腔护理：保持口腔清洁，做好口腔护理及口腔药物冲洗。短期内不要刷牙。术后第2天，用抗菌漱口水漱口，每次含漱1/2～2/3杯（约10～15mL），含漱2～5分钟，每天3～4次。

2.局部麻醉拔牙后注意事项

（1）拔牙后应该咬紧棉球，45～60分钟后吐出，期间不必更换棉球，不要频繁吐出唾液。

（2）拔牙术后2小时，可进温凉软食；术后2天内不宜进食过热、过硬实物。

（3）拔牙术后24小时内，不要漱口刷牙、不要用患侧咀嚼，不宜做剧烈运动。

（4）吐出棉球后勿用舌头舔触创口，更不宜反复吸吮，以免破坏患处的血凝块，引起出血或感染。

（5）吐出棉球后，唾液中会混有少许淡红色的血丝，并且这种情况可能延续2～3天，属于正常现象。

（6）困难拔牙出现的肿胀、疼痛、张口受限及进食困难症状会延续1个星期左右。若症状时间过长或加重，应及时就诊。

（7）拔牙后24小时内,可以冷敷或冰敷拔牙区;48小时后,用40～60℃的温水热敷拔牙或肿胀区域。

（8）一般在5～7天后即可再次拔牙。

三、出院后注意事项

1.复查

出院后7～10天,门诊拆线复查。若出现伤口红肿、出血、疼痛等不适症状,应立即就诊。若要镶牙,应在拔牙后3个月左右进行;智齿拔除后不需要镶牙。

2.日常护理

保持积极健康的心态,适当休息,劳逸结合,短期内勿从事重体力劳动。注意口腔卫生,用抗菌漱口水漱口,每天3～4次。保持伤口清洁干燥,避免感冒,预防感染。

3.营养

短期内仍进食半流质食物,包括粥、馄饨、面条、蛋羹、香蕉等易咀嚼消化的食物。忌坚硬、难咀嚼、过热、酸辣刺激性食物。2～3周后恢复正常饮食。戒烟酒。

4.锻炼

出院后适度参加体力劳动和锻炼,保证充分休息。

（陈晴　丁春波）

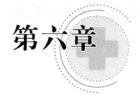

第六章

甲状腺手术

第一节　甲状腺肿瘤那些事儿

一、甲状腺肿瘤分类

甲状腺肿瘤根据性状分类可分为良性肿瘤和恶性肿瘤。甲状腺良性肿瘤包括甲状腺腺瘤、甲状腺囊肿、结节性甲状腺肿等。甲状腺恶性肿瘤，又称甲状腺癌，包括乳头状癌、滤泡状癌、髓样癌及未分化癌等。

二、为什么会得甲状腺肿瘤？

现今为止，甲状腺肿瘤的病因仍未完全清楚。但可能与以下几个因素有关：①有童年期头颈部放射线照射史或者放射性尘埃接触史；②有全身放射治疗史；③碘摄入过量；④有甲状腺癌的既往史或家族史；⑤女性；⑥生活环境，包括精神压力、疲劳等。

三、患有甲状腺疾病，会不会更容易得甲状腺癌？

常见的甲状腺疾病有甲状腺功能亢进（简称甲亢）、甲状腺功能减退（甲减）、甲状腺结节、甲状腺炎等。多数甲状腺疾病并不会诱发甲状腺癌，只有甲状腺炎可能与其有些关联，临床中偶有桥本甲状腺炎合并甲状腺癌的患者。

有些人在体检中查出有甲状腺结节就会特别紧张，害怕其发展成癌症。其实,良性甲状腺结节一般不会转成癌症。不仅如此,绝大多数甲状腺结节也无须处理。只有极少数甲状腺结节可能初期为良性病变,长期发展后发生恶化,最终成为恶性甚至高度恶性的肿瘤。而且,即使发现了甲状腺癌也不必恐慌。目前,多数患者发现时处于癌症早期,且该病在恶性癌症中相对"温和",一般不会造成严重危害,只要规范治疗,很多患者可以长期生存。

四、听"癌"色变,并非所有患者都需要做手术

对于甲状腺癌的治疗,目前以手术为主。那么,是不是所有患者都需要尽快做手术呢?答案是否定的。不同患者要根据其具体情况,制定个性化治疗方案。公众千万不能因"恐癌"就"一切了之",更不能觉得不疼不痒而索性置之不理。

如果最不幸得了甲状腺癌,那也是所有癌症中最有希望根治的。

甲状腺癌的治疗也相对比较简单:正确的手术加上极少的后续治疗即可。因此,得了甲状腺癌也不要觉得天塌下来了,大多数情况下,这是一种可以根治的肿瘤。

五、什么情况下需要行甲状腺手术?

需要行甲状腺手术的情况如下:甲状腺结节体积较大,如直径>1cm,严重时伴有压迫症状,如呼吸困难、吞咽困难、声音改变等;怀疑为恶性结节,或已确诊为恶性结节,或出现淋巴结转移;有中度以上、内科治疗无效的甲亢。

六、手术方式

甲状腺手术类型:甲状腺全切除或近全切除,伴或不伴淋巴结清扫,甲状腺腺叶切除。为了预防甲状腺癌的复发,大多采取第一种手术方式。

麻醉方式：多采用全身麻醉。

七、治疗甲状腺癌，除了手术还有别的方法吗？

目前，甲状腺癌有以下几种治疗方案：①手术治疗；②促甲状腺激素（thyroid stimulating hormone，TSH）抑制治疗及甲状腺素替代治疗；③同位素碘131（[131]I）治疗；④靶向治疗、化疗、姑息治疗。

所有甲状腺癌一旦确诊，均推荐手术治疗。通过手术，不仅能清除原发病灶，还可以准确判断癌症的组织分型和分期、淋巴结转移等情况，对预后有积极的意义。可以明确地说，甲状腺的手术治疗已经进入微创时代，手术技巧和手术技术已经大大进步。比较小的甲状腺良性结节也可以通过消融解决。常规的手术已有明显改进，手术中可以非常清楚地看到各种结构，手术中基本没有出血，手术时间大大缩短，所以出现并发症的可能性已经很低。

（陈芳芳　方伊宁　陈萍）

第二节　甲状腺手术前，应该注意什么

一、及时沟通

术前主管医生、护士及麻醉师会与患者及时沟通病情、心理及生活需求。

二、饮食调整

戒烟戒酒，合理营养。进食定时定量。宜进食高热量、高蛋白、富含维生素（尤其是维生素 B 和维生素 C 类）的食物，可摄入

优质蛋白,如鱼、瘦肉、鸡蛋、豆制品、牛奶等;但术后为避免影响机体对钙的吸收,应适当限制肉类、乳品和蛋等含磷较高的食物;宜低碘饮食,避免含碘高的食物,少吃海产品(如海带、紫菜、海蜇、虾皮等),使用无碘或低碘盐;多吃具有增强免疫力功效的食物,如芦笋、香菇、西兰花等;避免辛辣刺激性的食物,禁用对中枢神经有兴奋作用的咖啡、浓茶等刺激性饮料。

如患有甲状旁腺肿瘤,术前宜低钙饮食,严禁服用牛奶或奶制品等高钙食物。高钙尿症及尿磷高患者会有多汗、多尿等临床表现,应多喝水,补充水分,必要时需要采取静脉补液的方式。

三、日常生活

保持病房环境安静、舒适、整洁,维持适宜的温湿度。熟悉主管医师、护士长和责任护士,尽快适应新环境,消除陌生感。

减少家属探望的次数和时间,保证充足的睡眠。对于睡眠紊乱及焦虑导致的失眠,可在医生允许下服用中药类安眠制剂或地西泮类药物来帮助睡眠。充足的睡眠有助于提高患者对手术的耐受能力。

四、心理调适

表达自身感受,与此同时学会放松、深呼吸、咳嗽等松弛情绪的方法,对抗术前焦虑情绪。请家属和朋友给予精神上关心和支持。如患者的心理接受能力较差且需要隐私保护,医护人员一般会选择性地告知相关病情来帮患者稳定情绪,以促进其安全平稳地度过手术期。

五、安全护理

如患者伴有骨质破坏,那么重点是防止骨折,避免做剧烈运动,不能提重物;上下床及上厕所时动作要缓慢,或有人陪伴协助;外出检查时乘坐专人用轮椅或推车。如患者已有骨折,那么应注意在骨科医师指导下进行相应骨折护理。长期卧床者应防压疮。

六、术前准备

1.常规检查

完善术前的常规检查,包括体格检查、血常规、心电图、胸片、喉镜、颈部 CT 等。如合并有糖尿病、高血压,应使血糖和血压保持在耐受手术范围内(血糖控制在 8mmol/L 以下,血压控制在 150/100mmHg 以下)。

2.药物准备

对甲亢患者,一旦决定手术,开始即用碘剂,2～3 周后待甲亢症状得到基本控制(主要指标:情绪稳定,睡眠好转,体重增加,脉率＜90 次/分,基础代谢率＜＋20%),便可行手术。

3.呼吸道准备

(1)吸烟者术前 2 周停止吸烟,以免呼吸道黏膜受刺激、分泌物增多,并及时告知医护人员以便帮助做好呼吸道准备。对痰液黏稠者,应使用抗生素加糜蛋白酶做超声雾化吸入,每天 2～3 次,雾化后拍背,帮助排痰,降低肺部感染的概率。

(2)深呼吸训练。患者半坐卧于床上,双膝屈曲,双手放在前肋骨下缘,手指顶于下胸部。由鼻缓慢平顺地吸气。呼气时,由口呼出所有的气体,完全排空由鼻深吸的一口气,屏息计数至 5。每做 5 个深呼吸后休息一下,如此重复 15 个回合。手术前每天训练 2 次。

(3)有效咳嗽训练。患者半坐卧于床上,上身稍向前倾,双手手指交叉横压于伤口上,口微开,深吸气,再以 3 次短促的呼气呼出气体,维持口微开,快速深吸一口气,再用力咳嗽 1～2 次。

4.个人准备

手术前 1 天去除身上饰品、义齿,剪指甲,洗澡、洗头,做好个人清洁卫生。准备好换洗衣物及术后需要的物品。

5.禁食、禁饮

手术前12小时内禁食、禁饮,防止在麻醉或手术过程中胃内食物反流,吸入肺内而引起肺炎。但必要的药物可用少量水服下。

七、功能锻炼

进行功能体位训练。术前3天至1周,开始进行体位锻炼,即取仰卧位,双肩垫20～30cm高软枕,暴露颈部,头向后仰,持续30分钟左右,每天2次。如自觉无头晕、恶心等不适症状,可逐渐延长时间至1～2小时,以耐受手术时的过伸体位。如伴有颈椎疾病,且需做甲状腺癌颈淋巴结清扫手术,则宜1周前开始功能锻炼,循序渐进,幅度宜小,可从双肩垫10～20cm高软枕开始逐渐过渡。但在餐后2小时内应避免练习,防止发生呕吐。在手术前,医护人员会对患者进行手术体位的指导,以利于患者配合手术治疗,减少术后不适。

八、术晨准备

使用清洗液彻底清洗手术区域;使用电动剃须刀剃除胡须;如行颈部淋巴结清扫或微创腔镜手术,则应视情况同步去除腋毛。如患高血压,则应晨起服用降压药,用少量水吞服。放松心情,学会深呼吸,避免情绪过度紧张而引起血压上升。增强战胜疾病的信心。

(陈芳芳　方伊宁　陈萍)

第三节　甲状腺手术后,应该注意什么

甲状腺手术后,多方面的生理功能可发生改变,所以术后康

复至关重要。良好的预后需要医护人员、患者和家属的共同参与和努力。

一、体位与功能锻炼

1.体位

患者返回病房后，取去枕平卧位，待血压平稳或者全麻清醒后取半卧位，这样有利于呼吸和手术切口的引流。少讲话，保持头颈部舒适位置，尽量不要剧烈转动颈部。术后第2天，可以下床活动，从床上坐起或弯曲颈部、移动颈部时，要将手放于颈后以支撑头部重量。术后1周内改变体位时，应保持颈部、躯干同时转动。术后2周内，避免体力劳动，尤其是搬重物，因为这样会加重颈部负担。2周后练习颈部运动，轻微点头、仰头、伸展和左右旋转颈部。

2.功能锻炼

如做颈部淋巴结清扫术，功能锻炼尤为重要，所以在切口愈合后应立即开始肩关节和颈部的功能锻炼，并随时保持患侧上肢高于健侧的体位，以防肩下垂。

（1）握拳运动：术后6小时全麻清醒后，开始做患侧五指同时握拳动作，每次做4个8拍，每天3次。

（2）上臂运动：术后第1天，上肢钟摆样前后左右摆动，每次做4个8拍，每天3次。

（3）前臂运动：术后第2天，健侧上肢帮助患侧完成上举、曲肘、屈伸腕部等被动关节，每次做4个8拍，每天3次。

（4）肩关节运动：术后第3天，用体操棍帮助患侧完成侧前平举、侧平举、后伸、肩内收、肩内旋、肩外旋，每次做4个8拍，每天3次。锻炼中需注意双侧肢体共同用力，避免患侧与健侧肩部差别用力。

（5）颈部运动：术后第6天，进行颈部活动，包括前屈、后仰及左右侧弯，以30°为宜，左右旋转顺序是前—左—后—右，再反向旋转。每次做8个8拍,每天3次。开始时宜缓慢,不要用力过度,颈部要尽量放松,肌肉不宜紧张。

二、营养与饮食

甲状腺手术结束6小时后即可恢复进食,但是由于切口尚未愈合,所以早期吞咽时颈部疼痛明显,可以改为粥、面条等凉半流质饮食,有利于吞咽并减轻颈部疼痛。第1天吃温凉食物,不能吃热的,以免引起颈部血管扩张。用吸管喝水。另外,多吃能增强免疫力的食物,如香菇、蘑菇、木耳、核桃、薏米、红枣、山药等;多吃具有消结散肿作用的食物,包括菱、芋艿、油菜、芥菜、猕猴桃等。

甲状腺结节手术后宜少吃含碘量高的食物,如海带、紫菜、发菜、淡菜、干贝、蛏、海蜇、海参、龙虾、带鱼、鲐鱼、鱼肚、蚶、蛤、甲鱼等。含碘食物排行榜见表6-1。

表6-1　含碘食物排行榜(每100克含量)

排名	食物	含量(微克)	排名	食物	含量(微克)	排名	食物	含量(微克)
1	裙带菜(干)	15878.0	11	豆腐干	46.2	21	柳松茸	17.1
2	紫菜(干)	4323.0	12	开心果	37.9	22	雏鸽	16.3
3	海带(鲜)	923.0	13	鹌鹑蛋	37.6	23	金枪鱼	14.0
4	鸡精	766.5.0	14	火鸡腿	33.6	24	墨鱼	13.9
5	海虹	346.0	15	牛肉辣瓣酱	32.5	25	花椒粉	13.7
6	虾皮	264.5	16	鸡蛋	27.2	26	鸡肉	12.4
7	虾酱	166.6	17	牛腱子肉	24.5	27	松子仁	12.3
8	虾米	82.5	18	菠菜	24.0	28	南瓜子(炒)	11.0
9	可乐	68.4	19	黄酱	19.8	29	鱼翅(干)	10.9
10	叉烧肉	57.4	20	羊肝	19.1	30	核桃	10.4

甲状旁腺肿瘤切除术后，甲状旁腺激素分泌量减少或骨骼再次大量吸收血钙，导致血钙忽然降低，提高了神经与肌肉的兴奋性，易产生抽搐、手足麻木、喉管痉挛、窒息等现象，且常发生于术后的1～3天。因此，术后医生会常规开具静脉和口服补充钙剂。饮食上需多食用高钙食品以及低磷食品，如水果、蔬菜、牛奶、豆制品、虾皮、芝麻等，并适量补充维生素D以促进钙质的吸收。控制含磷较高食物的摄入量，如牛奶、蛋黄、鱼等。患者如出现发麻现象，应立即遵医嘱补充钙剂。

三、术后用药

1.甲状腺素片要怎么吃？

以左甲状腺素钠片（优甲乐）为例。左甲状腺素钠片需要清晨空腹吃，早餐前20～30分钟吃药最佳。具体的用药剂量因人而异，需要根据手术的切除范围、患者的体重、促甲状腺激素（TSH）水平高低来确定。服药的剂量也不是一成不变的，医生会根据甲状腺功能检查结果来适当调整。左甲状腺素钠片与其他药物或食物摄入的间隔时间见表6-2。

表6-2　左甲状腺素钠片与其他药物或食物摄入的间隔时间

药物或食物	间隔时间
维生素、补品	1小时
含铁、含钙	2小时
豆类、奶类	4小时
消胆胺、降脂树脂	12小时

2.用药后的副作用有哪些？

（1）体重变化：手术后刚开始服用左甲状腺素钠片，可能出现饭量增多的现象。这是因为补充的甲状腺素加快了身体的代谢，也会因此导致体重增加或者减少：吃得太多，消耗不了当然就会变胖；吃得多，但代谢得更快，就瘦了。

（2）药物性甲亢：出现甲亢症状，如出汗多、燥热、情绪波动大、焦虑不安、经常饿、体重减轻、心跳加快、心慌气短等。若出现这些症状，需要及时就医，复查甲状腺功能，调整用药剂量。

（3）其他：还可能出现骨质疏松、肝功能损伤，女性患者还可能出现月经不调等。这些不可避免的并发症需要对症治疗。若有肝功能损伤，则可以服用保肝药；若有骨质疏松，则需要服用钙片来调节。因为甲状腺激素对女性的卵巢功能及月经调节有一定的影响，所以女性患者可能出现月经周期延长、闭经等症状，此时调整好药量，使甲状腺激素水平恢复正常，月经自然会有所改善。

3.服用甲状腺素片的注意事项

（1）不可随意停药或改变药物剂量。

（2）服药过程中，如果出现心律失常（如心动过速）、多汗、兴奋及体重明显减轻等，提示药物剂量过大，应及时就医调整。

（3）应慎用安眠、镇静、止痛、麻醉药。

（4）避免感染和创伤，注意保暖，发生应激情况时酌情加药。

四、伤口处理及洗澡问题

一般1周后切口拆线。1周内不要弄湿伤口，以免感染。2周后可用清水洗澡，切口处勿用沐浴液、肥皂等。1个月后可以用沐浴液洗澡。术后切口瘢痕直接影响美观，爱美的患者术后应做到以下几点：①保持伤口清洁。②清淡饮食，忌烟酒。③听取皮肤科医师的建议，尽早拆线（术后5天），持续使用减张胶布6个月。瘢痕体质或有较高美容需求的患者，待切口拆线、创面愈合后，早期可在切口处涂抹硅酮凝胶、喜疗复软膏，这样有助减少瘢痕增生。

五、^{131}I(碘131)治疗

(1)治疗前,育龄女性需做妊娠测试。

(2)治疗前,应使血清TSH水平升高至30mU/L以上,并持续低碘饮食至少1～2周,避免使用含碘造影剂和药物。治疗后,辐射隔离时间为3～5天。

(3)女性^{131}I治疗后6～12个月内避免妊娠。

(4)治疗1周内避免触摸甲状腺,避免精神刺激,预防感染。

(5)定期复查血象和甲状腺功能。体重增加是治疗有效的指标。

(6)治疗后若出现乏力、颈部肿胀、咽部不适、口干、唾液腺肿痛、味觉改变、鼻泪管阻塞、上腹部不适、恶心等症状,则可服用酸性饮料或维生素C缓解症状。无须特殊处置,1～5天内常可自行缓解。

六、复查

1.术后随访时间

术后随访时间从术后1个月,术后3个月,逐渐过渡到半年1次、1年1次,最后每2～3年1次。

2.复查前的准备

复查时,需携带本人病历复印件、诊断证明或出院证明。复查当天早上最好空腹,可服用左甲状腺素钠片。

3.复查内容

对于甲状腺良性肿瘤患者,常规复查游离三碘甲腺原氨酸(free triiodothyronine,FT$_3$)、游离甲状腺素(free thyroxine,FT$_4$)、TSH。

对于甲状腺恶性肿瘤患者,常规复查FT$_3$、FT$_4$、TSH、甲状腺球蛋白(thyroglobulin,Tg),必要时行甲状腺彩超、核素扫描及CT

检查。若为恶性肿瘤,则必须根据出院时的医生指导意见,定期随访,定期复查血钙、甲状旁腺激素(parathyroid hormone,PTH)及颈部B超或CT检查,以防复发。

4.其他

对于需要行碘放射治疗的患者,自术后开始禁止食加碘盐及含碘高的食物,如海带、紫菜等。

如甲状旁腺肿瘤合并骨病,因为骨病的好转需要一定时间,甚至术后1~2年仍有可能发生骨折,所以应注意康复期锻炼,既要适当活动以促进骨损害和肌力恢复,又要避免过多剧烈运动或体力劳动以防骨折发生。如合并泌尿系结石,可多饮水以促进排石;但若较大结石,则应找泌尿专科医师指导处理。

七、心理调适

在甲状腺手术后,保持精神愉悦很重要,避免忧郁恼怒或者忧愁思虑过度,注意劳逸结合,以免诱发或加重病情。

(朱燕燕　朱盈盈　陈萍)

第七章

乳腺肿瘤手术

乳腺良性肿块大多为无痛性肿物,呈圆形或卵圆形,边界清晰,质地呈中度硬,多无压痛,可自由推动。常见的乳腺良性肿块有纤维腺瘤、乳腺囊肿、导管内乳头状瘤等。手术方式有乳腺区段手术和乳腺微创手术。乳腺区段手术适用于乳腺增生、乳腺囊肿、纤维腺瘤等乳腺良性肿块。乳腺微创手术同样适用于各类乳腺肿块的切除,其主要采用麦默通真空辅助乳腺微创旋切系统(简称麦默通),具有定位精准、切口微小、安全性能高、诊断明确、感染率低、手术时间短等特点。该技术在切取足够量的组织进行病理活检的同时,可对直径<5cm的肿物进行完整切除,实现诊断和治疗乳腺肿物的两大目的。同时,可避免常规乳房肿物切除术创伤大、术后乳房瘢痕形成及乳房形态改变等不良影响。

麻醉方式:局部浸润麻醉。

一、术前注意事项

(1)在手术前根据医嘱完成各项化验及检查。

(2)术前无须禁食、禁饮,现患疾病用药需根据医嘱执行。

(3)手术前1天做好个人卫生,如洗澡、更衣、理发、剪指甲、除指甲油,并确保术区皮肤清洁。

(4)保证充足的睡眠,调整好心理状态,建立积极治疗疾病的信心。

(5)手术当日安排1名亲友陪护。当天勿化妆,取下活动义齿、隐形眼镜、戒指、项链、耳环、手表、手机等所有物品,入手术室时仅着手术服。

(6)在进手术室前,患者要排尽尿液,穿戴手术帽、袜。医护人员会确认患者的腕带信息、手术标识,确保所有准备工作完成,再由护送人员将患者带入手术室。

二、术后注意事项

1.体位及活动

手术后体位一般不受限制。手术不影响日常生活,但需避免术侧肢体大幅度活动,以免牵拉创口。避免负重,以免影响伤口愈合。术后由于胸部弹力绷带加压包扎,所以患者可能产生胸闷气促、呼吸不畅及疼痛等症状,此时可取半卧位,或告知医生,以便医生调整绷带松紧度。另外,卧位时需注意避免伤口受压。

2.敷料护理

保持敷料清洁干燥。如敷料有潮湿、污染等情况,应告知医生并及时更换。弹力绷带一般于术后72小时去除。

3.饮食护理

术后即可正常饮食,注意营养均衡,同时应避免辛辣等刺激性食物。术后1周应避免使用抗凝或活血化瘀的药物以及食用抗凝或活血化瘀的食物。忌烟酒,以免影响伤口愈合。

三、出院后注意事项

1.生活指导

去除绷带后需佩戴合适的文胸以保护伤口,待伤口完全愈合后可淋浴，但应避免用力搓揉伤口。1个月内禁游泳、打羽毛球等剧烈活动，以免牵拉创口而影响愈合。如伤口有异常情况（如渗血、渗液等），须及时就诊。

2.心理调适

保持良好的心态，注意休息，避免劳累，适当活动。

3.饮食管理

如无其他禁忌，术后早期可选择清淡、高蛋白食物，多食新鲜果蔬，以促进伤口愈合，避免某些雌激素较多的食品或保健品。

4.自检

由于乳腺肿瘤具有易复发的特点，所以20～35岁女性应每月乳房自查1次，1～3年到医院专业检查1次。绝经后、有家族史的妇女宜在每年固定时间定期到医院检查。以下介绍为乳房自检方法（见图7-1和图7-2）及其注意事项。

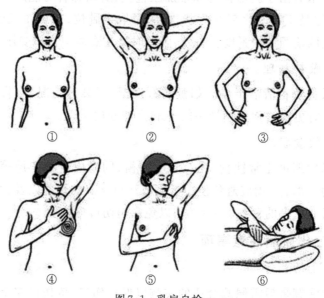

图7-1　乳房自检一

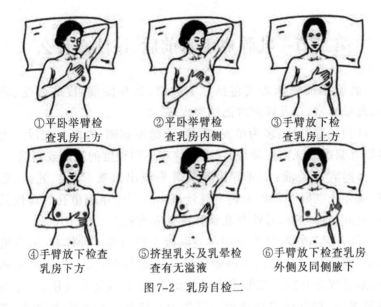

①平卧举臂检
查乳房上方

②平卧举臂检
查乳房内侧

③手臂放下检
查乳房上方

④手臂放下检查
乳房下方

⑤挤捏乳头及乳晕检
查有无溢液

⑥手臂放下检查乳房
外侧及同侧腋下

图7-2　乳房自检二

(1)视诊:站在镜前以各种姿势(两臂放松垂于身体两侧,向前弯腰或双手上举置于头后)观察:①双侧乳房大小是否相似,轮廓是否对称;②有无局部隆起或凹陷;③乳腺的皮肤有无皱缩、破溃、脱屑及颜色改变等;④两侧乳头是否在同一水平线上;有无乳头凹陷、乳头溢液等。

(2)触诊:可取立位或仰卧位。立位时,双手叉腰,肩和肘部稍向前,放松。放下右手,右手触摸检查左乳房。仰卧位时,肩下垫薄枕,被查侧的手臂枕于头下,使乳房完全平铺于胸壁。

检查方式:对侧手指并拢平放于乳房,从乳房外上象限开始检查,依次为外上、外下、内下、内上象限,然后检查乳头、乳晕,最后检查腋窝。注意有无肿块,乳头有无溢液。注意事项:①检查时,忌抓捏,以免将腺体误认为肿块;②若发现有肿块和乳头溢液等异常情况,应及时到专业医院做进一步检查;③检查时机一般应选在月经干净后3～5天或月经开始后的9～11天。

(洪莹　朱晓燕　于沁池)

第二节 乳腺癌手术前后，该注意什么

乳腺癌的临床表现包括乳腺肿块，乳头溢液，皮肤改变，乳头、乳晕异常，以及腋窝淋巴结肿大等。

（1）乳腺肿块：多为单发，质硬，边缘不规则，表面欠光滑。大多数乳腺癌为无痛性肿块，仅少数伴有不同程度的隐痛或刺痛。

（2）乳头溢液：指非妊娠期从乳头流出血液、浆液、乳汁、脓液，或停止哺乳半年以上仍有乳汁流出。对于单侧单孔的血性溢液，应进一步检查，若伴有乳腺肿块更应重视。

（3）皮肤改变：乳腺癌引起皮肤改变可出现多种体征，最常见的是"酒窝征"，这是由于肿瘤侵犯Cooper韧带（又称为乳房悬韧带，是乳腺腺叶间与皮肤垂直的纤维束，上连浅筋膜浅层，下连浅筋膜深层，对乳房起支持和固定作用），使其缩短并失去弹性，牵拉相应部位的皮肤而形成的。若癌细胞阻塞了淋巴管，则会出现"橘皮样改变"。在乳腺癌晚期，癌细胞沿淋巴管、腺管或纤维组织浸润到皮内并生长，在主癌灶周围的皮肤形成散在分布的质硬结节，即所谓"皮肤卫星结节"。

（4）乳头、乳晕异常：肿瘤位于或接近乳头深部，可引起乳头回缩。若肿瘤距乳头较远，乳腺内的大导管受到侵犯而短缩，也可引起乳头回缩或抬高。乳头湿疹样癌（即乳腺Paget's病）是一种特殊类型的乳腺癌，表现为乳头皮肤瘙痒、糜烂、破溃、结痂、脱屑伴灼痛，以致乳头回缩。

（5）腋窝淋巴结肿大：淋巴转移最初多见于患侧腋窝，少数散在。肿大的淋巴结质硬、无痛、可被推动，继而逐渐增多并融合成团，甚至与皮肤或深部组织粘连；晚期可在锁骨上和对侧腋窝摸到转移的淋巴结。

乳腺癌手术方式主要有改良根治术、乳腺癌保乳术＋前哨淋巴结活检术、乳房再造术等。

（1）改良根治术：在我国是主要的乳腺癌手术方式，适用于临床Ⅰ、Ⅱ期，未累及胸肌筋膜的乳腺癌。其可分为两种术式：①Auchinclooss术式（保留胸大、小肌的根治性乳房切除Ⅰ式），保留胸大肌、胸小肌，清扫除腋上组淋巴结以外的各组淋巴结。②Patey术式（即保留胸大肌、切除胸小肌的根治性乳房切除Ⅱ式），包括切除乳腺，保留胸大肌，切除胸小肌，清扫腋窝淋巴组织。

（2）乳腺癌保乳术＋前哨淋巴结活检术：适用于早期乳腺癌，但也受肿块的大小、位置等因素的影响，如肿块大于4cm，肿块位于乳头、乳晕处，病灶为多发性等情况。由于保乳术后需配合放疗，所以对早、中期妊娠者不宜行保乳手术，而在晚期妊娠者可待分娩后再行放疗。对于前哨淋巴结检测为阴性的患者，采用保留乳房的手术治疗不仅能获得与乳房根治性手术同样满意的疗效，而且能有效避免乳房缺失，保持患者身材完好；同时避免了因腋窝淋巴结清扫所引起的患肢功能障碍、肩关节功能损伤等并发症，明显提高患者的生存质量。另一方面，保乳术保留一定数量的腋窝淋巴结，有一定的抗肿瘤免疫功能。

（3）乳房再造术：利用自体组织移植或乳房假体重建因乳房疾病或乳房切除术后引起的胸壁畸形和乳房缺损，包括即刻和延期乳房重建。重建可采用自体组织（背阔肌皮瓣、腹直肌皮瓣、臀大肌肌皮瓣等）、人造材料（乳房假体），或联合重建（自体组织＋乳房假体）。乳房再造术适用于乳房先天性发育不良、缺失者，乳房良性肿瘤行单纯乳房切除术后，幼儿期乳腺组织因感染、烧伤、肿瘤等切除后。

麻醉方式：全身麻醉。

一、术前注意事项

（1）手术时间的选择要避开月经期，选择最佳手术期。

（2）在手术前根据医嘱完成各项化验及检查。

（3）术前6~8小时禁食、禁饮。现患疾病用药需根据医嘱执行。

（4）手术前1天做好个人卫生，如洗澡、更衣、理发、剪指甲、除去指甲油，并确保术区皮肤清洁。

（5）保证充足的睡眠，调整好心理状态，建立积极治疗疾病的信心。

（6）手术当日安排1名亲友陪护。当天勿化妆，取下活动义齿、隐形眼镜、戒指、项链、耳环、手表、手机等所有物品，仅着手术服入手术室。

（7）在进手术室前，患者要排尽尿液，穿戴手术帽、袜。医护人员会确认患者的腕带信息、手术标识，确保所有准备工作完成，再由护送人员将患者带入手术室。

二、术后注意事项

1.体位

回病房后应取去枕平卧，如有呕吐，立即将头偏向一侧，防止误吸口腔分泌物或呕吐物。回病房6小时后，神志清醒、血压平稳者可取半卧位。

2.伤口护理

伤口常使用胸带包扎，包扎过紧会引起皮瓣缺血坏死，过松则不利于有效加压。如感到呼吸困难，应及时通知医护人员，以调整胸带的松紧度（以可伸入一指为宜）。保持敷料清洁、干燥。如伤口疼痛明显，则需告知医护人员，必要时按医嘱使用止痛药。

3.置管维护

术后，常会留置一根或多根引流管。医生会根据术中情况，考虑是否使用负压吸引。置管期间，应避免引流管扭曲、受压、滑脱，保持吸引负压恒定，勿随意自行调节负压吸引阀门。如发现异常情况，应及时告知医护人员。

4.饮食

一般术后6小时即可进食。饮食原则：正常均衡饮食，即低脂高蛋白饮食,摄入足够蔬菜,适当维生素和矿物质。如伴有高血压、高血脂、糖尿病、甲状腺疾病等其他疾病,则需在相关医师指导下合理饮食。

5.活动

术后6小时,待患者完全清醒、血压平稳后,即可摇高床头,在床上活动四肢,按医护人员指导行踝泵运动,主动或被动屈伸下肢,防止深静脉血栓等并发症。术后第2天,患者可缓慢起床,练习下地,注意避免体位变换过快而造成体位性低血压,出现头晕、眼花等不适症状。

6.功能锻炼

为促进快速康复,预防上肢淋巴水肿、患肩粘连等术后并发症,术后早期患者应在医护人员指导下进行患侧上肢功能锻炼(见图7-3)。锻炼需注意循序渐进、力所能及、持之以恒,并以不痛不累为原则。

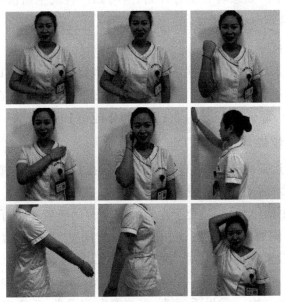

图7-3　乳腺癌手术后早期功能锻炼

三、出院后注意事项

1.体位及活动

体位一般不受限制。乳腺癌手术不会影响日常生活,但需避免术侧肢体大幅度活动,以免牵拉创口。避免负重,以免影响伤口愈合。

2.后续治疗

医生会根据病情制定后期治疗方案,如放疗、化疗、内分泌治疗等,患者需积极配合,坚持治疗(后续辅助治疗相关注意事项详见本节末的"知识链接")。

3.性生活及生育指导

肿瘤不会通过性生活传播,适度、和谐、有规律的性生活不但对身体无害,而且能调节内分泌系统,有利于身心康复。术后至少避孕5年。如患者有生育计划,应与妇产科或生殖医学专家讨论,选择合理时机。

4.随访

由于术后2~3年内乳腺癌的复发转移风险较高,所以需遵医嘱定期复查,终身随访。一般建议术后2年内每3个月随访1次;第3~5年,每6个月随访1次;以后每年随访1次。

5.功能锻炼

手术近期应避免用患侧上肢搬动或提拉过重物品,循序渐进开展乳癌术后上肢功能锻炼。

(1)中期康复操:适合于术后1~3个月的患者。①舒展运动:双手向两侧展开45°左右,同时两脚与肩同宽,双手于腹部交叉,低头,然后重复展开,还原,再来一次。②侧推拉运动:健侧手握患侧手腕,抬高至胸前平举,两脚与肩同宽,向患侧推,向健侧拉,还原,再来一次。③甩手运动:双前臂向前平举,手心向前,双臂由前向下后方摆动,然后双前臂向前向上摆动至头后侧,还原,再来一次。

（2）后期康复操:适合于术后3个月后的患者。①热身运动:脚与肩同宽,双手侧平举,双手臂配合吸气呼气,上下做环绕动作,还原。②甩头运动:双手叉腰,左右甩头,以感觉到颈部的牵拉感为宜,还原。③抬头运动:双手伸拉,抬至胸前,左脚向右脚靠拢,双手相握,举至头顶,左脚向后,脚尖着地,恢复至胸前,还原。④伸臂运动:手臂上举,左脚弯曲扭胯,右手拉至头后方,交替进行,还原。⑤腰部运动:侧腰肌,手臂尽量伸直,向前环绕,低头含胸,双肩向后环绕,交替进行。⑥转腰运动:身体重心向右移动,转腰,手臂弯曲,尽量抬高上臂,与身体垂直,还原,交替进行。⑦环绕运动:双手臂从腹前交叉,向上做大环绕运动,同时身体向左移动,还原,两侧交替进行。⑧整理运动:原地踏步,双手前后摆动,还原。

6.心理调适

良好的心态有助于康复,应保持平稳的情绪,多与家属沟通交流。在身体许可的情况下,可回归轻工作岗位,多参加一些有益身心健康的活动,如打太极拳、爬山、跳广场舞等。

7.内衣

乳腺癌手术后,为保护乳房需要选择舒适的内衣。

（1）胸带:乳房切除术后,通常需要用胸带加压包扎,还可以使用改良的乳腺癌手术后专用胸带,如弹力修复衣。作为术后第一件"内衣",要求胸带松紧适宜、无污垢,以实现皮瓣与胸壁紧贴,促进伤口愈合。

（2）真空装:在伤口结痂、痂脱落并去除胸带后,为了应付频繁的复诊及各种体检,患者可能选择真空装,即不穿内衣。对于与皮肤直接接触的衣服,建议选择柔软、较宽松、平整的棉布衣,既轻便又能减少对痂区皮肤的摩擦。

(3)简便内衣:如果患者乳房切除术后伤口愈合良好,则建议选择棉质、无钢圈款的内衣,既保护乳房,避免外伤,又美观。因一侧或双侧乳房缺失,患者可能使用胸垫或将丝巾垫于缺失侧,这样原有的内衣也有了用武之地。市场上还有专门可装卸的运动型内衣,也是较为方便的修饰性内衣。但其缺点是不仿真、质轻,往往有不平衡感,一般不建议长期使用。

(4)义乳:又称仿真乳房,在柔软度、弹性、比重和色泽上更接近人体乳腺组织。硅凝胶义乳的温度可随体温变化而变化,不会有冰冷的异物感,其丰满弹性的外形既能满足美化的要求,又保护了胸部,还能维持身体平衡,是弥补躯体缺陷、改善外在形象的理想选择。义乳有一定的重量,需要等伤口完全愈合才能佩戴。义乳的保养有一定要求,如:应避免尖物刺损;建议每天用温和肥皂洗净,并用毛巾轻轻抹干;避免阳光直接照射等。不同的手术方式需选用不同款式的义乳,医用方面对其也有质量要求,建议到正规的门店试穿后购买。

(洪莹　朱晓燕　于沁池)

知 识 链 接

一、化疗

1.第一次化疗需注意什么?

(1)化疗前,仔细听医生的说明,须树立治疗疾病的信心,以积极的心态配合。

(2)做好静脉准备,以便留置PICC[①]等静脉导管。

---

①PICC:经外周静脉穿刺置入中心静脉导管(peripherally inserted central catheter)。

(3)最好有人陪护(特别是年老体质弱者)。

(4)适当多饮水,以促进血液循环。

(5)配合护士,不随意自调节输液的速度。

(6)把呼叫器放于伸手可及的地方,如有异常及时呼叫!

2.常见的不良反应

(1)出现乏力、肌肉关节酸痛、头晕等不适症状,停药后可渐渐消退。建议:放松、休息,注意安全,避免劳累。

(2)消化系统症状:恶心、呕吐、食欲不振、口腔黏膜炎、腹泻或便秘等。建议:①注意口腔卫生,及时去除口腔异味,用软牙刷。②少量多餐,细嚼慢咽,避免短时间内出现胃饱胀感。食物温度适当,避免过烫或过凉。选营养丰富并喜爱的食物,避免甜食、油炸或过于油腻的食物,避免接触任何不喜欢的气味,可喝苹果汁、苏打水等爽口的饮料。③当感到恶心时,可试着做深呼吸运动,必要时按医嘱服用止吐药等。④如有腹泻,应清淡饮食,并及时补充含钾丰富的食品(如橘子、番茄等),还要有足够的饮水量。⑤如有便秘,可多进红薯、芝麻、香油、香蕉、炒熟的蔬菜等;平卧位时多予以腹部环形按摩,以促进肠蠕动;如仍无效,则在医生指导下应用导泻剂。

(3)过敏反应:加强观察,及时汇报医生处理,必要时根据医嘱服用抗过敏药或进行生命体征监测。

(4)脱发:停药后能再生长。建议:及时清理掉发,温和洗发,戴帽或假发,不晒、不冻、不伤头皮。

(5)绝经前女性可能有停经现象:汇报医生,一般无特殊处理。乳腺癌手术后5年内避免妊娠。

(6)骨髓抑制,肝脏、心脏毒性:①进行常见的项目检查,包括白细胞、肝功能、心电图,心脏彩超等(白细胞正常值：$\geqslant 3.5 \times 10^{-9}/\text{L}$。肝功能正常值：门冬氨酸转移酶13～35IU/L；谷丙转氨酶7～40IU/L）。②多休息，避免劳累，避免感冒、感染，多食新鲜时令果蔬。当白细胞低于正常值时减少外出及探视，必要时按医嘱进行升白细胞及护肝类药物治疗。

3.PICC护理

PICC是一根细细的、柔软的静脉输液导管，通过一侧手臂的肘部或上臂的静脉置入，沿着静脉向前走行，最终到达接近心脏的大血管内。

（1）PICC优势：①可用来输注药物、输血、抽血，避免反复穿刺外周静脉，可以保护患者的外周静脉，避免各类药物对血管内膜的刺激，减少患者的痛苦。②与传统的中心静脉导管相比，PICC可减少颈部、胸部、腹股沟等部位置管产生的严重并发症，如气胸、血胸、下肢静脉血栓等。③如果在留置期间未出现并发症，则预期可留置时间最长为1年。

（2）并发症：①堵管。血液或药物沉淀可造成导管堵塞，处理后不能再通，需要将导管拔除。②血栓形成。凝血系统异常等原因可造成局部或全身血栓形成，发生概率为2%～5%。如血栓形成，应遵医嘱进行溶栓等处理。③感染。可出现局部或全身感染。为了患者安全，通常会将导管拔除。④导管破损或离断。导管局部反复反折、触碰利器、老化等，可造成导管破损或断裂。⑤静脉炎。由于机械性摩擦、内膜损伤等，穿刺静脉可出现红肿、疼痛或条索状改变。⑥渗液。穿刺点可能出现渗液、渗血。

（3）PICC维护：PICC置管后到导管拔除期间，维护很重要，规范的维护可以及时发现问题并尽早解决，避免置管期间并发症的发生。维护要求包括以下内容。①维护人员：由经过培训的医护人员执行。②维护地点:就近省市级医院、县级医院。③维护时间:根据当地医院的时间安排,就诊前应先咨询。④维护频率:最长维护间隔时间不能超过7天,可根据实际情况或季节变化来调整维护间隔时间。⑤维护内容:进行冲管、封管,更换贴膜、肝素帽或正压接头。

(4)PICC置管期间的自我护理:①穿刺部位应保持清洁干燥。透明敷贴应在导管置入48小时后更换,以后每周更换一次。贴膜松脱、卷边或潮湿时,应及时更换。②如出现皮疹,不能使用透明敷贴,则可用无菌纱布外加胶带或绷带进行固定,更换间隔时间不超过48小时。③发现导管内有回血时及时去医院冲管,以免导管堵塞。④切忌将滑出体外的导管再送入体内。⑤避免测量置管侧上臂血压,不可在置管上方行静脉穿刺。⑥可以用常规的微量注射泵进行给药,严禁用高压注射泵通过该导管推注造影剂(CT和磁共振)。耐高压导管除外。⑦严禁使用10mL以下的注射器推注药液和进行导管维护。

(5)日常生活注意事项:①置管侧手臂可进行日常工作和活动,如手臂弯曲、伸展、煮饭、扫地等轻体力劳动。宜多做握拳运动。②更衣时,注意不要将导管勾出或拔出;穿衣时,先穿患侧衣袖,再穿健侧衣袖;脱衣时,先脱健侧衣袖,后脱患侧衣袖。③避免做过度用力的活动,如提过重物品(大于5斤)、用力搓衣服、引体向上、俯卧撑、托举哑铃、抱小孩、拖地板、拄拐杖、大幅度甩手、置管侧手臂长时间作枕头垫、用置管侧手臂用力支撑着起床、公交车上置管侧手臂拉环等。④避免长时间做弯肘动作,如玩手机、游戏机。避免弯腰捡东西。⑤衣袖宜宽松,不宜过紧,可以将衣服的袖子装拉链或者纽扣,以便使用和观察。⑥置管期间不可盆浴及游泳，可以擦身、淋浴。需注意水不可进入贴膜，以免导管脱出或感染。如水进入贴膜，应及时维护。⑦淋浴时可用如下方法防护。可用保鲜膜在置管处绕2～3圈，并用胶布封闭上下缘，然后用干毛巾包裹，毛巾外再用保鲜膜绕2～3圈。淋浴时，置管侧手臂旁举，避免水淋到穿刺部位，沐浴后更换贴膜。使用专用保护贴膜。⑧如出现以下问题，应及时到医院就诊。如：导管堵塞；穿刺点渗液、渗血，且按压无效；穿刺部位或沿静脉走向出现红、肿、热、痛，有脓液分泌物；置管侧手臂麻木、疼痛、肿胀，臂围增加超过2cm；导管脱出、回缩、破损或离断（假如导管离断或破损，应将体外部分的导管在破损处上方反折后并用胶布固定，防止导管尾端回缩至体内）；不明原因的体温升高，体温＞38℃；不明原因的呼吸困难。

二、放疗

1.心理调适

稳定情绪，树立信心。时刻保持轻松愉快的心情，对疾病的治疗大有裨益。除了给予身体上的照顾外，亲属还应注意给予患者精神上的支持，及时消除其顾虑和紧张情绪，从而配合治疗。

2.保护照射后"标记"

放疗前，医生精确地标定照射部位，并画上红线，作为放射治疗标记。放疗标记与外科手术部位一样重要，标记一定要保持清晰，若标记色线变淡，应请医生画清晰，切勿洗脱"标记"，否则重画线与原来的无法完全一样，从而影响疗效。

3.饮食调理

（1）因放射线的损害，患者常会出现厌食、恶心呕吐等不良反应,需注意加强营养。如多吃富含维生素A的蔬菜、应季水果,多食牛奶、鱼肝油、鸡蛋等高蛋白质、高维生素、高热量、低脂易消化饮食,以利于机体修复损伤的组织。

(2)控制体重,接受放疗期间不要让体重出现明显下降。经验表明,食欲好、进食多有益于肿瘤治疗和克服副作用。

(3)应禁烟酒,忌辛辣刺激性和过冷、热、硬食物,建议多饮汤水,可用金银花、菊花、西洋参泡茶,每天饮水2000~4000mL,以增加尿量,加速毒素的排泄,减少肾毒性,减轻放疗反应。

(4)放疗期间,患者可能伴有嗅觉和味觉的改变,如口发苦、吃糖不甜、受不住烹调的气味等,所以在食物的调配上,注意色、香、味,并要少量多餐,可多采用煮、炖、蒸等方法使食物易于消化。

(5)照射前后半小时不可进食,照射后静卧半小时,减轻全身反应。餐前适当控制疼痛。如饭前散步时出现吞咽疼痛,可用新鲜鸡蛋清含服;如口腔有黏膜反应及味觉改变,可进软食或流食,喝水和饮料可用吸管。

4.皮肤护理

射线照射后皮肤会发生不同程度的急性反应,表现为红斑、烧灼感、瘙痒、破损、脱屑等。以下方法可减轻放疗造成的急性皮肤反应。

(1)保持照射野皮肤清洁、干燥,防止感染。

(2)避免局部皮肤刺激,做到"五勿四禁一忌一不"。勿用手抓搓,勿用手剥放射区脱皮,勿穿硬质高领衣服(颈部照射者),勿在强烈阳光下暴晒,勿做红外线等各种理疗;禁贴胶布或胶膏,禁注射,禁热敷,禁自行用药;忌用肥皂或护肤霜洗擦;不搽刺激性或含重金属的药物,如碘酒、红汞、万花油等。

(3)反应区域的胡须或毛发需用电动刮刀刮。

(4)宜选择柔软、无领的全棉内衣。放疗期间最好解除文胸,以减少对皮肤的摩擦。外出时可戴宽边帽或撑遮阳伞,以避免阳光直射。

(5)进入放射治疗室时不能带金属物品,如手表、钢笔、项链、耳环、义齿、钥匙等,以免增加射线吸收,加重皮肤损伤。

5.头颈部放疗反应护理

头颈部照射常可引起口腔黏膜充血水肿、溃疡、口干舌燥、疼痛等,患者难以进食,并易并发感染,严重时影响吞咽。防治方法包括以下几点。

(1)勤漱口,注意口腔卫生。饭后可用朵贝尔溶液、淡盐开水、口泰(复方氯己定含漱液)漱口。用苏打水每天漱口3次可防止真菌感染。可用口腔溃疡膏、锡类散等局部喷搽口腔溃疡。要注意饮食卫生,单独使用餐具。

(2)使用软牙刷、氟制牙膏刷牙,以减少龋齿的发生。照射前拔除龋齿,摘掉义齿,以减少口腔黏膜损伤的发生。放疗后3年内禁拔牙。

(3)注意擤鼻涕、打喷嚏不要过于用力;勿用手挖鼻和刺激鼻咽黏膜;可用生理盐水冲洗鼻腔,或用复方薄荷油滴鼻。

(4)注意休息,预防感冒,及时治疗咳嗽。

6.生活调适

作息时间规律,保证充足的睡眠,避免疲劳和情绪激动,可减轻放疗反应。

(洪莹 朱晓燕 于沁池)

第八章

胸部手术

第一节　各类胸腔镜手术前后共性注意事项

胸腔镜手术是使用现代电视摄像技术和高科技手术器械装备,在胸壁套管或微小切口下完成胸内复杂手术的微创胸外科新技术,适合所有胸部疾病的治疗。另外,胸腔镜还可以对胸膜、肺部、胸外伤等疾病进行探查,全面观察胸腔内的情况。

胸腔镜手术具有切口小、创伤小、并发症发生率低、术后恢复快等优点,但如果肿瘤太大,需慎重选择。

麻醉方式:全麻。

一、手术前注意事项

1.心理调适

保持情绪稳定,要有一个愉快轻松的心情;坚定信念,以积极乐观的态度进行治疗;积极配合治疗,以良好的心态迎接手术。

2.戒烟

吸烟与胸部术后并发症的发生率和病死率具有正相关性。因吸烟可以刺激呼吸道,引起细支气管收缩,减弱气管内纤毛对黏液的清除能力,引起痰液淤积,影响术后排痰。术后如果排痰不充分,极容易出现肺不张,出现肺部感染的概率明显增加。同时,吸烟可降低血氧饱和度及增加血中碳氧血红蛋白含量,增加术中和术后并发症的发生概率。因此,需积极配合戒烟。术前至少戒烟2周,可减少术后并发症的发生。

3.饮食管理

(1)均衡营养:如果患者较消瘦,术前几日需进食高热量、高蛋白质、高维生素膳食。如果患者较肥胖,则进食高蛋白、低脂肪的膳食,以储存部分蛋白质并消耗体内脂肪,因为体脂过多会影响伤口愈合。

(2)术前禁食:快速康复理念提倡无胃肠道动力障碍的患者术前6小时禁食固体食物,术前2小时禁食清流质食物。若患者无糖尿病史,则推荐手术2小时前饮用400mL含12.5%碳水化合物的饮料,可减缓饥饿、口渴、焦虑情绪,降低术后胰岛素抵抗和高血糖的发生率。具体术前禁食禁饮时间应遵照医生医嘱执行。

4.口腔护理

口腔是呼吸道的门户,细菌易通过口腔进入呼吸道。需保持口腔清洁,早晚刷牙,餐前餐后漱口,及时治疗口腔慢性感染和溃疡,防止术后呼吸道感染。

5.休息睡眠

休息静养,保证充足的睡眠,必要时遵医嘱使用助睡眠药物。

6.大小便训练

由于手术限制、安置各种引流管等,术后短时间患者须在床上大小便,故术前需准备便器,练习床上大小便,这样可避免因习惯的改变而造成便秘及尿潴留。

7.呼吸功能训练

呼吸功能训练包括腹式呼吸训练、有效咳嗽咳痰训练等。通过呼吸功能训练,增加呼吸肌力量,有利于术后排痰。有效的咳嗽排痰可以促进肺扩张,改善肺功能,缩短胸管留置时间,减少术后并发症,促使患者早日康复。

(1)腹式呼吸:指吸气时让腹部凸起,吐气时腹部凹入的呼吸法。初学者取坐位,双脚着地,身体稍前倾;也可取半卧位,两膝轻轻弯曲使腹肌松弛。手放在腹部,以感觉腹部隆起程度。用鼻缓慢吸气时,腹部鼓起,腹部的手有向上抬起的感觉;呼气时,缩唇慢呼气,腹部凹陷,腹部的手有下降感(见图8-1)。呼与吸的时间比为(2～3):1,呼吸频率为每分钟8～10次,每次锻炼3～5分钟,每天锻炼3～4组。

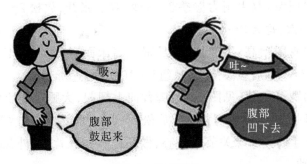

图8-1　腹式呼吸

(2)有效咳嗽咳痰:进行数次深而缓慢的腹式呼吸后,深吸一口气后屏气3～5秒,身体前倾,进行2～3次短促有力咳嗽,张口咳出痰液。咳嗽时收缩腹肌,或用自己的手按压上腹部,帮助咳嗽。

8.术前准备

手术前1天,病区内进行术前准备工作,包括皮试、术前指导、麻醉科会诊、备血、手术标识描记等。

二、手术后注意事项

1.体位

回病房后取低半卧位，一般床头摇高30°～45°，以利于呼吸和引流。6小时后可将床头摇高并坐起。白天尽量摇高床头，坐着休息，避免长时间平卧，这样可预防肺部感染等并发症。

2.床上锻炼

术后早期活动，可以促进患者肠道功能的恢复，预防肌肉萎缩及下肢静脉血栓的发生，有利于康复。具体床上锻炼方法有以下几种。

（1）握拳：双手用力握拳3～5秒，双手张开，放松2～3秒，每组8～10次，每天3～4组。

（2）直腿抬高：下肢伸直，足跟抬离床面，抬高大约45°，在空中维持3～5秒后缓缓放下，每组8～10次，每天3～4组。

（3）踝泵运动（见图8-2）：脚背向上翘起，大腿小腿肌肉同步绷紧，维持3～5秒后脚背下压放松2～3秒，重复8～10次为1组，每天3～4组。以踝关节为中心，做跖屈、内翻、背伸、外翻的360°旋转运动。

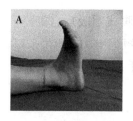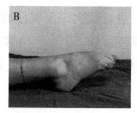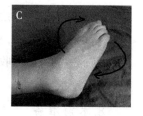

图8-2　踝泵运动

3.下床活动

术后早期下床活动有利于肺功能康复及舒适度提升，促进全身状况改善；降低肺部感染发生率，减少术后肺部并发症；促进血液和代谢循环,降低静脉血栓等情况的发生率。

术后血压、呼吸、脉搏等平稳,病情无特殊变化,则可在手术次日下床活动。可先进行床边站立及踏步训练:患者应在家属帮助下坐到床边,然后在家属搀扶下缓慢站立,进行原地踏步训练。训练计划应循序渐进、量力而行。活动期间,应妥善保护引流管,避免引流管脱出。起身下床时遵守"三部曲",即平躺30秒,坐起30秒,站立30秒,再行走。在下床活动时要注意保暖,避免着凉,防止肺部并发症的发生。活动过程中若出现胸闷、气促、头晕、心动过速、心悸、出汗、脸色苍白等情况,应立即停止活动。

4.咳嗽、肺叩

术后6小时即可坐起,遵医嘱进行雾化吸入、咳嗽及深呼吸。日间最好每2~3小时进行1次有效咳嗽,以促进痰液排出及肺复张,防止肺不张的发生。

肺叩可以通过胸壁震动气道使附着在肺、支气管内的分泌物脱落,通过体位引流,使分泌物到达细支气管,通过咳嗽将痰排出体外。术后,家属协助进行肺叩,可促进痰液排出及肺的复张。建议先进行雾化吸入以稀释痰液,然后再进行肺叩治疗,这样痰液易被咳出,效果更好。咳嗽时,可用手按压手术伤口处,以减轻震动引起的疼痛。建议夜间仍以休息为主,可在睡前进行肺叩及有效咳嗽。

(1)肺叩方法:坐起,用单层衣服(或单层薄布)覆盖胸背部。家属将手固定成空心掌状态(见图8-3),即手背隆起,手掌中空,手指弯曲,拇指紧靠食指。利用手腕力量(见图8-4)从肺底有节奏地自下而上、由外而内(见图8-5)迅速而有节奏地叩击患者背部,叩击时发出一种空而深的拍击音则手法正确。每一肺叶叩击1~3分钟,每分钟叩击120~180次。叩击力量应适中,以患者不感到疼痛为宜,边叩击,边咳嗽。

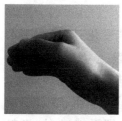

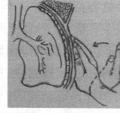

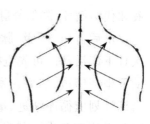

图 8-3 空心掌   图 8-4 利用手腕力量   图 8-5 肺叩拍打方向

(2)时间:雾化后效果更佳,避免在血压、呼吸、脉搏等指标不稳定时或进食前后进行肺叩。

(3)禁止部位:脊柱、胸骨、切口上和胸腔引流管处,肾区、肝区、脾区、女性乳房,避免直接在赤裸的皮肤上叩击。

5.翻身

术后卧床期间,每2小时翻身1次,保持床单位清洁、干燥,防止皮肤压红、压破。

6.深静脉置管

最常见的是在右颈内静脉置管(见图8-6),偶尔也会在右锁骨下或腹股沟处深静脉置管。深静脉置管在术中用于静脉补液及静脉麻醉;术后,深静脉置管可带入病房用于静脉输液。置管期间,应避免牵拉管子,防止拉出,当敷贴翘起时需要及时通知护士。

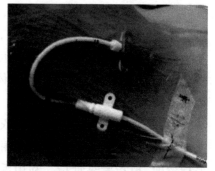

图 8-6 颈内静脉置管

7.胸腔闭式引流管

胸腔闭式引流管(以下简称胸管)是胸腔镜术后最常见的留置管路。胸管置管期间,应保持胸管固定妥善、通畅,不要自行挤压、扭曲引流管。在床上活动时,应避免牵拉引流管,防止其扭曲移位或脱落。

8.饮食护理

术后6小时内不能进食进水。除食管手术外,术后6小时后可少量饮水,次日可进食流质饮食,宜少量多餐;还可进食萝卜汤,加快肠道通气;在肠道通气前,避免吃甜食、牛奶和豆浆等产气食物。术后第2天,进食半流质饮食,如粥、面条、馄饨、菜泥肉泥、豆乳制品、藕粉、蛋羹等。术后第3天,可进食米饭等普食,宜进食高蛋白(鱼、瘦肉、蛋等)、高热量、高维生素、易消化的食物,以保证营养,提高机体抵抗力,促进伤口愈合。同时,应注意多进食粗纤维饮食,保持大便通畅。禁食期间,注意口腔卫生,病情允许时可早晚刷牙,并使用漱口水漱口。

9.自控镇痛泵

自控镇痛泵(patient controlled analgesia,PCA)根据设定的流量会自动持续给药见图8-7,可用48小时。在患者感觉疼痛时,可在PCA自控给药按钮上按压一下,就会有一定额外剂量的止痛药快速进入体内,患者会感觉舒服一些。为了避免药物过量使用,PCA有一个安全保护机制,15分钟内多次按压仅有一次有效。

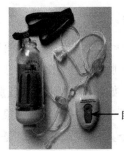

自控给药按钮

图8-7 PCA

PCA的不良反应有恶心、呕吐、抑制肠蠕动、尿潴留等。恶心明显时,可暂时关闭PCA,待恶心好转再开放PCA。有呕吐时,患者头应偏向一侧,防止误吸引起窒息。尿潴留的发生是因为镇痛药物抑制了神经系统的反射作用,干扰了生理性排尿功能。如果患者不习惯在床上解小便,出现排尿困难等现象,可采取下腹部按摩、热敷及听流水声等措施。如效果不佳,则需留置导尿。腹胀、便秘是由于麻醉手术后镇痛药物的作用引起的。镇痛药导致患者胃肠蠕动减弱,胃排空延迟,使便意迟钝。腹胀、便秘时,宜进食易消化的半流质饮食。

三、出院后

1.锻炼

出院后数周内,坚持进行腹式深呼吸和有效咳嗽咳痰,以促进肺膨胀。注意预防感冒。进行适量的活动,出院后半年内不得从事重体力活动。注意环境空气的新鲜,尽可能远离呼吸道刺激物,避免居住或工作于布满灰尘、烟雾及化学刺激物品的环境,保护余肺功能。

2.伤口换药

对于手术切口,1～3天换药1次。建议天气炎热时每天一换,秋冬季可2～3天一换。如伤口敷料有明显渗血、渗液,建议立即更换。

3.复查

术后10～12天或胸腔引流管拔除后10～12天拆线,术后1个月复查。气胸患者一般术后每2周复查1次,以后每月1次,以求彻底康复。如出现胸闷、气短、胸痛等症状,应及时就诊。

术后好多人会有咳嗽现象,这是气道高反应引起的,属正常现象。每个人的气道黏膜修复能力不一样,咳嗽时间也不一样。如出现肩背部疼痛、乏力、体重减轻、咳嗽加重或咯血等症状,应及时来医院就医。

4.后续治疗

如患者还需放疗或化疗,则出院半个月后到医院进行放疗或化疗。

5.营养

补充维生素、蛋白质、热量等,保持良好的营养状况。在康复期内,应避免油腻、辛辣食物,戒烟忌酒。

知 识 链 接

胸管维护

1.为什么要放置胸管?

引流胸膜腔内的气体和液体,加快肺复张,同时借胸管引流出的气、液体状态动态观察病情变化。

2.胸管留置期间要注意些什么?

(1)与胸管连接的胸瓶应位于胸部以下60～100cm,不可倒转,胸瓶放置在地上时需将胸瓶支架打开(见图8-8),防止踢倒。万一胸瓶倾倒,应立即反折胸管,并告知医护人员。

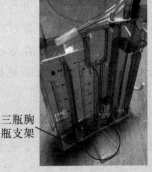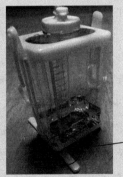

三瓶胸
瓶支架

单瓶胸
瓶支架

图8-8　胸瓶支架打开状态

(2)如果要将胸瓶提起高于床沿,应告知护士,由护士来操作(需用钳子将管子夹住)。

(3)妥善放置胸管,防止管子受压、打折、扭曲、牵拉。

(4)胸瓶放置见图8-9。若患者坐轮椅活动,则将胸瓶置于两脚间固定;若患者站立,则胸瓶位置勿高于膝盖,避免倾倒。

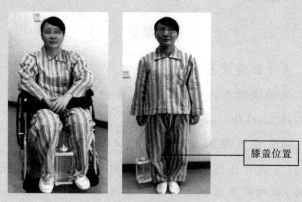

膝盖位置

图8-9　胸瓶放置

3.观察有无气泡溢出

漏气可分为3级:1级,患者用力咳嗽、屏气时,有气泡排出;2级,患者深呼吸、咳嗽时有气泡排出;3级,平静呼吸时有气泡排出。1~2级胸管漏气一般在3~5天后可自愈;3级可逐渐转为2级、1级,于5~7天后自行恢复。如果出现持续3级漏气并伴出血或感染征象,则需另行处理。

4.胸管不慎滑出胸腔,该怎么办?

若胸管不慎滑出胸腔,则应立即屏气,捏紧胸管置管口周围皮肤,防止空气进入胸膜腔,同时迅速呼叫医护人员。

5.胸管从接口处脱开,该怎么办?

如果胸管从接口处脱开,则应立即反折胸管(见图8-10)并捏紧,防止空气进入胸腔,然后呼叫医护人员。

6.什么时候可以拔管？

医生会根据胸管引流的量、性状、是否漏气及其他全身情况来决定拔管的时机，一般在胸片显示肺复张后可拔管。

7.拔管时，患者该如何配合？

在拔管时需要患者的配合。医生会告诉患者深吸气后屏气，同时医生会在患者屏气时快速将胸管拔

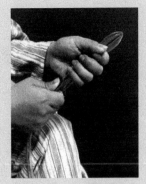

图8-10　反折胸管

出，之后会提醒患者可以正常呼吸。深吸气后屏气，然后拔胸管，这样做的目的是预防气胸的发生。在深吸气末，由于气体进入胸腔，使得胸腔内负压消失，胸腔内压力与大气压相等，此时拔胸管可以防止气体从胸管置管口漏入胸腔。

8.拔管后要注意什么？

注意有无胸闷，呼吸困难，切口处漏气，渗液，出血，皮下气肿等情况。如有胸闷气急等不适，应及时呼叫医护人员。

（邵英英　黄淑群　邵琴燕）

第二节　开胸手术前后，应该注意什么

开胸手术沿肋骨间隙切开皮肤，切口一般长约20cm，用撑开器把肋骨撑开，然后就可以把手伸到胸腔里操作了。关胸的时候再用合拢器把肋骨合拢。开胸手术手术刀口比较大，术中容易撑断肋间神经，术后疼痛比较明显。

麻醉选择:全麻。

一、术前注意事项

参照各类胸腔镜手术前后共性注意事项相关内容(见本章第一节)。

二、术后注意事项

1.心理调适

胸部切口创伤较大,加上胸管的刺激,切口疼痛感较为剧烈,特别是咳嗽咳痰时。切口疼痛会导致切口周围组织发生水肿,从而对切口的愈合造成影响。此外,术后剧烈的疼痛可能导致患者出现害怕、焦虑、抑郁等负面情绪,对术后恢复造成严重影响。对疼痛进行正确的评估,进而采取有效的疼痛管理措施,对改善疾病的预后具有重要意义。

2.疼痛控制

(1)学会正确的疼痛评分。评分方法包括疼痛数字评分法(NRS)和面部表情疼痛评分量表法,具体参见第五章第一节。

(2)减轻疼痛的方法如下。①营造良好的休息与治疗氛围。保持病房干净、整洁;保持病房内空气新鲜,经常通风换气。可以通过看电视、听轻柔音乐等方式来缓解紧张情绪,从而减轻术后疼痛感。②熟悉应用自控镇痛泵(PCA)。在患者感觉疼痛时,可在PCA自控给药按钮上按压一下,就会有一定额外剂量的止痛药快速进入体内。同时医生会给患者开具非甾体类止痛药物。③咳嗽、咳痰护理干预。术后患者通常会因为咳嗽牵拉手术切口而感到剧烈疼痛,可通过包扎绷带来固定切口,咳嗽时用手按住伤口,从而减轻咳嗽导致的牵拉疼痛。定时坐起拍背,咳嗽咳痰。

3.咳嗽训练

开胸手术由于胸廓的完整性和胸腔内的负压受影响,呼吸肌受损,加上麻醉、手术创伤,术后气道分泌物增多,手术切口疼痛,故呼吸肌的活动(特别是肋间肌和膈肌)受影响,致使呼吸功能下降。术后不能有效地咳嗽、咳痰,导致肺通气量下降、细支气管痉挛,易引发肺部感染、肺不张、急性呼吸窘迫综合征(acute respiratory distress syndrome,ARDS)、呼吸衰竭等并发症。因此,胸外科围手术期管理的首要任务是排出呼吸道痰液、保持呼吸道通畅。临床上常规采取雾化吸入、翻身拍背、协助排痰、鼓励咳嗽等方式来预防上述肺部并发症。由于开胸手术造成的疼痛明显,所以患者可以采用小声咳嗽法:取坐位或半卧,发出小声咳嗽,连续咳数次,使痰到咽喉部附近,然后配合发声咳嗽,将痰液排出。咳嗽时可用手按压手术伤口处,以减轻震动引起的疼痛。

4.手臂及肩关节运动

活动手臂及肩关节的目的是预防术侧胸壁肌肉粘连、肩关节强直及失用性萎缩。开胸手术使正常的血管、神经、肌肉受损,故部分人手术后会出现肩部僵硬、关节强直、失用性肌萎缩及上肢功能障碍等。因此,做好开胸手术后患侧上肢功能锻炼,尽快建立被手术破坏组织的侧支循环是至关重要的,可提高生活质量,最大限度地恢复患者的生活自立能力。术后第1天开始做肩、臂的主动运动,如术侧手臂上举、爬墙及肩关节旋前、旋后运动,使肩关节活动范围逐渐恢复至术前水平,防止肩下垂。

5.下床活动

术后24小时,如患者病情稳定,则可早期下床活动,以促进胃肠蠕动,增进食欲,防止腹胀和肠粘连。开始时可在床边站立或坐在椅子上,如无异常可在搀扶下绕床在室内行走,每次10~30分钟,每天3~4次,或视身体状况决定活动次数及时间的长短。次日患者可根据实际恢复情况逐渐增加活动量。在下床活动时要注意保持各种引流管道的固定和通畅。要注意保暖,避免着凉,防止肺部并发症的发生。

6.预防跌倒、坠床

开胸手术者较胸腔镜手术者恢复慢,精神较胸腔镜手术者差,容易发生跌倒、坠床。一旦发生跌倒、坠床,可能导致骨折、颅脑损伤等。为了保障患者的安全,应注意以下几点。①卧床时拉起床栏,离床及如厕时应有人陪护。②裤子不要长过鞋面,穿防滑鞋,避免穿拖鞋。③床尾的摇手柄在使用后及时收起,夜间离床前应先开灯。④学会使用床边及厕所内呼叫器,并将呼叫器放在随手易取之处。⑤如有头晕、乏力等不适,应卧床休息。⑥起身下床时,尤其在夜间,应遵守"三部曲":即平躺30秒,坐起30秒,站立30秒,再行走。⑦避免在潮湿的地面上走动。⑧行走时若出现头晕、双眼发黑、下肢无力、步态不稳等,立即原地坐(蹲)下或靠墙,呼叫他人帮助。⑨使用轮椅时系好安全带,起身时先固定轮椅。⑩使用助行器时避免步伐过大,不要使用带轮子的助行器。⑪如发生跌倒、坠床,应立即呼叫医护人员。

三、出院后注意事项

1.锻炼

出院后半年内不要进行重体力活动。出院至术后2个月,还要继续对患侧肩关节、肩胛骨、肘关节做进一步大幅度练习。鼓励生活自理,如用患侧上肢穿衣服、吃饭等。

2.其他

参照各类胸腔镜手术前后共性注意事项相关内容(见第八章第一节)。

（邵琴燕　朱佳圆）

第三节　全肺切除手术前后,应该注意什么

全肺切除是指整一侧肺切除,有些毁损肺也是全肺切除的。全肺切除术一般选择开胸手术,也可以在胸腔镜下手术。全肺切除后对肺损伤大,术前对肺活量、肺功能要求高。

麻醉方式:全麻。

一、术前注意事项

参照各类胸腔镜手术前后共性注意事项相关内容(见第八章第一节)。

二、术后注意事项

1.体位

术后取平卧或1/4侧卧位。如完全侧卧于患侧或搬运时剧烈震动,均可使纵隔过度移位、大血管扭曲而引起休克;完全侧卧于健侧,则可压迫肺,造成严重缺氧。

2.胸管护理

全肺切除术后,胸腔引流管一般呈钳闭状态,以保证术后患侧胸腔内有一定的渗液,减轻或纠正明显的纵隔移位。医护人员会根据情况酌情放出适量的引流液,以维持气管、纵隔于中间位置。医护人员会经常测定确认器官是否居中,以了解胸腔内压力情况。

3.输液速度

全肺切除术后,要控制输液速度以防止肺水肿,速度以每分钟20～30滴为宜。一侧全肺切除后,肺血管床容量急剧减少,但心脏排出入肺的血液没有减少,导致健侧肺的负荷增加,从而引起肺水肿。同时,心脏后负荷增加,增加发生负荷性心肌病的风险,导致心律失常。若短时间内输液过多、过快,极易诱发左心

衰竭。

4.其他

参照各类胸腔镜手术前后共性注意事项相关内容(见第八章第一节)。

三、出院后注意事项

参照各类胸腔镜手术前后共性注意事项相关内容(见第八章第一节)。

(陈佩娜 邵英英 朱佳圆)

第四节 食管癌手术前后,应该注意什么

食管癌常用的手术方式有非开胸和开胸食管癌切除术。开胸手术路径常采用左胸后外侧切口,适用于中、下段食管癌。右胸前外侧切口适用于中、上段食管癌。食管癌切除后常用胃、结肠重建食管,以胃最为常见。对患有切除可能性小的鳞癌而全身情况良好的患者,术前可先做放疗,待瘤体缩小后再手术。

麻醉方式:全麻。

一、术前注意事项

1.饮食管理

能进食者宜进食高蛋白、高热量、丰富维生素饮食;若进食时感食管黏膜有刺痛,可进食清淡、无刺激的半流质或水分多的软食,避免进食较大、较硬的食物;若仅能进食流质而营养状况较差,则可遵医嘱给予静脉补液或肠内营养,纠正水、电解质失衡。

2.胃肠道准备

手术前晚禁食、禁饮；手术前晚、术晨灌肠，以排空肠道；术晨插三腔喂养管或胃管，为术后营养喂养、胃肠减压做好准备。胃肠减压的目的是减轻吻合口张力，避免术后因胃肠蠕动减弱等因素引起胃胀。此外，还可通过胃管观察有无胃肠道梗阻及出血情况。

3.其他

参照各类胸腔镜手术前后共性注意事项相关内容（见第八章第一节）。

二、术后注意事项

1.管路护理

(1)三腔喂养管：三腔喂养管（见图8-11）有3个腔道，3个腔道分别为喂养腔、吸引腔、压力调节腔。三腔喂养管置管位置（见图8-12）：喂养腔末端可至空肠，用于肠内营养液喂养；吸引腔末端可至胃部，用于胃部减压；压力调节腔末端可至胃部，用于胃部减压时的压力控制。三腔喂养管固定方式见图8-13。

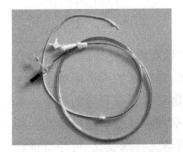

图8-11　三腔喂养管

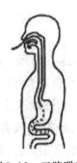

图8-12　三腔喂养管置管位置

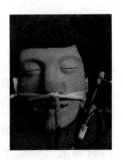

图8-13　三腔喂养管固定方式

(2)胃管＋空肠造瘘管：某些食管癌切除术后，会用胃管＋空肠造瘘管代替三腔喂养管。应用胃管＋空肠造瘘管的目的与三腔喂养管基本相同:胃管进行胃部吸引,起到减压、减少食管伤口刺激的作用;空肠管进行肠内营养,以保证患者营养补充。

(3)胸腔引流管:根据病情和治疗需要,胸腔引流管有粗胸管、细胸管两种。胸管固定方式见图8-14和图8-15。导管置管期间,均需要保持导管通畅、妥善固定,防止因牵拉等意外因素而引起导管滑脱、移动、扭曲。如固定的敷贴、胶布松脱,应及时通知医护人员进行更换。胸腔引流液如发现有异常出血、浑浊液、食物残渣或乳糜液,则提示胸腔内有活动性出血、食管吻合口瘘或乳糜胸,应及时通知医护人员。

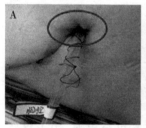 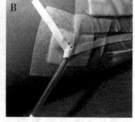 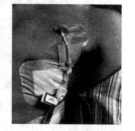

图8-14　粗胸管固定方式　　图8-15　细胸管
固定方式

2.饮食护理

(1)食管癌手术后进食时限:手术后食管缺乏浆膜层,故吻合口愈合较慢。术后应严格禁食和禁饮,未经医护人员同意不能经口摄入任何东西(包括水),以减少食物对食管吻合口的刺激。术后第2天,肠蠕动恢复,经三腔喂养管喂养腔或空肠造瘘管滴入肠内营养液。一般于手术后第7天,如病情无特殊变化,可经口进食肠内营养液,逐日增量。术后第10~12天,改无渣、半流质饮食,但应注意防止进食过快及过量。

(2)肠内营养优势:①食管癌手术后进行肠内营养,可给予充分营养支持,使人体所需各类营养物质通过门静脉吸收,直接进入患者体内肝脏部位,促进肝脏部位合成人体所需蛋白质。②通过食物刺激胃肠道,可激活肠道消化分泌系统,促进胃肠蠕动及黏膜生长,促进胆囊收缩,减少肝胆并发症的发生。肠内营养可维持肠道黏膜细胞结构和功能的完整性,以及肠道屏障功能,从而防止细菌异位,明显降低肠源性感染的发生率。③与肠外营养相比,肠内营养更安全、经济,能有效降低吻合口瘘的发生率。

(3)肠内营养时注意事项:①营养液的浓度应遵照循序渐进的原则,浓度由低到高,速度由慢到快,数量由少到多,不足部分经静脉适当补充。开始输注速度宜慢,每小时40~60mL,每天500~1000mL;之后每天递增,3~4天逐渐增加滴速至每小时100~150mL,以达到1天所需总量2000mL,每天最大量不超过2500mL。②在进行肠内营养时,患者体位以半卧位为佳,或将床头抬高30°~45°。输注完后维持该体位30~60分钟,防止体位过低而导致营养液反流至吻合口而影响吻合口愈合。③采用加温器对靠近管道近端的肠内营养液加温,将营养液输入温度保持在37~40℃。若营养液温度过低,可刺激肠蠕动,导致腹泻;若温度过高,可烫伤肠黏膜。④营养液开启后应立即使用,如暂不输注,需置于4℃冰箱内保存,并在24小时内使用。⑤术后肠道功能降低,蠕动减慢。肠内营养期间,因营养液输注过多或过快,患者可能有腹痛、腹胀、腹泻、恶心、呕吐等,以腹泻、腹胀多见。若出现腹痛、腹泻的症状,应告知医护人员。通过减慢滴速或暂停滴入,上述不适症状一般2~4小时可缓解。对腹胀程度较轻者,可循环按摩腹部。

3.口腔护理

禁食期间注意口腔卫生,一天两次口腔护理,病情允许时可改为早晚刷牙。不管是口腔护理还是刷牙,均建议患者加用漱口水漱口,以保证口腔及咽喉部清洁。

4.并发症观察

食管吻合口瘘是食管手术后最严重的并发症。吻合口瘘的表现为呼吸困难、胸腔积液及全身中毒症状(包括高热、休克、白细胞升高,甚至败血症)。处理主要为引流、抗感染治疗及营养支持。一般要持续肠内营养并禁忌经口进食6周左右。

三、出院后注意事项

1.饮食

术后3周若无特殊不适,可进普食,但仍应注意少食多餐、细嚼慢咽,避免进食生、冷、硬食物。进食期间,观察有无呛咳、吞咽困难、腹胀腹痛、体温升高等不良反应。进食后2小时内避免平躺,睡眠时将床头抬高,以免胃食管反流而引起呕吐。严禁进食硬质的药片、花生、豆类或带骨刺的鱼肉类等,以防晚期吻合口瘘。如实施结肠代食管,因结肠段逆行蠕动,口腔常留粪味,半年后可获改善。

2.复查

若术后3～4周再次出现吞咽困难,可能为吻合口狭窄,应及时就诊。

(陈瑜　杨叶蓉　李娜)

第五节　胸腺瘤手术前后,应该注意什么

胸腺瘤是最常见的纵隔肿瘤之一,患者常有胸痛、胸闷、咳嗽及前胸部不适。部分胸腺瘤侵及周围脏器,体积大并伴有肌无力症状。经胸腺切除治疗,重症肌无力症状好转和完全缓解者达80%,但手术本身也可能会导致部分患者重症肌无力症状加重,

甚至出现肌无力危象而导致死亡。

根据患者发病的部位、程度及病情,临床上重症肌无力常用改良的Osserman分型,其主要分为以下几种。

(1)Ⅰ型(眼肌型):病变仅局限于眼外肌,2年之内其他肌群不受累。

(2)Ⅱ型(全身型):有一组以上肌群受累。ⅡA型(轻度全身型),四肢肌群轻度受累,伴或不伴眼外肌受累,通常无咀嚼、吞咽和构音障碍,生活能自理;ⅡB型(中度全身型),四肢肌群中度受累,伴或不伴眼外肌受累,通常有咀嚼、吞咽和构音障碍,生活自理困难。

(3)Ⅲ型(重度激进型):起病急、进展快,发病数周或数月内累及咽喉肌,半年内累及呼吸肌,伴或不伴眼外肌受累,生活不能自理。

(4)Ⅳ型(迟发重度型):隐袭起病,缓慢进展。2年内逐渐进展,由Ⅰ、ⅡA、ⅡB型进展而来,累及呼吸肌。

(5)Ⅴ型(肌萎缩型):起病半年内可出现骨骼肌萎缩、无力。

麻醉方式:全麻。

一、术前注意事项

1.用药指导

为减轻肌无力症状以利于手术,术前通常应用抗胆碱酯酶药物(新斯的明),并要按医嘱定时、定量服药,不可自行增减药量。如果漏服,不可一次服用双倍量,否则会出现毒性反应。避免因服药不当而诱发肌无力危象和胆碱能危象。掌握适宜的服药时间,抗胆碱酯酶药物一般在饭前30分钟使用,以缓解咀嚼无力症状。肌无力危象主要表现为呼吸困难、烦躁不安、发绀,且气管内分泌物增多而无力排出,导致严重缺氧,严重者引起急性呼吸衰竭。胆碱能危象由使用抗胆碱酯酶药物过量所致,其临床表现为气管分泌物增多、多汗、流泪、恶心、呕吐、抽搐、心率减慢、瞳孔变小等。一旦出现胆碱能危象,要立即停用抗胆碱酯酶药物,必要时还需配合使用阿托品等药物来缓解胆碱能危象。

2.其他

参照各类胸腔镜手术前后共性注意事项相关内容(见第八章第一节)。

二、术后注意事项

(1)如果患者有胸腺瘤伴重症肌无力,那么术后医护人员有可能将患者送至监护病房进行监护。

(2)配合医护人员观察肌力情况。

(3)如患者的手术切口为正中切口,那么起床时双手勿用力,勿做撑起动作,需他人协助进行起床,以防止切口裂开。

(4)其他事项参照各类胸腔镜手术前后共性注意事项相关内容(见第八章第一节)。

三、出院后注意事项

参照各类胸腔镜手术前后共性注意事项相关内容(见第八章第一节)。

（宓莹燕　曹燕　俞柳清）

第六节　心脏手术前后共性注意事项

心脏手术包括对心包炎、动脉导管未闭、先天性心脏病(房间隔缺损、室间隔缺损、法洛四联症)、心脏换瓣、冠脉搭桥、胸主动脉瘤等的手术。

麻醉方式:全麻。

一、术前注意事项

(1)测量体温、血压、呼吸、脉搏、身高及体重。

(2)观察有无出现脉率及脉搏异常、呼吸困难、发绀、颈静脉怒张、浮肿、腹水等情况。

(3)如有心律失常、心力衰竭症状,需卧床休息,低盐饮食,并记录尿量。如服用洋地黄类药物,需注意观察药物毒性反应,一旦出现异常,应立即报告医生。

(4)腹水者需每周测量腹围。

(5)注意保暖,预防感冒。

(6)根据病情吸氧,每天2次,每次30分钟。

(7)测血气、电解质,保持水电解质平衡,维持酸碱平衡。

(8)按医嘱注射抗生素。

(9)避免剧烈运动,预防血栓脱落或缺氧导致的心肌梗死或脑梗死。

(10)术前5天停用肠溶阿司匹林或华法林类药物;术前3天停用洋地黄类药物。

二、术后注意事项

(1)心电监护:每15～30分钟测1次血压、脉搏、呼吸,平稳后每小时测1次。

(2)吸氧,根据缺氧情况调节氧流量。

(3)注意观察患者神志、瞳孔、皮肤及指(趾)端色泽与温湿度、双肺呼吸音、胃肠是否胀气、肝脏大小、下肢是否有水肿、尿量、肢体活动情况等,如有异常及时报告医生。

(4)医护人员会监测患者的血气、血常规、尿常规与电解质情况。

(5)进行有效的深呼吸和咳嗽、咳痰,配合医护人员进行雾化吸入、肺部物理疗法。

（6）医护人员会酌情调节静脉输液速度，记录24小时出入量，患者及家属勿擅自调节。

（7）根据医嘱适当应用镇静剂。

（8）清醒后改半卧位。拔除气管插管后2小时可饮水。如无呕吐、腹胀等不适症状，可逐渐进食流质、半流质饮食。

（9）按医嘱应用抗生素。

（10）逐渐增加活动量，观察活动后有无心悸、气短、呼吸困难等。

（11）若出现以下情况，须即刻手术止血处理。①急性心脏压塞。术后初期，若引流管被血块堵塞，可引起心脏压塞，表现为烦躁不安、血压下降、脉压小、中心静脉压增高、心排出量降低、尿量减少。②出血过多或怀疑外科止血不满意。③纵隔、胸腔内积血短时间内增多。

（12）保持排便通畅，必要时使用缓泻剂。防止发生心律失常。保持心包、纵隔引流通畅（见图8-16），经常挤压引流管，保证各种管道的通畅，防止引流不畅而引起心脏压塞。每小时记录引流量。如每小时引流量达200mL，并连续2小时，说明有活动性出血的可能，应及时汇报医生。

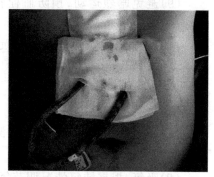

图8-16　心包、纵隔引流

（13）低温麻醉后相关知识如下。①测体温。体外循环术后，医护人员会用监测仪持续监测患者的体温。体温探头需插入鼻腔或肛门。要注意保护好探头，否则易损坏。拔除气管插管后，根据病情，医护人员会每1～4小时测一次患者的腋窝温度或口温。②复温。术后回病房时，如肛温维持在35～36℃，则体温一般可在2~3小时自然回升,不需复温。如肛温低于35℃,则可以复温,但不宜过快,避免引起高热反应。如术后寒战较重,可根据医嘱使用镇静药物。如循环功能较差、血容量不足、体温上升太慢,则可用空调、暖风机等使室温维持在21~22℃,注意安全。③降温原则。病室内温度维持在22℃左右。肛温回升38℃后,可在腹股沟、颈部、腋窝下置冰袋。当肛温上升到39℃以上时,可肌肉注射解热药物,使肛温维持在37~38℃。如患者有烦躁不安、谵妄、惊厥等情况,或体温升高难以控制,医护人员会适当使用镇静药物。

(朱秀英　黄淑群)

第七节　心脏手术前后个性注意事项

一、慢性缩窄性心包炎手术前后,应该注意什么

慢性缩窄性心包炎是指心包因慢性炎症变成坚厚的纤维组织硬壳,限制了心脏的收缩和舒张,引起循环功能障碍。患者表现为容易疲乏、咳嗽、气促、胃纳不佳和消化功能失常。气促常发生于劳累后,重者出现端坐呼吸。

(一)术前注意事项

1.术前护理

(1)观察循环功能的改变,如发绀程度、脉搏强弱、胸腹水及水肿的变化。

(2)患者取半卧位,限制活动,协助基础护理。

(3)高蛋白、低盐、高热量、多维生素饮食,保证足够热量和蛋白质摄入。

2.治疗配合

(1)配合医生抽胸、腹水,每天测腹围1次,每周测体重。

(2)配合医护人员记录出入量。应用利尿药时,注意血钾浓度及水电解质平衡。

(3)医护人员会通过监测中心静脉压了解患者的右心功能。患者在测压前需休息2～3小时,以防活动后静脉压增高而影响结果。

(4)必要时按医嘱输血或血浆,改善全身情况。

(5)如患者同时患有结核病,则须坚持抗结核治疗,按时服药。

(6)如有大量胸腔积液,可间断地放出适量胸腔积液,每次的量应小于1000mL,注意无菌操作,并静脉补充蛋白质。

3.其他

参照心脏手术前后共性注意事项(见本章第六节)。

(二)术后注意事项

1.术后护理

(1)注意有无急性心力衰竭表现,如血压下降、脉压小、心率快、尿量少。如有异常表现,应立即报告医生。

(2)胃肠功能恢复后,应多进食,增加营养,采取低盐饮食——每天食盐摄入量小于3g。

(3)吸氧。

(4)严格控制输液量,根据静脉压调节输液速度。因切除心包后,静脉压常下降,所以输液、输血必须适量,以免心肺负担过重。

(5)按医嘱合理应用抗生素和抗结核药等。

(6)每天记录出入量,注意尿量及水电解质平衡,尤其是钾离子的变化,防止低钾血症的发生。

（7）经常挤压引流管以保持通畅，必要时更换引流瓶，注意观察引流液的性质和量。

（8）注意观察全身中毒情况及心脏受压情况。

2.心包引流术后注意事项

（1）取半坐位。

（2）配合医生冲洗心包腔，每天2次，并注意引流体位，使其充分引流。

（3）每天或隔日测量血压，每天记录出入量，观察和记录腹水及周围水肿情况。

（4）注意检查其他部位有无转移脓肿。

二、心脏直视手术前后，应该注意什么

心脏直视手术是指将人体静脉血引流到体外至替代心肺的体外循环机内，进行氧合和排出二氧化碳，然后由血泵输回体内，在维持周身循环的前提下，切开心脏，提供无血手术野进行心内操作的过程。

（一）术前注意事项

（1）加强营养，进食高蛋白、高维生素饮食。

（2）手术前3天停用洋地黄类及利尿剂等药物。

（3）入院时测体重、身高，作为药物剂量计算和人工心肺机使用的参考。

（4）手术前1天测体温，术晨测体温。如有发热，及时报告医生。

（5）手术前晚开塞露纳肛。必要时使用镇静剂。

（二）术后注意事项

1.循环系统监测

（1）术后48小时内，患者需连续监测血压及心率，每15～30分

钟记录1次,平稳后改每小时1次。根据病情,医护人员每隔2～4小时会为患者测量中心静脉压或右房压、肺动脉压、肺毛细血管楔嵌压和心排血量。注意脉压、心率、心律的变化。

(2)加强对周围循环的观察,如皮肤颜色、温度、有无发绀、动脉搏动强弱等情况,如有异常及时告知医护人员。术后应连续测体温,每1～2小时记录1次。如体温下降至35℃,则要提高室温,同时可用电热褥复温。若体温上升至39℃及以上,则可用冰袋、温水酒精擦浴,必要时加用药物降温。

2.呼吸系统监测

(1)术后一般用人工呼吸机辅助呼吸4～24小时。根据病情调节参数,定时监测血气。

(2)保持呼吸道通畅,及时清除呼吸道分泌物。多翻身并进行深呼吸,医护人员也会协助拍背,从而促使肺膨胀。必要时,需纤维支气管镜(纤支镜)吸痰。每天做超声雾化吸入。

(3)要仔细观察呼吸频率、呼吸量、呼吸深度及胸廓抬高程度,注意有无发绀、鼻翼翕动,如有异常及时告知医护人员。

(4)如患者的呼吸道严重受阻,医护人员会为患者行气管切开术。

3.神经系统监测

(1)注意神志、意识、瞳孔、运动及感觉有无异常,如出现定位体征,立即报告医生。如神志不清、烦躁,应考虑脑损害,可因脑血栓、气栓、脑血肿、硬膜外血肿或脑缺氧引起。

(2)保持良好的休息环境。不能入睡者遵医嘱适当使用镇静、镇痛药物。注意是否出现抑郁症或丧失定位能力,是否出现神经精神症状(如幻觉、极度恐惧),若出现症状应立即报告医生。

4.肾功能监测

(1)术后留置导尿管,每小时测尿量,观察尿色的变化。每小时尿量应超过30mL。术后8小时尿量较多,每千克体重每小时1～2mL。

(2)配合血生化检查。

(3)保持导尿管通畅。若患者出现尿少,医护人员会根据病情给予呋塞米(速尿)。但在使用呋塞米时要注意排尿速度及血压变化。如发生肾衰竭应及时报告医生。

5.饮食护理

(1)术后禁食。待肠蠕动恢复后,可进食流质饮食。早期忌糖、牛奶、豆浆等胀气食物,应进食易消化、清淡食物和水果,多饮水。

(2)如腹胀明显,可置胃管做胃肠减压,持续胃肠减压要保持胃管通畅。

6.其他护理

(1)保持心包、纵隔引流通畅(详见本章第六节)。

(2)预防术后感染。术后5～7天使用抗生素。医护人员会用20mL生理盐水将抗生素溶解后进行静脉推注。

(3)主动活动肢体,视病情及耐受能力,在医护人员搀扶下,逐渐绕床移步或行走。活动应在心电监测下进行,一旦出现不适,立即停止活动。

三、先天性心脏病手术前后,应该注意什么

先天性心脏病主要包括房间隔缺损、室间隔缺损、法洛四联症和动脉导管未闭等。

房间隔缺损是指原始心房间隔在发生、吸收和融合时出现异常,左右心房之间仍残留未闭的房间孔。绝大多数患者在儿童期无症状,有的仅表现为生长缓慢,易患呼吸道感染;青年期可出现心悸、咳嗽、易疲劳等症状。病变重者可出现明显肺动脉高压和

右心衰竭的症状,甚至出现咯血、发绀,发展为艾森曼格综合征。

室间隔缺损是由于室间隔在胚胎期发育不全而形成异常交通,在心室水平产生左向右分流而致的病症。小的空间隔缺损一般无症状。缺损大者在婴儿期易反复发生呼吸道感染,甚至心力衰竭;两岁以后,呼吸道症状好转,但活动后常有心悸、气促、发育不良。如伴有肺动脉高压,则可出现右心衰竭甚至发绀。

法洛四联症是包含室间隔缺损、主动脉骑跨、肺动脉狭窄和右心室肥大的联合心脏畸形,是常见的发绀型心脏病。患儿出生后即可出现发绀,哭闹时显著,并逐渐加重,活动后易气促,喜蹲踞。病重者可发生缺氧性昏厥、抽搐,甚至死亡。

动脉导管未闭是一种很常见的先天性心脏病。未闭的动脉导管位于左锁骨下动脉远侧的降主动脉与左肺动脉根部之间,粗细不等,外形可呈管状形、漏斗形、哑铃形、窗形。轻者无症状。重者易发生感冒或呼吸道感染,生长发育受限,活动后心慌、气急,甚至心力衰竭。

1.术前注意事项

(1)限制活动量,以防发生晕厥。

(2)如有发绀症状,要充分吸氧,可低流量吸氧(1~2L/min)。

(3)适度饮水或输注5%葡萄糖溶液,降低血液黏稠度。

(4)完全性大动脉转位者不需吸氧;动脉导管依赖性下肢血流灌注者禁吸氧。

2.术后注意事项

(1)在未清醒前,医护人员会为患者固定好肢体,防止管道脱出。

(2)注意观察心率、心律、血压、中心静脉压的变化,随时评估周围循环状况,尤其注意有无房室传导阻滞等心律失常及低心排综合征的发生。

（3）保持纵隔、心包或胸腔引流通畅,注意出血倾向,防止心脏压塞及胸腔积液。

（4）预防低血容量及肺水肿。补足失血,控制液量在3.0～4.0mmol/(kg·d)(20kg以下),婴儿术后第一个24小时给上述用量的1/2;利尿剂从3～5mg开始应用。注意中心静脉压或肺毛细血管楔压的变化,防止输液过量过快,预防肺水肿的发生。

（5）观察有无少尿、血尿、无尿等症状,按医嘱使用利尿药。

（6）注意血管活性药物输入浓度、速度,并保持通畅,避免管道扭曲、折叠、液体渗出等。

（7）刚开始时进食宜少量多餐,不宜过饱,不宜进食易产气的食物,以免肠胀气,加重心脏负担。

（8）婴幼儿需加强看护,不宜过早下床活动,并注意心理护理,以取得患儿的信任和治疗护理上的配合。

四、风湿性心脏病换瓣术前后,应该注意什么

风湿性心脏病换瓣术主要适用于二尖瓣狭窄、二尖瓣关闭不全、主动脉瓣狭窄和主动脉瓣关闭不全等。

二尖瓣狭窄:心脏舒张期二尖瓣开放发生障碍,使左房室口径面积缩小。大多属风湿性。按病变程度为隔膜和漏斗两型。患者表现有气促、咳嗽、咯血、发绀等症状,剧烈体力活动、情绪激动、呼吸道感染、妊娠等情况可诱发阵发性气促、端坐呼吸或急性肺水肿。

二尖瓣关闭不全:心脏收缩时二尖瓣不能正常关闭,常合并二尖瓣狭窄。多属风湿性。主要症状是乏力、心悸、劳累后气促。

主动脉瓣狭窄:收缩期主动脉瓣开放受限的一种心瓣膜病。轻度狭窄者无明显症状。中、重度狭窄者活动时出现气促、眩晕或晕厥,并伴有心绞痛。另外,尚可有乏力、虚弱、端坐呼吸、夜间阵发性呼吸困难及肺水肿等症状。

主动脉瓣关闭不全：心室舒张期主动脉瓣不能完全闭合的一种常见心瓣膜病。轻度关闭不全患者可无明显症状。早期症状，患者可有心悸、心前区不适、头部强烈搏动感。重者常有心绞痛发作、气促，并可出现阵发性呼吸困难、端坐呼吸或急性肺水肿。

1.术前注意事项

(1)术前常规做好各项生化检查，如凝血酶原时间及活动度、血钾、血钠。术前一天停用洋地黄类、利尿药。治疗感染病灶。

(2)告知医护人员有无出血病史，以便在抗凝治疗中引起注意。

(3)限制活动量，在床上活动肢体，避免剧烈活动，防止血栓脱落而造成猝死。如因活动过量出现心绞痛或频发室性期前收缩，应及时平卧休息，并给予吸氧。

2.术后注意事项

(1)密切观察有无脑血栓、气栓、腹腔及肢体动脉栓塞，及时检查神志、瞳孔、肢体感觉及运动情况，注意有无颅脑定位体征。

(2)注意口腔卫生，预防术后并发感染。若发现不明原因的高热或持续低热，应及时告知医生以便及早诊治。

(3)注意检查凝血酶原时间及活动度，遵医嘱行抗凝治疗，按时按量服用抗凝药。抗凝适当的标准：凝血酶原时间为正常值(12～14秒)的1.5～2.0倍，活动度在30%～40%，国际标准化比值(international normalized ratio, INR)为2.0～2.5。如发现伤口渗血、皮下出血等，立即报告医生。

(4)配合医护人员观察心力衰竭改善程度及听诊人工瓣膜的活动情况。

(5)机械瓣膜发出的响声会造成失眠，患者可能在思想上难以接受生物瓣膜，要做好心理调适。

五、冠状动脉搭桥手术前后,应该注意什么

冠状动脉搭桥手术适用于冠状动脉粥样硬化性心脏病、心绞痛、心肌梗死,以及继发的室壁瘤、二尖瓣关闭不全、室间隔坏死、穿孔等。

冠状动脉粥样硬化性心脏病是指粥样硬化病变使冠状动脉狭窄、闭塞,影响冠状循环血流,造成心肌缺血、缺氧甚至坏死。

心绞痛以胸骨后最常见,可由轻度的压榨感、发闷、紧缩感、烧灼感至剧烈的绞痛,伴有窒息感、恐惧感或濒死感,致使患者不自觉停止任何活动。

心肌梗死指冠状动脉发生长时间的痉挛或急性阻塞后可发生心肌梗死,引起严重的心律失常、心源性休克、心力衰竭或心室破裂。

可继发室壁瘤、二尖瓣关闭不全、室间隔坏死、穿孔。

1.术前注意事项

(1)术前药物治疗,包括降血脂,扩张冠状动脉,控制糖尿病和高血压,纠正低钾血症,禁止下肢输液。

(2)预防肺部感染,吸氧,避免心绞痛的发作。

(3)饮食以低脂、低盐、素食为主,控制食量及摄入水量,减轻心脏负担。

(4)适当休息,必要时用镇静剂,防止精神紧张而诱发心绞痛。

(5)保持大便通畅,必要时可服用缓泻剂。

(6)术晨舌下含服2片硝酸甘油后入手术室。

2.术后注意事项

(1)注意有无心律失常及心肌梗死征象,如有异常告知医生。

(2)定期测定左房压、中心静脉压、桡动脉压,以便及时发现心力衰竭、低心排综合征和心脏压塞等并发症。

(3)按医嘱应用冠状血管舒张药物,如硝酸甘油或硝酸异山梨酯,以防冠状动脉痉挛引起心肌梗死。术后疼痛可导致血管痉挛,故需要充分镇痛。

(4)检查术侧下肢大隐静脉的创面有无出血、渗血,观察下肢的供血、皮温变化及足背动脉搏动情况。抬高术侧下肢,减轻水肿。

(5)术后2小时,双下肢可被动活动,但弹力绷带包扎要适宜。如术后8小时下肢肿胀不明显,可解除弹力绷带,并将桥血管供体肢体抬高30°,防止水肿及静脉炎。使用弹力裤或弹力绷带1~3个月。

(6)采用抗凝疗法。根据凝血酶原时间按医嘱使用抗凝药物,并观察有无出血情况。

六、胸主动脉瘤术手术前后,应该注意什么

胸主动脉瘤是由于先天性发育异常或后天性疾病引起动脉壁损害、变薄,在高压血流持续冲击下,主动脉逐渐膨大扩张而形成的动脉瘤样改变。患者主要表现为胸痛。如脊柱受侵蚀及脊神经受压迫,则胸痛更明显。瘤体压迫可引起刺激性咳嗽、呼吸困难、声音嘶哑、Horner综合征、上腔静脉压迫综合征、吞咽困难等。严重者因瘤体破裂大出血而死亡。

1.术前注意事项

(1)避免屏气、剧烈咳嗽、剧烈活动,避免情绪波动。

(2)配合做好超声心动图、逆行主动脉造影等检查。

2.术后注意事项

(1)严密观察患者生命体征,全身出血症状,胸腔、纵隔引流的速度及血量。

(2)患者取平卧位,减轻血流对吻合口的冲击。

(3)注意吻合口或动脉缝合处有无出血、渗血或血肿形成。

(4)术后1～2天,在床旁拍摄X线胸片。

(5)检查桡动脉、颞动脉、股动脉搏动及充盈程度,判断吻合口是否通畅。

(6)观察有无胸内压迫症状,以便及时发现假性动脉瘤的形成,必要时做动脉造影。

(7)观察有无下肢瘫痪症状(需肋间动脉置换时)。

(8)避免剧烈活动或引起血压升高的活动(如抬重物、用力排便),控制体重。

(朱秀英　黄淑群)

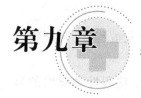

第九章

胃肠手术

第一节　胃癌手术前后,应该注意什么

　　胃癌起源于胃壁最表层的黏膜上皮细胞,可发生于胃的各个部位,可侵犯胃壁的不同深度和广度。胃癌根治术,又称为胃癌治愈性切除术,是指原发肿瘤连同转移淋巴结及受累浸润的组织一并被切除,无肿瘤残存,从而使胃癌有可能治愈的手术。根据手术切除范围,胃癌手术主要包括:①全胃切除术;②远端胃切除术;③保留幽门胃切除术;④近端胃切除术;⑤胃分段切除术;⑥胃局部切除术。

　　适应证:原发型胃癌的Ⅰ期、Ⅱ期、Ⅲ期、Ⅳ期(除远处转移),或伴有胃周围区域淋巴结转移的原发性胃恶性肿瘤,患者身体状况良好可耐受手术。

　　麻醉方式:全麻。

一、术前注意事项

　　(1)手术是目前治疗胃癌的主要方法,而良好的情绪有利于康复,患者应保持情绪稳定,注意休息。

　　(2)戒烟戒酒。吸烟可使支气管分泌物增多,降低血氧饱和度及增加血中碳氧血红蛋白含量,影响手术及术后的恢复。酒会刺激胃黏膜,损伤黏膜组织,促进致癌物质的吸收。

　　(3)练习深呼吸及有效咳嗽咳痰,防止术后肺部感染。

(4)调整饮食。注意少食多餐,进食高蛋白、高维生素、高热量、易消化、无刺激性的少渣饮食。手术前1天进食流质饮食,20：00开始禁食,22：00开始禁饮(包括水)。

(5)肠道准备。按照护士指导的方法口服肠道清洁药物,或者配合护士进行清洁灌肠。

(6)术前1天晚上洗澡,取出义齿,去除金属饰品,修剪指甲等。当天早上更换手术衣裤,不要穿内衣、内裤及袜子。

(7)保持口腔清洁。由于术后短期内禁食、禁饮,细菌易通过口腔进入呼吸道,故需及时治疗口腔慢性感染和溃疡,早晚刷牙,餐前餐后漱口,保持口腔清洁,防止术后呼吸道感染。

(8)进手术室前会留置一根鼻肠管,患者的配合是管道置入顺利的关键。置入过程中会有恶心等不适感,可以通过深呼吸来缓解。配合护士的插管动作做吞咽动作,可以增加一次插管的成功率。胃肠减压的目的是减轻吻合口张力,避免术后因胃肠蠕动减弱等因素而引起胃胀。此外,还可通过胃管观察有无胃肠道梗阻及出血情况。

(9)如果患者有高血压且长期服用降压药,那么术晨仍应服用降压药,用一小口温水送服,以免术中血压过高导致出血等情况。如患者有糖尿病且长期服用或者使用降糖药物,那么手术当天早上应根据术晨空腹血糖值,按医嘱酌情使用降糖药,以免发生低血糖。

(10)术后因留置各种管道(胃管、鼻肠管、导尿管、腹腔引流管),患者会有不适感,床上翻身活动也会受到影响。术前应在护士指导下练习模拟带管床上翻身方法,以保证术后各类导管在位。

二、术后注意事项

1.环境舒适

保持病室清洁、安静、舒适,尽量减少探视。

2.体位

如患者生命体征平稳,则可取半卧位(床头摇高30°~45°),其目的是减小腹部切口张力,有利于引流,防止膈下脓肿。

3.排痰

排痰方式有深呼吸、有效排痰,有效拍背,雾化吸入辅助排痰,防止肺部并发症的发生。

4.口腔卫生

术后禁食,医生及护士会告知患者什么时候可以进食。禁食期间应经常漱口,保持口腔清洁,防止因唾液减少引起细菌迅速繁殖而发生口腔炎。

5.置管维护

术后患者的颈部可能会颈内静脉置管(见图9-1),用于静脉输液。静脉置管期间,应避免牵拉,防止拉出,敷贴翘起时需及时通知护士。保持鼻肠管固定妥当(见图9-2),使术后肠内营养顺利进行(鼻肠管维护相关注意事项详见本节末的"知识链接")。保持有效的胃肠减压,其目的是便于观察,减轻吻合口的张力,促进吻合口的愈合。保持腹腔引流管固定妥善、通畅,不要自行挤压、扭曲引流管,同时在床上活动时,避免牵拉引流管,要防止其扭曲、移位或脱落。

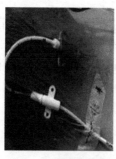 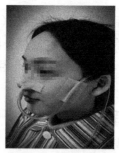

图9-1　颈静脉置管　　图9-2　鼻肠管固定

6.自控镇痛泵

自控镇痛泵(PCA)根据设定的流量会自动持续给药,可用48小时。在患者感觉疼痛时,按压一下镇痛泵自控给药按钮就会有一定额外剂量的止痛药快速进入患者的体内,用于止痛。镇痛泵有一个安全保护机制,为了避免药物过量使用,15分钟内多次按压仅有一次有效。

7.早期活动

每2小时翻身1次,防止皮肤压红,可使用三角枕垫于腰背部。尽可能早期活动。卧床、体弱或者高龄者每天做双下肢伸屈活动1000次。除以上人员外,其他人术后第1天,可坐起做轻微活动;第2天,在他人协助下离床站立或床边活动;第3天,可在室内活动,以预防双下肢深静脉血栓形成,并增加肠蠕动,促进血液循环,增进机体代谢,减少并发症。

8.饮食护理

术后禁食期间,经鼻肠管给予肠内营养支持。待患者肛门排气后,遵医嘱进食。为了适应消化道重建,饮食应逐渐过渡,由稀到稠,由少到多,由低热量到高热量。停胃肠减压及拔管后,当天可少量饮水,每次4~5汤匙,1~2小时1次;如无不适,第2天可进食适量流质饮食,每次30~80mL;第3天,进食全流质饮食,每次100~150mL;第4天,可进食半流质饮食,以稀饭、软面条为宜;术后10~14天,可进软食。主食与配菜宜选营养丰富、易消化食物,忌食生冷、油煎、酸辣等刺激性易胀气食物,多食新鲜蔬菜水果,不吃高脂食物、腌制品,适量补充铁剂和维生素。进食时,应细嚼慢咽。禁忌烟酒。饮食有规律。术后3~6个月后可根据身体情况逐渐恢复到普通饮食。

胃癌术后化疗期间,有可能出现化疗后不良反应,注意加强营养,进食清淡、易消化、富含蛋白质和维生素的饮食。

9.呼吸功能训练

(1)腹式呼吸:指吸气时让腹部凸起,吐气时腹部凹入的呼吸法。初学者取坐位,双脚着地,身体稍前倾;也可取半卧位,两膝轻轻弯曲使腹肌松弛。手放在腹部,以感觉腹部隆起的程度。用鼻子缓慢吸气时,腹部鼓起,腹部的手有向上抬起的感觉。呼气时,缩唇慢呼气,腹部凹陷,腹部的手有下降感。

(2)有效咳嗽咳痰:进行数次深而缓慢的腹式呼吸后,深吸一口气后屏气3~5秒,身体前倾,进行2~3次短促有力的咳嗽,张口咳出痰液,咳嗽时收缩腹肌。或用自己的手按压上腹部,以减轻切口疼痛,帮助咳嗽。

10.肺叩

肺叩可以通过胸壁震动气道使附着在肺、支气管内的分泌物脱落,通过体位引流使分泌物到达细支气管,通过咳嗽将痰排出体外。具体方法如下。

(1)手似杯状,掌指关节屈曲120°,利用腕关节的力量,指腹与大小鱼际有节律叩击背部,与呼吸过程无关。

(2)由背部从下至上,从外向内,沿着支气管走向叩拍。

(3)每个部位肺叩1~3分钟,每分钟大于120次。避免在生命体征不稳定时或进食前后肺叩。

(4)禁止肺叩的部位有脊柱、胸骨、切口上和胸腔引流管处、肾区、肝区、脾区、女性乳房,并且避免直接在赤裸的皮肤上叩击。

三、出院后注意事项

1.饮食营养

出院1个月内多饮食高热量、高维生素食物,能量达到2400千卡。以后每天能量保持2000千卡。从半流质饮食逐渐过渡到普食。少食多餐,逐渐恢复正常饮食。初期量少、次数多,以后逐渐到量多、次数少。要达到每天四餐至少需要3~4个月。细嚼慢咽,以口腔代替胃的部分消化功能,减轻胃肠道的负担,防止由食物消化不良而引发腹泻或肠梗阻。可以根据患者的平素喜好选择合适的食物品种并合理搭配,多食入维生素含量高的新鲜水果蔬菜(冷硬质的水果不可以吃,如菠萝、李子、冻梨、香瓜、山楂等)。如条件允许,可用榨汁机,将大量水果、蔬菜榨汁饮用,利于吸收。忌用食物:动物脂肪,生腌制虾、蟹类,腌制过咸的食物,烟熏烧烤食物,酸泡食物,肉类的罐头食品,辛辣刺激性调味品,黏、冷、凉、硬食品,油炸、油腻食品,羊肉类等。

2.休息与锻炼

回家后需要养成如下习惯。每天坚持用温水泡脚,每天至少1~2次。每天坚持下地活动,至少累计活动量2~3小时。体力逐渐恢复后可增加活动量,从日光浴、散步等运动开始,锻炼时间根据自我感觉决定,在参加体育活动时心率宜控制在每分钟85~120次。气功和太极拳是很好的锻炼项目,还可以作适当的保健按摩。每天坚持饮用至少四大杯温水(1500~2000mL),并且吃至少一个苹果和一根香蕉。定时排便,防止便秘。保证充足的睡眠,生活要有规律。

另外,假如进食半小时后出现头晕、面色苍白、眩晕、心悸、出汗、恶心、呕吐或腹痛、腹胀等症状,应立即卧床以缓解症状。以上症状主要是由于手术切除幽门括约肌,食物进入小肠过快,肠腔被迫膨胀,肠蠕动加剧等引起的。故远端胃大部切除术后患者进食后,需要平卧20~30分钟后再缓慢活动。全胃术后及近端胃大部切除术后的患者,饭后则不能马上平卧,可适当散步约30分钟,睡眠时需要抬高上半身15°,防止出现进食反流的现象。

3.心理调适

保持乐观、积极的心态,正确对待疾病,遇事沉着冷静,避免急躁。学习相关疾病的科学知识,增强战胜疾病的信心,不仅可以提高生活质量，而且可以增强免疫力。

4.定期复查

复查时间，术后3个月复查1次。复查项目有胃肠透视（或胃镜）、B超（肝胰、腹膜后、腹腔内）、血常规、肝功能、癌胚抗原（carcino-embryonic antigen，CEA）、甲胎蛋白（alpha fetoprotein，AFP）。根据病情定期化疗，同时注意遵医嘱服药。服药期间注意查肝功能、血象变化。如接到医院的随访信或电话，应及时回复以便医生了解病情。若出现腹部不适、恶心、呕吐、呕血、黑便、体重减轻、疲乏无力、食欲减退等情况，应及时就诊。

5.药物治疗

针对全胃切除术和近端胃大部切除术，术后防止"反流性食管炎"的药物治疗如下。①奥美拉唑胶囊（20mg/粒）或泮托拉唑胶囊（40mg/粒），1粒/次，每天2次，早晚饭前空腹口服。②莫沙必利（全胃切除术）或多潘立酮片（近端胃大部切除术），2片/次，每天3次，饭前空腹口服。③（黏膜保护剂）洁维乐或安达，1袋/次，每天2~3次，饭后1小时口服。

> **知识链接**
>
> **鼻肠管维护**
>
> **1.为什么要放置鼻肠管？**
>
> 胃癌手术后，鼻腔会留置一根长度≥60cm的鼻肠管。医生在手术期间会将管腔的末端拉至胃肠吻合口的下端。置管的目的如下。①行胃肠减压，同步起到支撑吻合口的作用，防止吻合口压力大、水肿而影响愈合，防止术后输入襻梗阻。②术后将有5~7天禁食，需要通过鼻肠管行营养支持，

将人体代谢所需要的营养素或者药物输入肠道,促进伤口愈合和消化道重建。

2.鼻肠管留置期间要注意些什么?

①管路的体外部分用胶布双固定在鼻翼及脸颊处,每天更换胶布。②如果胶布脱起、卷边等,则需要立即更换。③需要翻身活动时,注意头部幅度要小,用手扶住鼻肠管,防止牵拉脱出。④如果需要下床活动,必须双手拖住胃肠减压器,防止鼻肠管受重力影响而滑出。⑤如果自理能力缺失,家属及护士可协助。⑥保持鼻肠管路通畅,勿扭曲、折叠。⑦因鼻肠管留置时间较长,有自理能力者应做好口腔护理,早晚刷牙漱口,防止因唾液分泌减少而使口腔内细菌滋生。⑧护士会每天更换胃肠减压器,若胃内容物超过2/3,应及时告知护士以便更换。⑨在进行肠内营养液滴注时,为防止误吸应当抬高床头30°~45°。

3.鼻肠管万一不慎滑出,该怎么办?

鼻肠管万一不慎滑出,不要慌张,不要自行将管路插回,应立即呼叫医生或者护士处置。如果鼻肠管滑出少,未超过吻合口,可以重新固定并继续使用;如果滑出至体内刻度<60cm或者在吻合口之上,应视情况更换或继续用于胃肠减压。

4.什么时候可以拔管?

①术后肠鸣音恢复,肛门有排气、排便。②鼻饲期间无恶心、呕吐、腹痛、腹胀现象,胃肠减压器内无乳糜液。③保留鼻肠管,停胃肠减压,尝试经口饮用流质后无腹胀、腹痛等异常。

> **5.拔管后要注意什么?**
>
> 　　观察进食后,有无恶心、呕吐、腹痛、腹胀等不适反应。如果有,应及时告知医护人员。

(傅晓君　何雁飞)

第二节　肠梗阻手术前后,应该注意什么

　　任何原因引起的肠内容物通过障碍被统称为肠梗阻。肠梗阻是常见的外科急腹症之一。小肠梗阻是最常见的与外科相关的小肠疾病,保守治疗效果不佳。约90%的肠梗阻患者可以通过放置肠梗阻导管完全或部分解除梗阻,但仍然有约10%患者的症状得不到缓解,需要再次行外科手术,其主要原因在于肠梗阻导管不能通过阻塞段,或通过梗阻段而没有彻底松解肠粘连,特别是重度或多发的小肠粘连性肠梗阻。手术方式有肠切除肠吻合术,短路手术,肠造口或肠外置术。手术目的是解除梗阻,使肠道通畅。

　　适应证:①绞窄性肠梗阻。临床表现为腹痛持续加剧且部位固定,可伴有腰背部疼痛、呕吐、腹胀、无肛门排气、体温上升、心率增快、自肛门排出血性液体等症状。应随时做好手术准备。②单纯性肠梗阻。非手术治疗观察期间,出现绞窄性肠梗阻表现。③原因不明的肠梗阻。

　　麻醉方式:全麻。

一、术前注意事项

　　(1)术前保守治疗时可能会留置一根肠梗阻导管。置入过程中会有不适感,患者的配合是管道置入顺利的关键。如果导管置

入48～72小时仍不能解除梗阻,则需要手术治疗。正常情况下,肠鸣音大约每分钟4～5次,肠鸣音亢进、减弱、减少都是不正常的现象。在置管期间,医生会根据患者的肠鸣音和导管的深度变化判断肠蠕动的情况(肠梗阻导管维护相关注意事项详见本节末的"知识链接")。

(2)患者应保持情绪稳定,保证良好的睡眠。

(3)调整饮食,必须禁食、禁饮。因为进食和饮水会增加肠梗阻近端胃肠内气压(吃的食物发酵会产生气体,咽东西的同时会吞下气体),所以腹胀和腹痛会加重。

(4)根据护士的指导,配合练习深呼吸及有效咳嗽咳痰,防止术后肺部感染。同时进行床上大小便训练。

(5)按照护士指导,配合进行清洁灌肠。

(6)注意个人卫生,保持口腔清洁。防止细菌通过口腔进入呼吸道,引起呼吸道感染。

(7)手术前1天晚上洗澡,取出活动性义齿,去除任何饰品,修剪指甲等。当天早上贴身穿手术衣裤,不要穿内衣、内裤及袜子。

(8)如果患者有高血压,且长期服用降压药,那么术晨仍应服用降压药,以免术中血压过高而导致出血。如患者有糖尿病,且长期服用或者使用降糖药物,那么手术当天早上应根据术晨空腹血糖值,按医嘱酌情使用降糖药,以免发生低血糖。

二、术后注意事项

(1)为保证患者良好的休息和睡眠,减少探视次数和时间。

(2)若患者清醒且血压平稳,则可取半卧位(床头摇高30°～45°),有利于腹直肌松弛,缓解伤口缝合处的疼痛感。

(3)术后待血压平稳后,患者应配合医护人员每2小时翻身1次,防止皮肤被压红或形成压疮。同时,患者应配合进行双下肢伸屈活动或者踝泵运动,预防双下肢深静脉血栓形成。建议患者早期下床活动，以促进血液循环，增进机体代谢。早期活动还可促进肠蠕动，恢复肠道功能，防止肠粘连。

（4）根据护士的指导，有效咳嗽咳痰，防止肺部并发症的发生。

（5）术后会行胃肠减压，其目的是观察有无出血，减轻吻合口的张力，促进吻合口的愈合。胃肠减压期间，适当增加肠外营养支持，可改善免疫功能，增加机体对感染的抵抗力，加快切口的愈合。患者应保持各管道固定妥善、通畅，不要挤压、扭曲引流管；同时，在床上活动时避免牵拉引流管，要防止引流管扭曲、移位或脱落。

（6）根据护士的指导，每天以肚脐为中心，按顺时针方向进行腹部按摩，动作缓慢轻柔，以促进肠蠕动和排便。

（7）如有腹痛、腹胀，及时告知医护人员。

（8）医生术后会开具生长抑素药物，该药能通过控制胃肠道激素分泌功能，减少消化液的分泌作用，同时减少肠道腔内的液体潴留，缓解肠壁的缺血性水肿症状，促进肠道蠕动。药物治疗可能引发不适症状，如呕吐、恶心、腹部痉挛性疼痛等，应及时告知医生。

（9）禁食、禁饮、胃肠减压是肠梗阻患者的主要治疗方法。待肠梗阻得到缓解（腹部疼痛程度减轻，腹部触感逐渐柔软，肛门逐渐恢复排便与排气），可停止减压处理。如患者的腹部症状缓解、肠蠕动恢复，则可在医护人员的指导下进食。建议饮用萝卜汤（去渣），少量多次，直至梗阻完全畅通。萝卜又名莱菔，行气利肠，消积化滞。在梗阻症状缓解后，进食要定时、定量、规律，以清淡为主，循序渐进，应由流质、半流质饮食逐渐改为普食，切忌暴饮暴食。

三、出院后注意事项

1.切口管理

肠梗阻手术一般于术后7～10天拆线，拆线后注意保持切口部位的清洁、干燥。于出院6周后可沐浴。

2.饮食营养

肠梗阻是一种容易反复发作的疾病,平日里一定要注意饮食卫生。不洁饮食除了会引起急性胃肠炎以外,还可能再次引起肠梗阻。当急性胃肠炎严重时,反复腹泻也会造成"麻痹性肠梗阻"。进食后勿做剧烈运动,以防止肠扭转的发生。手术后第1个月,以流质饮食为主;第2个月,以半流质饮食为主;第3个月,逐渐由半流质饮食过渡至普通饮食。食物的选择要注意以下几点。①吃清淡、有营养、流质的食物,如米汤、菜汤、藕粉、蛋花汤、面片等。②进食容易消化、促进排便的食物,如蔬菜、水果(萝卜、山楂、菠萝、木瓜等);多吃富含纤维的食物,如糙米、全谷类及豆类,可帮助排便、预防便秘、稳定血糖及降低血胆固醇。③宜吃富含蛋白质及铁质的食品,如瘦肉、鱼虾、动物血、动物肝肾、蛋黄、豆制品等。④宜吃加工或烹饪精细的食物,以利于咀嚼及消化,充分获得各种营养素。⑤选用植物性油脂,禁食肥肉、内脏、鱼卵、奶油等胆固醇高的食物。

3.保持大便通畅

少卧床,多运动,以增加肠蠕动功能。同时,顺时针轻揉腹部,养成规律排便的习惯。必要时使用缓泻剂,以促进排便。

4.活动与锻炼

饭后可以散步,有益于肠道血运。切不可早期进行剧烈活动、干粗重活,蹲位动作不宜太久,半年内少骑自行车。术后3～6个月为康复期,可逐渐进行慢跑、打太极拳等休闲运动。

5.保持良好的生活习惯

保持乐观,注意个人卫生,生活规律,学习相关疾病的科学知识,保证睡眠,均有利于身心康复。

6.定期复查

出院后1~2周复查。如果出现恶心、呕吐、腹痛、腹胀，以及肛门无排气、排便，请及时就医。

知 识 链 接

肠梗阻导管维护

1.为什么要经鼻放置肠梗阻导管？

肠梗阻导管（见图9-3）全长3.0~4.5m，经鼻插入，在X线透视下逐步放置于小肠内行胃肠引流（见图9-4），利用其减压装置进行持续负压吸引。原理：将导管插入梗阻部位，对梗阻上方的肠内容物直接进行减压吸引，可使腹胀、腹痛症状明显减轻，胃肠道水肿明显消退，肠道功能更快恢复，从而缓解肠梗阻的症状。同时，还可经导管注入造影剂以诊断梗阻原因。

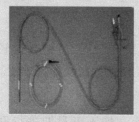 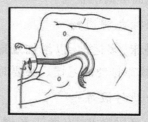

图9-3　肠梗阻导管　　　　　图9-4　肠梗阻导管放置位置

2.肠梗阻导管留置期间要注意什么？

（1）注意体位与活动。多采用半卧位，可适当下床活动，以促进肠道蠕动，更有利于导管借助前端子的重力前行，到达梗阻部位。活动时勿用力过猛或幅度过大，避免意外脱管造成气囊移位或破裂。

（2）保持口腔清洁。可自行漱口，以减轻由置管导致的咽喉不适。

（3）经鼻肠梗阻导管固定比较特殊，护士在鼻翼处不固定，而是用胶布将导管固定在耳垂处，鼻孔与耳垂之间的导管一般预留10~15cm，以利于导管借助前端子的重力作用随着肠蠕动向下滑行到达梗阻部位。护士会观察导管置入长度，随时调整固定。若患者发现胶布脱落或者固定过紧，可随时告知护士以便调整。

（4）肠梗阻导管的一端会连接负压引流器，切勿自行拔除负压引流器。同时，为防止引流液过多、过重而造成导管意外脱出，应及时告知护士，让其倾倒引流液。

（5）为防止管壁破损，可使用随管附带的封止塞夹闭导管或开放导管，但不要自行夹闭、折叠、扭曲导管，如有需要，可以请护士帮忙。

3. 万一肠梗阻导管置管期间发生意外，该怎么办？

导管意外包括导管脱出，导管破损或断裂，导管阻塞，气囊破裂等。应保持冷静，立即呼叫医生或者护士进行处置。若导管滑脱，可以继续深入至原始长度；若导管堵塞，医生会用温开水或者生理盐水冲洗，保持管路通畅；若导管破损、断裂或气囊破裂等，医生会根据情况考虑是否重置。

4. 什么时候可以拔管？

以下情况可以拔管：①当患者自觉腹胀、腹痛消失；②肛门恢复排气、排便；③24小时胃肠减压引流液少于400mL，不含胆汁；④停用生长抑素后症状没有反弹；⑤肠鸣音恢复；⑥腹部柔软，坚韧感消失；⑦恢复饮食后梗阻症状不再出现。

（傅晓君　何雁飞）

第三节 阑尾炎手术前后，应该注意什么

一、阑尾炎手术前后共性注意事项

阑尾炎是多种因素导致的阑尾炎症性病变，其临床症状主要有右下腹疼痛、体温升高、呕吐、中性粒细胞增多等。以青年最为多见，男性多于女性。常见手术方式主要有腹腔镜阑尾切除术和传统开腹阑尾切除术。

麻醉方式：局部浸润麻醉、硬膜外麻醉、全麻等。

1. 术前注意事项

（1）消除紧张心理，保持情绪稳定，积极配合治疗与护理。

（2）戒烟、戒酒。吸烟可使支气管分泌物增多，降低血氧饱和度及增加血中碳氧血红蛋白含量，影响手术及术后的恢复。饮酒会使肝脏代谢功能降低，会阻碍手术时所使用麻醉剂的代谢以及影响其他药物的代谢，增加药物副作用。

（3）学会深呼吸、有效咳嗽。进行数次深而缓慢的腹式呼吸后，深吸一口气后屏气3～5秒，身体前倾，进行2～3次短促有力的咳嗽，张口咳出痰液，咳嗽时收缩腹肌，或用自己的手按压上腹部，帮助咳嗽。

（4）手术前晚20:00，禁食；22:00，禁饮（包括水）。

（5）手术前晚洗澡，注意脐部清洁，取下义齿，去除金属饰品，修剪指甲等。手术当天早上更换手术衣裤，不要穿内衣、内裤及袜子。佩戴好手腕带。术前医生会用记号笔在患者的手术部位画好标记。

（6）如果患者有高血压且长期服用降压药，那么手术当日早晨应常规服用降压药。

（7）术前，医护人员会为患者留置一根导尿管，便于手术操作。为避免误伤膀胱，患者应做好配合工作。

（8）术前保证睡眠。如入睡困难，可向医生汇报，酌情口服安眠药。

2.术后注意事项

（1）术后患者需监护仪监测、吸氧，身上会携带管道，会有不适感。无须紧张，护士会帮助妥善固定。如果有任何不适，应及时告知医护人员。

（2）保持病室清洁、安静、舒适，为避免交叉感染，应减少人员探视时间和次数。

（3）生命体征平稳后，取半卧位，以减轻腹部切口张力，利于引流。

（4）护理人员会给年老体弱者拍背咳痰，防止肺部并发症的发生。

（5）术后暂时禁食、禁饮，医护人员会及时告知进食时间，一般会在患者肛门排气后。禁食期间应经常漱口，保持口腔清洁。

（6）保持腹腔引流管通畅。在床上活动时，应避免牵拉引流管，要防止引流管扭曲、移位或脱落。

（7）术后第2天起床活动，以促进肠蠕动恢复，防止肠粘连。早期活动还可增加血液循环，加速伤口愈合。

（8）术后胃肠道功能恢复后开始进食少量流质饮食（如米汤、菜汤），但忌牛奶、豆浆，以免腹胀。如无不适，逐渐过渡到半流质饮食（粥、面条）、软食、普食。饮食要循序渐进，少量多餐，多食鸡、鱼等蛋白含量高的食物。

3.出院后注意事项

（1）避免过度疲劳，保证充足睡眠，保持心情舒畅。

（2）保持切口处清洁卫生，定期到医院换药，观察切口恢复情况并进行自检。如发烧，伤口红肿、有异味、疼痛，肛门停止排气、排便，应及时到医院就诊。

（3）术后3个月内避免重体力劳动、性生活，不要喝酒。活动量从小到大。术后1周内可做轻微的运动，2周后可恢复工作，3周内避免提重物。

（4）术后1~3个月门诊随访1次，了解康复过程及切口愈合情况。

（5）少吃辛辣油腻食物。饮食以高维生素、高热量、高蛋白的食物为主，多吃水果和蔬菜，保持大便通畅。

二、各类阑尾炎手术前后个性注意事项

（一）急性阑尾炎

临床上，急性阑尾炎较为常见，其临床表现为持续伴阵发性加剧的右下腹痛、恶心、呕吐，多数患者白细胞和嗜中性粒细胞计数增高。右下腹阑尾区（麦氏点）压痛。急性阑尾炎一般分4种类型：急性单纯性阑尾炎、急性化脓性阑尾炎、坏疽穿孔性阑尾炎和阑尾周围脓肿。

急性阑尾炎确诊后，应及早施行阑尾切除术。非手术治疗仅适用于早期单纯性阑尾炎、阑尾周围脓肿或有手术禁忌证者。

麻醉方式：局部浸润麻醉、硬膜外麻醉、全麻等。

1.术前注意事项

（1）立即禁食、禁饮。

（2）医护人员会严密监测患者的生命体征。患者应安心配合治疗，了解手术的必要性和安全性，建立信心。

（3）根据患者的病情，医护人员会使用监护仪和给予鼻导管吸氧。如有不适，可以告诉医护人员。

2.术后注意事项

（1）如患者置有腹腔引流管，护士会告知引流管的重要性并

妥善固定引流管。引流管须保持通畅。翻身时,避免折叠引流管。下床活动时,将引流袋置于伤口平面以下,以防引流液反流引起逆行感染。

(2)术后第2天,拔除导尿管后,一般4~6小时能自行解出小便,说明膀胱功能恢复。如若不能自解小便,应及时告诉医护人员。

(二)小儿急性阑尾炎

小儿急性阑尾炎是小儿最常见的急腹症,常发生于5岁以上儿童。其常无典型转移性右下腹疼痛,右下腹体征不明显,但有局部压痛和肌紧张感。病情发展快且重,早期即有高热、呕吐、腹泻等症状。

小儿大网膜发育不全,不能包裹炎症的阑尾,加之小儿阑尾壁薄,穿孔率高,并发症和死亡率也较高。治疗原则是及早手术治疗。

麻醉方式:全麻。

1.术前注意事项

(1)由于患儿年龄较小,无法准确地描述自己的病史,急性阑尾炎腹部的症状并不十分明显,因此医护人员会详细询问家属患儿送诊时的症状,并会特别关注患儿血压、体温、脉搏和呼吸方面发生的变化。

(2)若出现高热的症状,采取物理降温的方法,如温水擦浴。如物理降温法不能起到降温的作用,医护人员则会采用药物降温的方式。请注意患儿是否出现恶心和呕吐症状,并及时告知医护人员。

2.术后注意事项

(1)术后需要一段时间卧床休息。可采用半卧位方式休息,以减轻腹部所承受的压力,缓解伤口的疼痛,这对控制炎症也有着积极作用。

(2)术后切口疼痛是正常现象,可根据患儿的心理和喜好,分散其注意力。依据患儿理解能力为其讲解儿童故事、播放儿童音乐,或为患儿提供儿童卡通玩具等转移其注意力。若疼痛较剧烈,可按医嘱使用适量的止痛药。注意术后切口是否出现渗血、渗液的状况,保证切口的清洁。如有异常,应及时告知医护人员。

(3)保持良好的卫生习惯,预防感冒。术后第1天给予流质饮食,术后第2天给予半流质饮食,术后第3天可给予普食。饮食搭配依据患儿口味、喜好、病情,以易消化、高营养、富含维生素食物为主。注意遵循少食多餐的原则,少摄入牛奶、甜食等产气食物,避免腹胀和腹泻。

(三)老年人急性阑尾炎

老年人急性阑尾炎是指60岁以上的老年人发生的阑尾急性炎症病变。老年人对疼痛反应较迟钝,主诉腹痛不严重,体征不典型,症状与病理改变不一致,腹痛轻而炎症严重,全身反应多不严重,体温和白细胞计数升高均不明显,容易延误诊断和治疗。

老年人多伴有血管硬化,阑尾炎症很容易导致阑尾缺血坏死及穿孔,引起腹膜炎。一旦诊断明确,应及时手术。

麻醉方式:全麻。

1.术前注意事项

医护人员会根据患者的全身情况,检查和处理内科的合并症,纠正水电解质、酸碱平衡紊乱,必要时会请相关专科会诊。

2.术后注意事项

(1)加强营养支持治疗,积极治疗合并症,控制补液量及速度,防止发生心力衰竭。

(2)在体力允许的情况下,患者应尽早下床活动,促进胃肠功能恢复,防止下肢深静脉血栓形成,也有利于改善心肺功能。

(四)妊娠期急性阑尾炎

妊娠早期急性阑尾炎与未妊娠女性的急性阑尾炎并无区别。妊娠中晚期急性阑尾炎与妊娠本身所引起的激素水平变化和子宫逐渐增大所致的阑尾位置改变有相关性。临床表现:腹部症状、体征不典型,腹痛和压痛部位会随子宫增大而上移,因阑尾炎症刺激不到壁腹膜,所以压痛、肌紧张和反跳痛不明显。

炎症刺激子宫,易诱发流产或早产。治疗以早期阑尾切除为主。

麻醉方式:硬膜外麻醉、腰部麻醉。

1.术前注意事项

(1)患者在忍受疾病痛苦的同时,既担心胎儿的安危,又担心手术、麻醉、用药对胎儿的影响,加之恐惧手术,易产生紧张、焦虑的心理,这属于正常现象。医护人员会耐心倾听患者的倾诉,详细告知各项检查的目的、步骤,介绍妊娠期急性阑尾炎的治疗过程及转归。患者切勿过度焦虑,应保持良好的心理状态来接受手术和护理。

(2)随时告知医护人员腹痛、恶心、呕吐情况。尤其在妊娠中晚期,因为盲肠部位被子宫推压上移,大网膜难以包裹阑尾,所以压痛和肌紧张多不明显。医护人员需要区别阑尾炎引起的腹痛与子宫收缩引起的腹痛。

(3)医护人员将根据患者的孕周给予胎心监测,同时患者应进行胎动的自我监测,并详细记录。如发现异常,及时通知医生。

2.术后注意事项

(1)患者回病房需去枕平卧6小时。之后,为避免产生子宫压迫,一般采取侧卧体位。左半卧位可使渗出液、脓液局限于子宫直肠凹陷,减少炎性毒素的吸收,有利于引流及炎症的吸收,减小腹壁压力,减轻切口疼痛。

（2）由于手术中的麻醉效果,再加上手术的刺激,患者很容易出现缺氧的情况,因此医护人员会给患者进行持续8小时左右的低流量吸氧。

（3）医生会选择对胎儿生长发育无明显影响的抗生素。必要时患者应根据医嘱按时服用保胎药。

（4）医护人员会注意维持患者术后的水电解质平衡及补充营养物质,患者应在医护人员指导下清淡饮食。

（5）在监测患者生命体征的同时,医护人员还会继续监测胎心、胎动变化。若无不适,患者应早期下床活动。但近期内注意避免重体力劳动,特别是增加腹压的活动,防止形成切口疝和诱发子宫收缩。

（傅晓君　严佳依）

第十章

肝胆胰脾手术

第一节　肝癌手术前后，应该注意什么

肝脏恶性肿瘤分为原发性和继发性两大类。原发性肝脏恶性肿瘤起源于肝脏的上皮或间叶组织。前者称为原发性肝癌，是我国高发的、危害极大的恶性肿瘤；后者称为肉瘤，与原发性肝癌相比，较为少见。继发性或转移性肝癌是指全身多个器官起源的恶性肿瘤侵犯至肝脏。肝脏恶性肿瘤的治疗方法主要包括肝脏切除手术和肝癌介入治疗。

一、肝脏切除手术注意事项

肝脏切除手术通常包括腹腔镜肝癌切除、开腹肝癌切除两种术式。

适应证：①患者全身情况良好，无严重心、肺、肾等重要脏器的器质性病变；②肝功能正常或基本正常，无黄疸、腹水；③肿瘤局限于肝的一叶或半肝，或肿瘤侵犯肝脏3个叶，但余肝无肝硬化；④无远处脏器广泛转移；⑤肿瘤未严重侵犯第一、二、三肝门。

麻醉方式：全麻。

(一)术前注意事项

1.心理调适

患者应保持情绪稳定，以积极乐观的心态面对疾病。建议适

当了解疾病知识,听取医护人员意见。多与家人、朋友沟通,释放心中不良情绪,可以看书、读报、听音乐等。良好的心理状态是手术成功的必备条件之一。

2.饮食管理

进食高蛋白、高热量、高维生素、低脂肪食物,限制动物油的摄入。饮食多样化,注意食物搭配,做到色、香、味俱全,以利于增进食欲。戒烟酒。手术前晚遵从医护人员建议,禁食、禁饮8～10小时,包括牛奶、水果等一切食物。

3.自身准备

术前保证良好睡眠,充足的睡眠有利于机体的机能恢复。手术前晚,进行沐浴,注意保暖,避免着凉感冒;剪短指甲,去除指甲油、首饰、义齿等物品。手术当日,去除文胸和内裤,贴身穿好手术衣裤,戴好手术帽与脚套,耐心等待。

4.医疗准备

术前,医护人员会与患者核对身份信息,并为患者进行心、肺、肝、肾等重要脏器的功能检查,进行静脉护肝治疗,皮试,留置胃管、导尿管等医疗操作,患者须积极配合。如有不适或特殊情况,应及时提出。手术当天,主刀医师会为患者做好手术标记,切勿擦洗掉。如标记不清,则必须告知医护人员。患者应提供详细用药史(特别是长期服用的激素类、抗凝剂、降压药、降糖药、抗病毒类药物等)、过敏史、既往疾病史与手术史,以便医护人员全面评估病情,制订周全的医疗护理计划。

5.特殊训练

术前,主管护士会指导患者有效咳嗽咳痰、深呼吸、疼痛自评、床上大小便等的方法。患者应耐心倾听,有疑问及时提出,为避免术后并发症和早期积极康复做好准备。

(二)术后注意事项

1.病情观察

手术结束,全麻清醒后,由手术室人员将患者安全送至病房。回病房后,主管护师会观察患者生命体征、血氧饱和度,每15~30分钟监测1次。同时对患者的尿量、引流量、血常规等变化进行监测,防止术后出血。患者须配合进行吸氧、心电监护仪操作。特别是术后48~72小时,吸氧能够增加肝细胞的供氧量,促进肝脏再生。心电监护仪有利于医护人员观察患者病情变化。

2.体位与活动

术后需平卧6小时,期间如有恶心、呕吐,属正常麻醉反应,患者不必紧张,可及时告知医护人员,并在呕吐时将头偏向一侧,防止误吸。术后6小时,可以进行体位变换,医护人员一般会建议患者取低半卧位。建议早期进行活动。一般术后第1天可在床上取坐位,翻身,进行四肢屈曲、伸展运动,每天2~3次;第2天,增加活动频次,若病情许可,可在协助下床边站立;第3~5天,可在室内扶行。早期活动的意义在于促进肠蠕动恢复,避免血栓、肠粘连、肺炎等并发症。活动原则为循序渐进,忌剧烈活动,防止出现肝断面出血。

3.饮食护理

术后,在肛门未排气前,禁食、禁饮;排气后,先从进流质饮食开始,少量多餐,逐渐过渡至少渣半流质、半流质和普食。进食期间,如有腹胀、恶心、腹痛等不适症状,及时告知医护人员。

4.导管护理

术后,医生会根据病情为患者留置各种管道,比如胃肠减压管、腹腔引流管、导尿管等。患者不必担心,应放松心情。主管医护人员会每天评估管道的固定、通畅情况,以及引流液量、色和性状变化。患者在翻身、咳嗽、擦身等活动时需加以注意,避免意外拔管。引流管的位置必须保持在引流口以下(见图10-1和图10-2)。及时倾倒引流液,避免引流液逆行,引起腹腔感染。

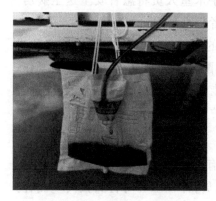
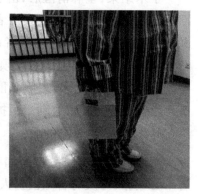

图10-1　引流管道的正确悬挂　　　图10-2　站立时引流袋位置

5.切口敷料

正常的切口敷料应该是表面干燥、清洁、无渗血和渗液的。如发现异常,应告知医护人员。主管医师每天会查看敷料的清洁度,有需要时会进行更换。

6.疼痛控制

手术以后会出现切口疼痛,患者应如实告知医护人员疼痛分值,不要遮掩、忍受,以便医护人员做出正确处理。术后3天内会为患者配备止痛泵。主管护士会随时关注患者的疼痛分值,做出相应处理。建议患者进行深呼吸、听音乐、听广播等以分散注意力。咳嗽前应按压住伤口,再进行短促有力的咳嗽,以减轻疼痛,获得舒适感。

二、肝癌介入治疗注意事项

肝癌介入治疗是指借助于影像技术的引导,在瘤体内或区域血管内进行的物理、化学等治疗方法。目前,肝癌介入治疗主要有经导管动脉化疗栓塞术(transcatheter arterial chemoembolization, TACE)、经皮酒精注射治疗(percutaneous ethanol injection therapy, PEI)及射频消融(radiofrequency ablation, RFA)。

适应证:①肿瘤巨大或多发不能进行手术切除者;②肝脏代偿功能良好,无其他重要脏器的器质性病变;③肝癌直径<3cm且结节数不多的患者;④伴有重度肝硬化,深藏于肝实质内的或位于肝门区靠近大血管的小肝癌。

麻醉方式:局麻或全麻。

(一)术前注意事项

(1)医护人员会为患者讲解介入治疗的原理,使患者初步了解相关过程,以便术中有效配合。

(2)术前饮食、休息、自身准备同肝癌手术,患者应遵照医嘱执行。

(3)术前,病区护士会为患者准备好沙袋,患者不必担心。沙袋的作用是术后在穿刺处进行压迫,防止出血。

(4)准备尿壶(男士)或便盆(女士),主管护士会告知患者床上大小便的方法。患者需进行锻炼,以防术后尿潴留。

(二)术后注意事项

(1)术后,患者应平卧24小时(可垫枕头),头应偏向一侧,防止误吸。期间,如有恶心、呕吐、头晕等不适症状,应及时告知医护人员。

(2)手术结束后,沙袋会被放在腹股沟穿刺区,起到压迫止血的作用。在转运途中,患者的整个手掌须放在沙袋上面,以免沙袋滑落。在到达病房后,主管护士会告知患者家属有关注意点。沙袋的压迫时间一般为6～12小时。

(3)患者在返回病房4小时以后,可以进食进水。建议进食易消化、无刺激的半流质,如面条、粥等。进食时,细嚼慢咽,避免呛咳、误咽。

(4)在平卧过程中,患者可能感到腰酸、背痛、脚麻等不适,勿须担心。在保持穿刺处水平位的情况下,患者可以在床上适当活动,也可以请家属给予按摩等来缓解不适。

(5)主管医护人员会随时观察患者的生命体征,观察穿刺处情况,并对穿刺侧下肢的动脉搏动进行检查。患者应予以配合。

(三)出院后注意事项

(1)解除思想负担,消除"不治之症"的影响,生活有规律,防止情绪波动和劳累。在病情得到缓解后,可以参加力所能及的工作;但在代偿功能减退或并发感染的情况下,必须绝对卧床休息。

(2)预防感冒和各种感染。随天气冷暖增减衣服,避免去人多的公共场所。注意饮食卫生,戒烟、禁酒。

(3)合理饮食,进食高蛋白、高热量、高维生素、低脂肪食物,限制动物油的摄入,膳食中要有足量的粗纤维食物和维生素。如果有腹水、水肿,那么应严格控制摄入水量,限制食盐的摄入。

(4)在病情允许的情况下适当运动,如出现体重减轻、出血倾向、黄疸、疲倦等症状,应及时就诊。

(5)遵照医嘱定期复查肝功能、甲胎蛋白、B超等,并按照医嘱服用药物。

(孔红艳 周洁)

第二节 胰腺手术前后,应该注意什么

胰腺癌是一种较常见的恶性肿瘤。本病多见于男性,好发于40岁以上。胰腺癌肿多发生于胰腺头部,占70%～80%,少数可

为中心癌肿。其恶性程度高,一经确诊,若无禁忌证,首选手术治疗。

手术方式:胰腺手术通常有开腹、腹腔镜两种术式。

麻醉方式:全麻。

一、术前注意事项

1.心理调适

正确对待胰腺疾病,保持良好心态,避免悲哀、抑郁等不良情绪。患者应积极配合治疗,可以向医护人员、亲朋好友倾诉内心感受。相信医学,树立战胜疾病的信心。

2.饮食管理

进食高蛋白、丰富维生素、低脂肪的饮食,少量多餐。如营养状况不佳、无食欲、消化功能差,应及时告知医护人员,医护人员将给予患者营养支持。

3.自身准备

术前保证良好睡眠,充足的睡眠有利于机体的机能恢复。手术前晚,沐浴,注意保暖,避免着凉感冒;剪短指甲,去除指甲油、首饰、义齿等物品。手术当天,去除文胸和内裤,贴身穿好手术衣裤,戴好手术帽与脚套,耐心等待。

4.医疗准备

术前,医护人员会与患者核对身份信息,并为患者进行心、肺、肝、肾等重要脏器的功能检查,进行静脉护肝治疗,皮试,留置胃管、导尿尿管等医疗操作,患者应积极配合。如有不适或特殊情况,应及时提出。手术当日,主刀医师会为患者做好手术标记,切勿擦洗掉。如标记不清,则必须告知医护人员。患者应提供详细用药史(特别是长期服用的激素类、抗凝剂、降压药、降糖药、抗病毒类药物)、过敏史、既往疾病史与手术史,以便医护人员全面评估病情,制订周全的医疗护理计划。

5.特殊训练

术前，主管护士会指导患者有效咳嗽咳痰、深呼吸、疼痛自评、床上大小便的方法。患者应耐心倾听，有疑问及时提出，为避免术后并发症和早期积极康复做好准备。

6.皮肤护理

对于皮肤黄染，不必担心与焦虑。主管医生会告知患者黄染发生的原因与治疗效果。患者应穿宽松的全棉衣裤，建议每天温水擦浴，忌用碱性肥皂。当瘙痒难忍时，可以使用止痒剂，勿抓挠皮肤，避免皮肤破损而引起感染。

7.肠道准备

术前3天开始，进食清淡、易消化的半流质饮食。术前，口服复方聚乙二醇电解质散或进行清洁灌肠，严格按照主管护士的指导服用。如出现腹痛、恶心、呕吐等不适反应，应及时告知医护人员。在肠道准备过程中，主管护士会随时询问患者感受，以及大便的颜色、性状变化，患者应如实告知。

二、术后注意事项

1.病情观察

手术结束，全麻清醒后，由手术室人员将患者安全送至病房。回病房后，主管护师会观察患者的生命体征、血氧饱和度，每15~30分钟监测一次。按医嘱静脉补充营养物质、抗生素、止血药物等，必要时行输血治疗。记录24小时出入量，保持体液平衡。对尿量、引流量、血常规等变化进行监测，防止术后出血。

2.体位与活动

术后患者需平卧6小时，期间如有恶心、呕吐，不必紧张，这属于正常麻醉反应。患者应及时告知医护人员，并在呕吐时头偏向一侧，防止误吸。建议术后第1天卧床休息，麻醉清醒后稍微活动四肢;第2天以后,在床上进行翻身、四肢屈曲、伸展等活动;之后,根据病情稳定情况及个人体力进行适当活动,早期活动有利于康复。床边活动后上床方法见图10-3~图10-5。

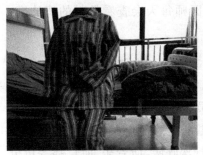

图10-3　摇起床头坐于床沿

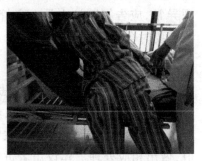

图10-4　手扶床侧卧位半躺下

3.肠内营养

术后1~2天一般禁食、禁饮;之后,根据医嘱给予肠内营养。肠内营养期间,经管护士会关注营养液输注速度、温度和灌食量等。如患者有腹胀、恶心、腹痛、腹泻等不适反应,应及时告知医护人员。同时,经管医护人员会每天评估患者

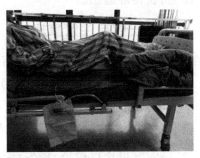

图10-5　摇低床头顺势躺下

的营养状态,及时进行调整,并监测血糖变化。

4.导管护理

胰腺术后留置管道较多,如胃肠减压管、腹腔引流管、导尿管、胰腺双套管等。但患者不必担心,医护人员会对各种引流管做好标识,进行评估,观察记录引流液的量、颜色、性质及在位状态等。患者在进行翻身、咳嗽、擦身等活动时应注意避免意外拔管。引流管的位置必须保持在引流口以下。应及时倾倒引流液,

避免引流液逆行，造成腹腔感染。

5.切口敷料

正常的切口敷料应该表面干燥、清洁、无渗血和渗液。如发现异常，应告知医护人员。主管医师每天会查看敷料的清洁度，有需要时会进行更换。

6.疼痛控制

手术后会出现切口疼痛，患者应如实告知医护人员疼痛分值，不要遮掩、忍受，以便医护人员做出正确处理。术后3天内，医护人员会给患者配备止痛泵，主管护士会随时关注患者的疼痛分值，做出相应处理。建议患者进行深呼吸、听音乐、听广播等以分散注意力。咳嗽前按压住伤口，再进行短促有力的咳嗽，可减轻疼痛，获得舒适感。

三、出院后注意事项

（1）患者应定期检查血糖、肝功能、肿瘤标记物等。如发现血糖升高（空腹血糖≥7.0mmol/L），应及时就诊。

（2）饮食上注意荤素搭配，少量多餐，戒烟酒。建议进食低脂、高蛋白、丰富维生素、易消化的食物。

（3）心情保持愉快、稳定，忌大喜大悲。建议在病情稳定的情况下适当参加社会活动，与人交流。散步、听音乐、看报等休闲活动也有益于疾病的好转。

（4）定期复诊，正确面对放化疗。出院后1个月复查，连续3个月；稳定以后，2～3个月复查1次，连续半年。

（孔红艳　钱璐佳　顾月君）

第三节　胆囊切除术前后,应该注意什么

胆囊炎、胆囊结石是由于胆囊功能减弱,胆汁滞留引起的疾病。胆囊炎是较常见的疾病,其临床发病率高。根据临床表现和临床经过,胆囊炎又可分为急性胆囊炎和慢性胆囊炎。胆囊炎常常与胆囊结石合并存在,表现为胆绞痛,常位于中上腹部或右上腹部,可向右侧肩背部放射。急性胆囊炎时可伴恶心、呕吐、发热等。而慢性胆囊炎者可持续多年无症状,有症状者多在进食油腻、多脂食物后症状加重。

无论是胆囊结石还是胆囊息肉,久而久之都会引起慢性胆囊炎,从而导致胆囊黏膜炎症的发生,成为一种癌前病变。慢性胆囊炎患者发生胆囊癌的概率就比正常人高得多。

适应证:①反复发作的急性胆囊炎患者。②结石较大(直径在2cm以上)的患者。③胆囊充满型结石患者,胆囊已经失去储存的功能。④因为胆囊结石造成急性胆源性胰腺炎的患者。⑤胆囊结石合并胆囊息肉的患者。⑥胆囊结石压迫胆总管,造成黄疸的患者。⑦有直径1cm以上胆囊息肉的患者(1cm胆囊息肉恶变率为10%,2cm胆囊息肉恶变率为20%～30%,3cm及以上胆囊息肉几乎都会恶变)。⑧胆囊壁局部增厚疑有恶变的患者。⑨虽有胆囊结石也没有典型的症状,但结石存在时间过长的患者。

麻醉方式:根据患者情况选择,大多为全麻。

一、术前注意事项

(1)无论是腹腔镜还是开腹胆囊切除术,都是目前技术已经成熟的手术,患者无须紧张,应保持情绪稳定,注意劳逸结合。

(2)如患者有腹痛症状,应及时向医护人员反馈。护士会指

导患者进行疼痛评分,患者应将疼痛分值告知医护人员。患者可选择舒适的卧位,有节律地深呼吸,这样能达到放松和缓解疼痛的目的。

(3)预防感冒,不要着凉。为预防术后并发症,术前患者应多练习深呼吸及有效咳嗽咳痰,训练床上大小便。

(4)手术前1天沐浴,清洁脐部皮肤,剪指(趾)甲,清除指甲油。术前,医生会在手部区域做好标记。患者沐浴时应避免标识被清除;如标记不清,应告知医护人员。

(5)手术前晚20:00起禁食,22:00点后禁饮。按时睡觉,保持良好的睡眠。如夜间无法入睡,应告知医护人员,可按医嘱服用适当的安眠药物,以保证夜间睡眠。

(6)手术日晨,及时更换手术衣裤,勿穿内衣裤,务必佩戴好手腕带。女性患者手术前如发现月经来潮,应及时告知医护人员。

(7)为避免术中误伤,应取下义齿、戒指、耳环、项链、手表、眼镜(包括隐形眼镜)、手镯等。

(8)因手术后需要,需准备尿壶(男)或便盆1个,棉签,吸管,中单等。

(9)术后可能会留置各种管道(吸氧、腹腔引流管)等,会有不适感,勿自行拔管。非计划性拔管容易导致术后恢复时间延长等不良结果。

二、术后注意事项

(1)手术麻醉清醒后,患者会被安全送至病房。为了避免全麻手术后的不良反应,需要常规去枕平卧6小时。同时,护士会密切监测患者的生命体征(如神志、血压、脉搏等),一般会采用心电监护仪监测。患者无须紧张。

(2)待生命体征平稳后,患者可取半卧位(床头摇高30°~

45°),其目的是减轻腹部切口张力,可缓解疼痛,防止肺部感染、膈下脓肿等。

(3)由于麻醉或者原有的肺部感染因素,所以手术后患者务必按护士的指导进行有效的咳嗽咳痰,必要时按医嘱雾化吸入,防止肺部并发症的发生。

(4)术后禁食期间,医生一般会根据恢复情况,通过输液途径为患者补充能量、维生素、水、电解质等。患者应按护士指导进食,由无脂流质饮食逐渐过渡至低脂饮食,少量多餐,不宜过饱。

(5)如无特殊不适反应,术后应尽早下床活动,从而减少深静脉血栓、肠粘连等并发症的发生。

(6)对于腹腔镜手术,因术中采用二氧化碳气腹,所以术后患者应加深加快呼吸以尽快排出术中吸收的二氧化碳,确保持续低流量吸氧。如有肩背部酸痛,应视情况改变体位,按摩酸痛部位,一般1~3天后症状可以缓解消失。

三、出院后注意事项

(1)注意饮食。胆囊切除后,由于胆汁直接进入肠道,患者可能有一段时间的腹泻,所以出院后饮食宜以清淡、易消化为主,低脂饮食2~3个月,忌暴饮暴食。饮食调理做到"五要"和"五忌"。

五要:①要讲究饮食卫生,生吃瓜果菜类一定要洗净,以防吃入蛔虫卵。②要多吃含有维生素A的食物(如绿色蔬菜),多吃水果。③要强调用植物油烹调饭菜,烹调方式以炖、烩、蒸为主。④要吃些瘦肉、鸡、鱼(除鳗鱼外)和豆类制品等高蛋白质食物,但要注意适当,不宜过量。⑤要多吃能促进胆汁分泌,松弛胆管括约肌及利胆的食物,如山楂、乌梅、玉米须(泡水代茶饮)。

五忌:①忌吃动物心、肝、脑、肠及蛋黄等胆固醇含量较高的食物。②忌吃高脂肪食物,如肥肉、猪油、油煎、油炸食品等。③忌暴饮暴食。暴饮暴食会促进胆汁分泌,使胆囊强烈收缩而引起发炎绞痛等。④忌辛辣刺激的调味品，如辣椒、辣油、五香粉、咖喱粉等。⑤忌烟酒、咖啡。

（2）出院后宜多休息，勿劳累，可以适当锻炼以增强体质，预防感冒。保持心态平和。良好的心境、愉快的心情有利于机体的康复。

（3）注意个人卫生，保持腹部敷料清洁干燥，近期不宜淋浴。

（4）约2周后门诊复查。若出现腹部剧烈疼痛、发热、黄疸等，立即来院就医。

（袁玲玲　胡静娜）

第四节　胆管切开取石手术前后，应该注意什么

胆管结石为发生在肝内外胆管的结石，多数情况下仅有消化道症状，如表现为恶心、腹胀、嗳气、厌食油腻食物等。如之前有胆管疾病或胆管手术史，出现腹部疼痛、高热并伴有发冷、发抖等情况，甚至表现出皮肤、巩膜等部位黄染，这些都是病情加剧的表现，需要及时就诊。

胆管结石的治疗以手术治疗为主，原则为尽早取石，解除胆管梗阻，去除感染病灶，达到通畅引流胆汁，从而预防结石复发的目的。胆管术后常规放置T形管，目前以胆总管切开取石、T管引流术为首选方法。

麻醉方式：全麻。

一、术前注意事项

（1）根据病情，医生会给予抗炎、解痉、止痛等对症治疗。患者应在护士指导下完成对疼痛的评估，并及时告知医护人员。

（2）保护皮肤完整。如患者有黄疸,应注意皮肤护理,有瘙痒时可用止痒剂涂擦。还应修剪指甲,勿搔抓,防止破损。

（3）完善检查,协助医护人员执行各项辅助检查,如实验室标本采集、心电图和放射检查等。

（4）务必戒烟。在护士指导下学会深呼吸、有效咳嗽,训练床上大小便、术后翻身、四肢运动及早期下床活动,这些措施都有利于患者术后早期康复。

（5）按医嘱应用抗生素,需进行过敏试验。根据患者的病情执行术前用药,如抗高血压药物。

（6）手术前晚20:00起禁食,22:00禁饮。按时睡觉,保持良好的睡眠。如夜间无法入睡,应告知医护人员,按医嘱服用适当的安眠药物,以保证夜间睡眠。

（7）术前做好皮肤清洁的准备工作,包括洗头、理发、沐浴等。若手术区域毛发细小且不影响手术,可不必剪毛;若毛发影响手术操作,医护人员会在手术前将其剪除。

（8）术前,医生会在手术区域做好标记。沐浴时,应避免标识被清除。如标记不清,应告知医护人员。

（9）进手术室前,换手术衣裤,勿穿内衣,取下首饰、眼镜(包括隐形眼镜)、活动性义齿,拭去指甲油、口红等化妆品,正确佩戴好腕带。手术前尽量排空尿液,医护人员会按手术需要为患者置入胃管、导尿管等导管,操作会在病房内进行,患者需安心等待。

二、术后注意事项

（1）手术结束,待患者全麻清醒后,手术室人员会将患者安全送至病房。为了避免全麻手术后的不良反应,需要常规去枕平卧6小时。同时,护士会密切监测患者的生命体征,如体温、神志、血压、脉搏等。

(2)待生命体征平稳后,患者可取半卧位(床头摇高30°～45°)。其目的是减轻腹部切口张力,缓解疼痛,防止肺部感染、膈下脓肿等。

(3)在护士指导下正确进行疼痛评分,告诉医护人员疼痛分值。

(4)手术后一般需禁食24～48小时,待肠蠕动恢复后按医嘱进食。如无特殊,术后应早期活动,以利于胃肠道功能恢复。医生会根据患者胃肠道功能恢复情况来拔除胃管。之后,由少量流质饮食逐渐过渡到软食饮食。

(5)手术后会留置胃肠减压管、腹腔引流管、T形管等导管,应保持各种引流管妥善固定,保持引流通畅。下床活动时,避免牵拉引流管。引流管位置应高于引流管口,以防引流液逆流(T形管护理相关内容详见本节末的“知识链接”)。

(6)注意随时观察伤口敷料有无松脱、渗出。如有明显渗血、渗液,应及时报告医生以便更换敷料。

(7)除年老体弱或病情较重者外,术后第1天,患者可在床上坐起轻微活动;第2天,在他人协助下床边活动;第3天,可在室内活动。活动量根据患者个体差异而定。早期活动可促进肠蠕动恢复,预防术后肠粘连、下肢静脉血栓、肺部感染等并发症。

三、出院后注意事项

(1)合理安排作息时间,劳逸结合,避免过度劳累。

(2)合理饮食。进食低脂饮食,忌油腻食物。宜少量多餐,避免暴饮暴食。如出现腹痛、发热等症状,患者应及时就诊。

(3)如患者带T形管出院,应着宽松柔软的衣服,以防管道受压。淋浴时可用塑料薄膜覆盖引流管处,以防感染。避免提举重物,以免牵拉T形管而导致管道脱出。如出现引流异常或导管脱出,应及时就诊。

知识链接

T形管维护

1.目的

胆管疾病是临床上的多发病、常见病。实施胆管手术后常规放置T形管引流，是普外科术后有效进行胆管减压，充分引流，预防术中结石残留，防止胆漏和术后胆管狭窄的常规术式，能有效预防因手术创伤而引起的胆管水肿，以及缝合口胆汁外漏引起的胆汁性腹膜炎、膈下脓肿等并发症。

2.护理

(1)固定：T形管一端位于肝管，另一端位于十二指肠，自腹壁穿出后用缝线固定于腹壁上，再用胶布固定。手术后可用腹带包扎切口来固定T形管，外露长度不宜太短，需适合翻身活动，防止因翻身、起床活动牵拉而造成脱落。

(2)有效引流：引流袋可采用抗反流引流袋，出院后每周更换一次，以减少感染的发生。在活动时，引流袋的位置应低于腹部切口的高度，平卧时不能高于腋中线。应避免T形管被扭曲、受压、折叠。定期从引流管近端向远端挤捏(见图10-6)，防止引流管被胆泥或血块堵塞。

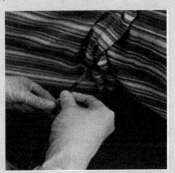

图10-6 挤压引流管

(3)其他：如引流量突然减少或无胆汁引流出来，提示管腔可能发生堵塞，应及时就诊。如出现发热、腹痛加重等症状，应立即向医生汇报以便及时处理。

3.拔管

T形管一般放置10～14天。待基本情况好转,体温正常,黄疸消失,T形管引流出的胆汁颜色正常,引流量逐渐减少至200mL/天,可考虑拔管。对于癌症、糖尿病、年老体弱、低蛋白血症、肝硬化腹水等情况,拔管时间会相应延迟至6周左右。拔管前,需先试行夹管1～2天,如患者在夹管期间无腹痛、腹胀、发热等症状,通过行T形管逆行胆管造影,造影后需立即开放T形管充分引流造影剂;24小时后,再次夹管1～2天,若无继发反应再可考虑拔管。

拔管后需平卧,观察伤口渗液等情况。如在管口处有明显渗液,需请医生更换敷料,同时无须担心,因T形管拔出后窦道一般会在1～2天自行闭合。期间注意自身观察有无发热、腹痛、腹胀等症状。

(袁玲玲　胡静娜)

第五节　胆管癌根治术前后,应该注意什么

胆管癌(cholangiocarcinoma,CCA)是源自胆管上皮细胞的恶性肿瘤,具有高度致死性。根据发病部位的不同,胆管癌可分为肝内胆管癌和肝外胆管癌。胆管癌约占所有消化道肿瘤的3%,仅继肝癌之后,是第二位常见的原发性肝细胞肿瘤。本病多发生在60岁以上者,男性略多于女性。

适应证:①肿瘤位于肝总管分叉处,左右肝管之间相通。②肿瘤占据左右肝管汇合部。③肿瘤侵犯一侧肝管。④肿瘤

双侧肝管均受累。⑤肿瘤累及单侧的门静脉及肝动脉。⑥肿瘤累及一侧门静脉及肝固有动脉。⑦肿瘤累及肝固有动脉及门静脉的分叉部。

麻醉方式:全麻。

一、术前注意事项

(1)常规进行相关辅助检查,如肝肾功能、电解质、凝血功能及各项影像学检查。对于检查事项,护士会给予指导。

(2)加强营养,进食低脂、优质蛋白、高维生素、易消化的饮食。

(3)根治性手术是目前唯一可能治愈肝内胆管细胞癌的治疗方式,因此患者对手术应当充满信心。

(4)若出现黄疸、皮肤发痒,可用温水擦身。瘙痒时不可搔抓皮肤,可用手轻轻拍打。瘙痒部位不宜使用碱性肥皂清洁,可按医嘱使用炉甘石剂局部涂擦止痒,避免在日光下暴晒。

(5)手术前需戒烟2周,并学会有效咳嗽咳痰和深呼吸。

(6)手术前晚20:00开始禁食,22:00禁饮。如有高血压,手术日晨起后应按以往用药方式服药。

(7)手术前1天晚上,洗澡,取出义齿,去除金属饰品、眼镜,修剪指甲等。手术当天晨起后,更换病员服,不穿内衣、内裤及袜子,佩戴好腕带。

(8)手术前需要留置胃管及导尿管,配合护士顺利完成术前准备工作。

二、术后注意事项

(1)全麻手术清醒后患者会被送入病房。待生命体征平稳,尽早抬高床头(床头摇高30°~45°)。这样做的优点是减轻切口缝线张力,减轻疼痛,使膈肌下降,有利于呼吸。

(2)如为开腹手术,腹部切口较大,则可用腹带加压包扎,有利于翻身活动,缓解因咳嗽、咳痰导致的切口疼痛。护士会指导患者进行有效咳嗽咳痰,并给予肺叩及雾化吸入。

(3)在日常生活中,患者应注意查看腹部包扎敷料有无明显血液或体液浸湿现象。如有异常,应及时告知医护人员,及时更换切口敷料。

(4)如无特殊情况,术后应早期活动,这有利于胃肠道功能恢复。医生会根据患者胃肠道功能恢复情况嘱咐护士拔除胃管。之后,患者由进食少量流质饮食逐渐过渡到软食饮食。

(5)手术后,患者的腹部会留置腹部引流管。引流管是为了引流残余的积血、积液,其中的一根T形管是为了引流胆汁。各条引流管的颜色、量及形状均是医生判断病情的依据。在留置各条引流管期间,应保持引流管通畅,严防脱落、扭曲、堵塞,可定期挤压引流管。引流管的位置不应高于引流管管口,在翻身及活动时尤其应该防止其滑脱及引流液逆流(见图10-7)。

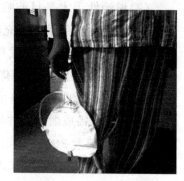

图10-7 引流管防止逆流

(6)术后恢复过程中,注意有无腹痛、腹胀等不适症状,需及时向医护人员汇报。

三、出院后注意事项

(1)定期复查,术后应每3～6个月复查1次。如出现乏力、黄疸、进行性消瘦等情况,应及时回医院复诊。

(2)坚持进行放疗、化疗等综合治疗,接受放化疗期间注意有无骨髓抑制等并发症,定期复查血常规。

(3)进食低脂、高蛋白、高维生素、清淡、易消化饮食,忌油腻及胆固醇高的饮食。少量多餐,忌饱餐。养成定期排便的习惯,保持大便通畅。进行适量的身体锻炼,同时避免过度劳累。

(4)如出院时携带 T 形管,则应注意 T 形管的有效引流。注意引流管放置的位置,防止引流液倒流而造成胆管逆行感染。定期挤捏 T 形管,防止堵塞。如长期留置 T 形管,应按时到医院复查,定期冲洗,更换引流袋,防止感染。

(袁玲玲　胡静娜)

第六节　脾切除术前后,应该注意什么

脾切除术适用于外伤性脾破裂、充血性脾大、游走脾(异位脾)、肿瘤及其他脾功能亢进性疾病。

(1)外伤性脾破裂:脾脏是腹部内脏中最容易受损害的器官。外伤性脾破裂按病因可分为:①开放性损伤,多由锐器伤及左上腹造成,如刺伤、子弹伤等,此分类损伤以战时多见,往往伴有其他内脏的损伤。②闭合性损伤,多由摔跤、车祸、拳等直接暴力及间接暴力作用于左上腹而造成,为日常生活中常见的一种腹部损伤。外伤性脾破裂按病理可分为:①中央型破裂,脾脏破裂损伤脾实质深部。②被膜下破裂,脾实质周边部分破裂,被膜仍保存完整。③真性脾破裂,脾脏破裂累及被膜。

中央型破裂和被膜下破裂的脾被膜仍完整,出血量受到限制,故临床表现无明显出血现象,因此不易被发现。部分脾破裂后可形成血肿而最终被吸收,一般临床上多采取保守治疗的方法。但有些血肿在某些微弱力量作用下可突然转为真性破裂,这种情况常常发生在外伤后 1~2 周内。如因脾破裂暂时行保守治疗,则必须按医嘱卧床制动休养,及时复查。

临床所见的脾破裂约 85% 为真性破裂,脾破裂一经诊断,原

则上应紧急手术处理。若不然,脾破裂可导致患者大量出血,可迅速引发休克,甚至因未及时抢救而死亡。

(2)充血性脾大:多见于门静脉高压症,常伴有继发性脾功能亢进。肝炎后或门脉性肝硬化所致的门静脉高压症患者,若伴有较严重的脾功能亢进,则在肝功能较稳定时可行脾切除术。

(3)游走脾(异位脾):由于脾蒂过长,脾可过度活动而形成游走脾(异位脾),甚至会出现脾蒂扭转,造成脾坏死,所以应行脾切除术。

(4)脾脏肿瘤:原发性脾脏肿瘤较少见,但无论良性肿瘤还是恶性肿瘤,均应行脾切除术。胃癌、胰腺肿瘤、结肠脾曲部肿瘤、左肾肿瘤及腹膜后组织恶性肿瘤,特别是肿瘤与脾有粘连的,应一并切除脾脏。

(5)其他脾功能亢进性疾病:如先天性全血性贫血、原发性血小板减少性紫癜症等。

麻醉方式:全麻。

一、术前注意事项

(1)消除紧张情绪,如疑为外伤性脾破裂或因门脉高压症并发上消化出血,应卧床,减少活动,避免更严重的出血症状。

(2)术前,根据病情,需检查凝血功能全套四项及生化指标等,改善全身营养状况,保护肝脏功能,防止腹内压增高(如用力排便、咳嗽等),以免诱发出血。根据患者的凝血功能或血小板等指标,医生必要时会输注血小板、血浆等。

(3)术前戒烟、戒酒,避免进食粗、硬、刺激性食物,以防诱发消化道出血。应进食高热量、高维生素、适量蛋白、低脂、低渣或无渣饮食。如伴肝性脑病征象,应当控制蛋白质的摄入量。当被医生告知有腹水情况时,患者日常需要控制水和钠的摄入量,饮食不可过咸。

（4）手术前1天沐浴，剪指甲、脚趾甲，及时清除涂有的指甲油。术前，医生会在患者手术区域做好标记。患者沐浴时应避免标记被清除。如标记不清晰，应告知医护人员。

（5）手术前晚20:00起禁食，22:00起禁饮。按时睡觉，保持良好的睡眠。

（6）手术日晨及时更换手术衣裤，勿穿内衣裤，取下义齿、戒指、耳环、项链、手表、眼镜（包括隐形眼镜）、手镯等，务必佩戴好手腕带。女性手术前如发现月经来潮，应及时告知医护人员。

（7）手术日晨置入胃管时，配合护士做好置管操作，以减少插管过程中消化道出血。

（8）术后患者可能留置各种管道（胃管、导尿管、腹腔引流管）等，会有不适感，切勿自行拔管。非计划性拔管容易导致术后恢复时间的延长。

二、术后注意事项

（1）术后全麻清醒后，患者需去枕平卧，保持呼吸的通畅。如患者有恶心或呕吐感觉，应将头偏向一边，防止呕吐引起的误吸。待生命体征平稳后，取低半卧位，以保持腹壁松弛，减轻腹部切口张力和疼痛感，从而有利于呼吸和引流管引流。

（2）手术后伤口须用腹带包扎，尤其是慢性支气管炎、肝功能差、血浆蛋白低下者或老年人，以防止伤口裂开。同时，注意查看切口敷料有无明显渗血、渗液。如有异常，请告知医生，以便及时更换伤口敷料。

（3）为了确保肝脏功能的恢复，要保证吸氧的时间达到要求，不要随意停止吸氧。手术后，医护人员会常规为患者进行生命体征监测，使用心电监护仪器等设备，患者无须紧张。

（4）手术后，麻醉科医生会根据患者的病情评估应用麻醉止痛泵。护士会指导患者进行疼痛评估，患者应告知医护人员疼痛分值。医生会评估病情并给予镇痛药物,患者需取适宜的体位,应用正确的咳嗽咳痰方法,以免引起疼痛。

(5)若所采用的脾脏切除手术是分流术,患者术后48小时内应取平卧位,避免过多活动,防止血管吻合口破裂。一般需要卧床1周,不宜过早下床活动。

(6)禁食期间,医护人员会为患者静脉补充液体。注意清洁口腔,可进行漱口。待肠蠕动恢复、肛门排气后,医生会根据病情拔除胃管。患者可进行流质饮食,2～3天后再改为半流质饮食。食物宜温、软、易于消化,少量多餐。如有腹水,应低盐饮食;若存在肝功能严重障碍或在分流术后,应限制蛋白质的摄入量,特别是限制肉类食物,以减少肝性脑病的发生。

(7)除年老体弱或病情较重者外,术后第1天患者可坐起轻微活动,第2天可在别人扶持下在床边活动,第3天可在室内活动。活动量根据患者的实际情况而定。早期活动可促进肠蠕动恢复,预防术后肠粘连、肺部感染等并发症。

(8)保持腹腔引流管通畅。引流管内引流液的颜色、性质和量是医生判断病情的依据。应将引流管妥善固定(见图10-8),定时挤压,避免意外拔管。

(9)为预防下肢静脉、深静

图10-8　正确固定引流袋

脉血栓,可将下肢抬高(高于心脏水平20～30cm),并在膝关节下垫宽大的软枕,使膝关节微屈,以促进血液回流,减轻下肢肿胀,增加舒适度。可在护士指导下穿弹力袜,增强双下肢静脉血液回流。如有条件,也可使用间歇性充气加压泵(见图10-9)。通过周期性加压、减压的机械作用加速下肢血液回流,增强下肢纤维蛋白溶解的速率,达到预防血栓形成的目的。

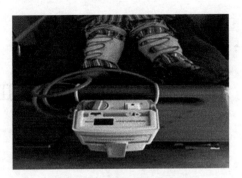

图10-9　间歇性充气加压泵

三、出院后注意事项

要注意合理饮食。腹腔镜脾切除术后要多吃含维生素的食物，少吃盐多的食物，也不要吃刺激性的食物，避免进食粗糙、干硬、温度过高的食物，蛋白质的摄入应根据肝功能情况而定。禁忌饮酒、抽烟。保持良好的心态，保持稳定的情绪，对恢复十分重要。平时注意锻炼，注意休息，劳逸结合，避免过重的体力劳动。按医嘱及时复诊。如有不适，及时到医院检查。

（袁玲玲　胡静娜）

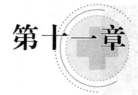

第十一章

肛肠手术

第一节　大肠癌手术前后，应该注意什么

一、大肠癌手术前后共性注意事项

大肠癌是常见的恶性肿瘤，包括结肠癌和直肠癌。大肠癌的发病率从高到低依次为直肠、乙状结肠、盲肠、升结肠、降结肠及横结肠癌。

目前，手术切除是治疗大肠癌的主要手段：结肠癌的手术治疗常采取根治性的切除＋区域淋巴结清扫，根据癌肿所在部位确定根治切除范围及其手术方式；直肠癌的手术治疗有经肛门切除术（极早期近肛缘）、直肠全系膜切除术、低位前切除术、经腹会阴联合根治性切除术。

麻醉方式：根据病情情况、手术方式、手术时长选择，一般为全身麻醉、蛛网膜下腔阻滞（腰麻）。

（一）术前注意事项

1. 心理调适

医护人员会告知手术部位、手术时间、手术方式和手术医生，有计划地介绍疾病治疗方法、发展和预后情况、手术方式。患者要增强对治疗的信心，更好地配合医护人员进行手术治疗和护理，缓解紧张、焦虑的情绪。

2.饮食管理

宜进食高蛋白、高热量、高维生素、易于消化、营养丰富的少渣半流质饮食,如粥、面条。忌辛辣、坚硬、不易消化食物,戒烟、戒酒。如患者不能进食或存在肠道梗阻等情况,医护人员会给予静脉输注营养液,以满足机体需求。

3.肠道准备

(1)清洁灌肠法:术前按医嘱,护士会来患者的床边为患者做生理盐水(见图11-1)或者磷酸钠盐灌肠液清洁灌肠,患者只需放松心情,配合护士进行操作即可。

(2)口服清肠法:手术前1天按医嘱口服舒泰清或硫酸镁,直至解成水样便为止。在服用泻剂过程中,需

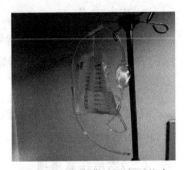

图11-1 清洁灌肠用生理盐水

多走动、多按摩腹部。如有恶心、呕吐、腹痛等不适反应,应及时告知护士。在走动过程中需有家属陪同,以防跌倒。①舒泰清:取A剂、B剂各9包,用750mL的温水冲泡。常规服用3盒舒泰清,按医嘱时间开始服用,每隔10~15分钟服用1次,每次喝250mL,总共服用3000mL。②50%硫酸镁溶液:100mL/瓶,无须配制。按医嘱直接服用所需的量,过10分钟后饮温开水2000mL以上。

4.禁食与药物

术前禁食12小时,术前禁饮6小时。一般于手术前晚20:00以后禁食,22:00以后禁饮。如患者有高血压,则手术当天仍需服用降压药,但只可用少量水送服。如患者有糖尿病,则手术当天是否应用降糖药物应遵医嘱。

5.术前训练

术前可在床上使用便器进行床上大小便训练。进行有效咳

嗽、咳痰训练:进行数次深而缓慢的呼吸,深吸气末屏气,然后缩唇,缓慢呼气,之后再深吸一口气,然后屏气3~5秒,身体前倾,从胸腔进行2~3次短促有力的咳嗽,张口咳出痰液。

6.休息睡眠

营造良好的睡眠环境,减少干扰,保证睡眠质量。如无法入睡,可告知医护人员,按医嘱服用药物来帮助入睡。

7.卫生准备

术前洗澡、洗头,修剪指甲,注意避免将医生所做的手术部位标记符号洗掉。如标记不清晰,及时告知医护人员以重新标记。

8.管路准备

手术当天,护士会根据医嘱留置胃管、导尿管,患者应放松心情,积极配合。

(二)术后注意事项

1.体位

手术结束刚返回病房时,患者可以取平卧位或者侧卧位,但不能垫枕头。如果有恶心、呕吐,应将头偏向一侧,将呕吐物吐出。待病情稳定,术中采用全麻方式的患者6小时后可取半卧位,可以垫枕头;术中采用腰麻方式的患者必须去枕平卧12小时,不可摇高床头。

2.床上锻炼

术后第1天,患者可在床上翻身、抬臀、屈曲下肢、活动上肢,可以摇高床头后取半卧位休息。翻身时,应固定好导管,以防滑脱、扭曲。

3.下床活动

术后2~3天,患者可以坐于床沿并在床上活动四肢,要鼓励自己早期下床活动,活动量依据自身病情及年龄而定。

4.咳嗽训练、肺叩

根据术前训练进行深呼吸、咳嗽和咳痰,以防肺部并发症。护理人员会协助患者翻身、肺叩(手指并拢,手背隆起,手指关节微屈,从背部肺底由下往上、由外向内叩打,避开肩胛骨、脊柱,力度适中)。咳嗽时,双手捂住腹部切口,由两侧向切口中间轻轻挤压,这样可以减轻切口疼痛。

5.导管护理

不要拉扯身上留置的导管,防止导管滑脱。如有滑脱,应及时告知医护人员。下床活动时妥善放置引流管,防止管路反折扭曲。

6.饮食护理

一般术后3~5天,胃肠道开始蠕动,恢复肛门排气后,可进食一两勺流质(米汤、鱼汤、稀蛋羹等),之后逐步增加。通常进食3天后,如无腹胀、腹痛(说明肠蠕动良好)、肛门排气,排便通畅,则可再逐渐进食半流质饮食(粥、面条、馄饨等),少量多餐。忌食牛奶、豆浆、含糖高的食物,豆类等产气食物和干硬、不易消化的食物,以防肠胀气及肠梗阻。

7.生活护理

禁食期间及留置导尿管期间,护理人员会为患者进行口腔护理和会阴部护理,每天2次。在术后早期排便次数较多时,要注意肛周皮肤情况。保持肛周皮肤清洁干燥,用湿巾或柔软的毛巾及时擦干净肛周皮肤上残留的排泄物,必要时涂抹护肤粉、使用皮肤保护膜以保护皮肤。勤翻身,预防皮肤压红、破损、压疮。

(三)出院后注意事项

(1)保持心情舒畅,进行适量运动及社交活动,注意劳逸结合。

（2）合理饮食。多进食新鲜蔬菜、水果和富含纤维素的食物，多饮水，保持大便通畅。忌生冷、辛辣、刺激性、不易消化的食物，禁忌烟酒，减少高动物蛋白、高脂肪食物的摄入，不吃油炸、油煎食物，不吃霉变、烟熏、烧烤、腌制、过烫食物，不饮用浓咖啡和浓茶。

（3）定期复查，术后1个月、3个月、6个月、1年各复查1次。

（4）如出现便血、黏液样便、大便变细，或严重的腹泻、腹痛、腹胀、呕吐等情况，应及时就医。

（5）避免过早进行剧烈运动，避免超负荷运动，避免使腹压增加的动作（如提重物、剧烈咳嗽）以免造成切口疝。

二、造口术前后注意事项

造口（stoma）一词来源于希腊语，意思是口或开口。最早的造口术是在18世纪早期因为战争而施行的。当时由于战争和条件所限，对战场上肠管受伤的患者只能进行肠管分离，将肠管的一端或两端引出到体表以形成一个开口或者形成一个襻，这样不仅可以解决患者的排泄问题，而且更重要的是可以挽救患者的生命。那些将肠子接起来的方法，大多失败，患者常因感染而死亡。之后，医生将该技术用在外科手术中。当病变的肠管被切除后，又无法将肠管相接时，可以将肠的一段在腹部适当的位置上拉出并反转，然后缝于腹壁，最后便会形成一个有开口、乳头部的肠黏膜，医学上称为肠造口，俗称"人工肛门"。造口对肠管的分离可于一处或于不同的几处进行，因为不同部位的肠管发挥不同的功能。造口的目的主要是输出肠道内容物、减轻肠梗阻、保护远端肠道口的吻合或损伤、促进肠疾病的痊愈和肠道减压等。

（一）造口的分类

1.根据造口的功能分类

（1）输入式造口：胃及空肠造口等，用于因食管梗阻或其他原因不能通过口腔摄入营养物的患者，此类造口通常为临时性的。

(2)排放式造口:肠造口、尿路造口等,用于排泄粪便或尿液。

2.根据造口的用途分类

(1)临时性造口:用于暂时通过造口将肠内容物排出体外,通过肠内容物的暂时性转流以使"下游"或远端的肠管得以休息和愈合,可保护肠吻合术后的远端肠管免受机械性损伤,而达到促进其延续性恢复的目的。襻式回肠造口和襻式结肠造口就是暂时性造口。

(2)永久性造口:用于直肠以及全段或部分结肠切除术,这时肠道的延续性不能恢复,造口用于替代肠道做内容物的输出。端式回肠造口和端式结肠造口是永久性造口。

3.根据造口的方式分类

(1)端式造口(见图11-2):在腹壁仅有一个开口,通常先切除病变的肠段,游离近端肠道,通过切口拉出腹壁,黏膜外翻并与腹壁做分层缝合。远端肠段通常结扎固定在腹腔内。端式造口大多为永久性造口。结肠端式造口常用来治疗直肠癌或肛门癌及无法恢复的直肠损伤(无法进行远端肠道的切除吻合术),而回肠端式主要用于治疗感染性肠炎、家族性息肉病及结直肠癌。

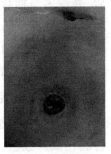

图11-2 端式造口

(2)襻式造口(见图11-3):缓解由于原发或继发肿瘤,或放射治疗所致肠腔狭窄引起的急性肠梗阻;保护远端吻合口;当远端肠管有放射性肠炎、穿孔或肠瘘时,转流肠内容物;促进肠疾病的愈合。手术时,将一段肠道经切口拉到腹壁表面并用支撑棒或支撑架支持,防止其缩回腹腔,支架通常放置3周,纵向

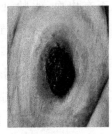

图11-3 襻式造口

切开肠壁,黏膜外翻形成两个开口,分层缝合,近端为功能襻,远端为非功能襻。横结肠造口是最常见的襻式造口。

4.根据造口的部位分类

(1)结肠造口:永久性结肠造口术最常见的指征为结直肠癌,暂时性结肠造口最常见的指征为实质性疾病的并发症、克罗恩病(Crohn's disease)及乙状结肠扭转,此外肛门直肠外伤也可能需要进行结肠造口术。结肠造口又分为横结肠造口及乙状结肠造口。横结肠造口一般位于左侧或右侧上腹部,乙状结肠造口一般位于左下腹部。结肠造口排泄的粪便较为成形,排便也较为有规律。

(2)回肠造口:常见需行回肠造口术的指征有溃疡性结肠炎(占主要)、克罗恩病、家族性结肠息肉病等。回肠造口一般位于右下腹部,排泄物量较多,且次数频密。早期呈水样便;正常饮食后,粪便多呈糊状,含水分较多且对皮肤有较大刺激,尤其是高位回肠造口(离空肠比较接近的回肠造口)。

(3)尿路造口:尿路造口术的指征主要是肾盂的恶性病变和膀胱癌。最常见的手术方式为回肠代替膀胱手术。

(二)造口术后的护理

(1)正常的造口(见图11-4)颜色为粉红色或鲜红色,高出腹壁皮肤1~2cm。造口术后,注意观察造口颜色及形态,是否有出血、水肿、回缩、坏死等并发症,观察造口袋内有无气体或粪便排出,以此来了解肠蠕动情况。

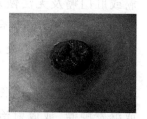

图11-4　正常造口

(2)造口术后,护士会有计划地教患者及其家属熟悉造口附件产品(见图11-5)的使用及造口袋更换流程(见图11-6)。更换造口袋的时间宜选择空腹或餐后2~4小时。

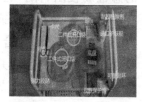

11-5　造口附件产品

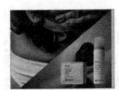

①更换造口底盘：用一只手按住皮肤，另一只手小心缓慢地自上而下轻柔揭除底盘（建议使用黏胶祛除剂）

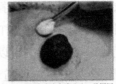

②用生理盐水或清水清洗造口及周围皮肤，保持皮肤干燥

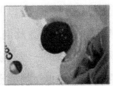

③使用康乐保造口尺测量造口大小，然后选择适合该患者造口的底盘

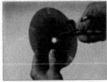

④根据所测量的造口大小，在造口底盘上剪出大小合适的开口，用手搓顺开口内侧

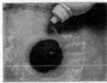

⑤喷洒少许造口护肤粉在造口周围，均匀涂抹，几分钟后将多余粉末清除

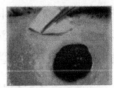

⑥将皮肤保护膜均匀地抹在皮肤上，待干后形成一层无色透明的保护膜

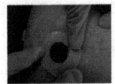

⑦将可塑贴环贴于造口周围

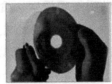

⑧去除底盘保护纸

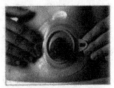

⑨把底盘沿着造口紧密地贴在皮肤上

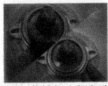

⑩从下往上粘贴底盘，之后以造口为中心，用手指由内向外画圈式按压整个底盘黏胶，按压时间不少于2分钟

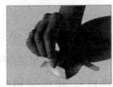

⑪将造口袋底部的封口对折两次（此例为肠造口袋。尿路造口袋排放口封闭比较简单，不做详细图解，请参见各产品说明书）

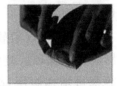

⑫将两侧的魔术贴向内对折按压密封（不同造口袋产品的排放口略有不同，需根据具体产品进行相应的密封）

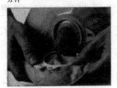

⑬"四点法"扣合造口袋：将连接环底部与底盘扣紧（第一点）；一只手向上轻拉造口袋手柄并压向腹部（第二点）；沿连接环在其左右两点向腹部轻压（第三、四点）

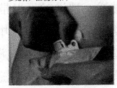

⑭两指捏紧锁扣，听见"咔嗒"声，说明造口袋已经与底盘锁好

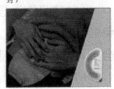

⑮轻轻地将双手放在造口底盘上，用双手的温热使底盘黏胶与皮肤更贴合，可用弹力黏胶固定底盘，增加佩戴安全性

图 11-6 造口袋更换流程

(3)根据造口形态,护士会为患者选择合适的造口袋。造口袋内排泄物要及时倾倒,并需定期更换造口袋。造口底盘修剪大小要合适,一般比造口大1～2mm左右,以防底盘过大造成排泄物浸渍皮肤,刺激造口周围皮肤。清洁造口周围皮肤时,动作要轻柔,避免过度用力揉搓。不要使用含碱性成分的清洁用品(如肥皂等),以免破坏皮肤的保湿功能;可以使用性质温和的沐浴乳,如儿童或婴儿沐浴乳。造口周围皮肤如有皮肤发红、充血水肿、水泡、发痒、糜烂、皮炎、溃疡及剧痛,应及时就诊治疗。

(4)均衡饮食,多吃蔬菜和水果,少吃产气和气味大的食物。饮食要规律:恢复期和康复期的造口患者可按正常餐次用餐,进食时应充分咀嚼食物,做到细嚼慢咽。食用适量的膳食纤维(适量的膳食纤维可以调整肠道功能状况,减少便秘和腹泻的发生),注意将蔬菜切细。补充充足的水分(可以软化大便,防止便秘。对于回肠和升结肠造口患者,充足的水分可以缓解水分丢失的症状)。避免高脂肪饮食(如肥肉、鸡皮、鸭皮等),食物脂肪含量高可引起腹泻。

(5)衣服以柔软舒适为原则,不穿紧身衣裤,以免摩擦造口、影响血液循环。避免剧烈运动及过早的抬举运动。爬楼梯、登山等都可增加腹压,故不建议。散步是最好的选择。及时治疗咳嗽、便秘,以免腹压过大而诱发造口旁疝。

(6)建议洗澡选择淋浴。洗澡时可以带或者不带造口袋,应避免强水流冲击造口。正常暴露在空气和水中都不会伤害造口,水不会流入造口。如果带着造口袋洗澡,记得洗澡后更换新的造口袋。

(7)在护士指导患者家属第一次更换造口袋时,会发一本"造口医患联系册"。术后1个月,可携此联系册到医院造口门诊复查,以后造口门诊每月1次复查时都应带上此联系册,以便造口师连续性关注造口情况,为患者创造更好的生活及工作条件。造口回纳时应将此联系册交还给护士。

（8）造口是挽救生命的临时或永久性废物排泄通道,应树立信心,更好地进行社交活动。

（三）造口并发症的护理

1.造口并发症的分类

造口并发症大体分为两种情况,即肠造口并发症和肠造口周围皮肤并发症。肠造口并发症具体包括造口缺血坏死、狭窄、回缩、脱垂、旁疝、皮肤黏膜分离;肠造口周围皮肤并发症具体包括刺激性皮炎、过敏性皮炎、尿酸盐结晶、造口周围静脉曲张。

2.肠造口并发症的护理

（1）造口缺血坏死（见图11-7）:是造口术后最为严重的早期并发症,常发生于术后24~48小时。早期肠造口黏膜坏死表现为肠造口外观局部或完全变紫。若及时给予适当处理,绝大多数变紫的肠造口组织可能会恢复正常;但如无改善,则会变黑,最后导致黏膜坏

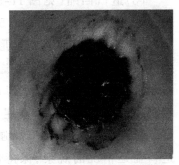

图11-7　造口缺血坏死

死。肠造口坏死如未得到正确及时的处理,排泄物可引起腹膜炎和腹腔感染。在严重的造口坏死,造口黏膜全部呈黑色,需立即行造口重建手术。因此,术后患者及其家属应关注造口颜色和形态,如有异常,应及时告知医护人员。

（2）造口狭窄:造口缩窄或紧缩,表现为造口皮肤开口细小,难以看见黏膜,或造口皮肤开口正常,但指诊时肠管周围组织紧缩,手指难以进入（见图11-8）,是肠造

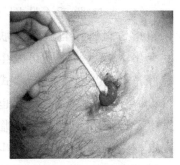

图11-8　造口狭窄

口手术后常见并发症之一,多发生于术后8天到数年不等。对于程度较轻者(造口可容小指或食指尖通过),可用手指或扩张器扩宽造口,但要小心,不可再损伤造口。扩宽造口的方法:戴手套用小拇指(开始时先用小拇指,慢慢好转后改用食指)润滑后轻轻进入造口,停留3~5分钟,每天1次,需要长期进行。对于降结肠或乙状结肠造口狭窄者,要观察是否有便秘,因便秘时粪便容易阻塞造口,可遵医嘱服用泻药。避免进食难消化的食物,如蘑菇、玉米等。因造口狭窄引起肠梗阻者应及时入院治疗,若情况严重,需外科手术治疗。

(3)造口回缩(见图11-9):造口位于腹部皮肤表面0.5cm及以下,其回缩通常在造口形成后的6周内发生,部分需要通过手术处理并重建造口。造口回缩是造口术后主要的并发症,好发于回肠造口。患者应加强对

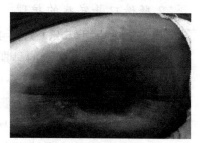

图11-9 造口回缩

造口血运情况的观察,保持合理体重,避免短时间内体重剧增。若发现造口回缩,应及早来院寻求专业人士的帮助。轻度造口回缩可应用凸面底盘并配合造口腰带;若回缩至腹腔内,则应立即手术治疗。

(4)造口脱垂(见图11-10):指造口肠襻自腹壁皮肤过度突出。造口脱垂既可发生于单腔造口,也可发生于襻式造口;既可发生于结肠造口,也可发生于回肠和泌尿造口。临床上以横结肠襻式造口者发生造口脱垂为多见,脱出的肠段往往

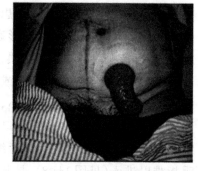

图11-10 造口脱垂

为造口的远端肠襻。外观上可见腹腔内肠管由造口内向外翻出，长度可由数厘米至20厘米以上不等。造口脱垂常伴有造口水肿、出血、溃疡、肠扭转、阻塞甚至缺血坏死。脱出的肠襻因蠕动与造口袋产生长期的摩擦可引起局部溃疡、渗血。造口轻微脱垂（未出现肠扭转、阻塞甚至缺血性坏死）可通过手法复位，同时通过改善造口护理方法，调整造口产品。如造口脱垂且无法手法复位，建议重新进行造口手术。造口脱垂如出现肠扭转、阻塞甚至缺血坏死，应立即进行急诊手术治疗。

（5）造口旁疝（见图11-11）：由各种原因使小肠或结肠经造口侧方脱出所致，是肠造口术后常见的一种并发症，发生概率仅次于造口脱垂。造口旁疝早期无明显临床体征，仅在造口旁有轻微的腹壁膨隆，随着疝逐渐增大，立位时明显，常伴有腹痛、腹胀等症状。造口旁疝

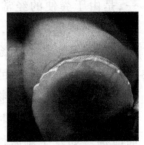

图11-11 造口旁疝

多伴有局部坠胀不适感，突出的肿物影响造口袋的粘贴，也会影响穿衣和美观。合适的腹带或特制的造口腰带可对早期或症状轻微的造口旁疝起到较好的承托作用，防止肠管缺血坏死、旁疝嵌顿等并发症，减慢其发展。巨大的造口旁疝长期压迫腹壁，导致局部血供不良，回流障碍，皮肤营养障碍，可引起疝表面皮肤溃烂，肠管嵌顿、梗阻和坏死。造口旁疝不会自愈，手术是唯一的治疗方法。

（6）造口皮肤黏膜分离（见图11-12）：是指肠造口处肠黏膜与腹壁皮肤的缝合处分离，属于肠造口手术后的早期并发症之一，多发生于术后1～3周。造口周围皮肤黏膜分离可导致造口袋粘贴

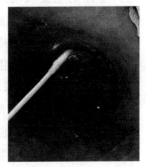

图11-12 造口皮肤
黏膜分离

困难、粘贴不牢，增加感染的危险。造口皮肤黏膜分离愈合后，瘢痕收缩会造成造口狭窄。如发生造口皮肤黏膜分离，应告知医护人员，由专业人士进行处理。

3.肠造口周围皮肤并发症的护理

（1）刺激性皮炎（见图11-13）：刺激性皮炎又称粪水性皮炎（见图11-17），是肠造口术后常见的并发症之一，是由于粪便的经常刺激而引起的造口周围皮肤的糜烂，是肠造口术后常见的并发症之一。肠造口周围皮炎的发生以粪便渗漏引起的刺激性皮炎居多。回肠造口排泄物刺激性很大，

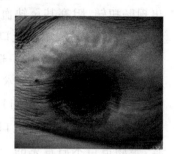

图11-13　刺激性皮炎

一旦与皮肤接触，1小时内即可引起红斑，数小时即可引起皮肤表面溃疡。如发生刺激性皮炎，应寻求专业人员的帮助，选用适当的造口护理产品、选用适当的造口附属护理产品等。

（2）过敏性皮炎（见图11-14）：由于接触某些物质后在皮肤、黏膜接触部位发生的急性或者慢性的炎性反应。急性期主要表现为皮肤红斑、水肿、脱屑和角质形成细胞囊样化样变；在慢性期主要表现为皮肤裂隙、苔藓化和角化过度。造口用品的选择不适当，清洗皮肤过程中未将清洗剂擦拭干净，造口底盘粘贴时间过久，均可引

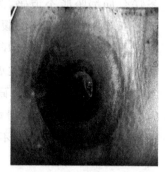

图11-14　过敏性皮炎

起皮肤问题。多见于造口底盘粘附剂过敏者，皮损的范围和形状与过敏原一致。过敏性皮炎的治疗原则：寻找病因，脱离接触物，并积极对症处理。若发生过敏性皮炎，应寻求专业人士的帮助。

(四)造口回纳注意事项

1.造口回纳的时机

造口回纳的时机一般选择在手术后3个月后或者术后化疗结束后1个月,在确定吻合口无狭窄、无复发,无盆腔肿瘤复发、无远处转移,肛门收缩功能良好后。在身体状态允许的情况下,可将造口回纳。

2.造口回纳手术前准备

手术前需要进行肠镜及肠道造影检查,全面评估合格后方可手术。手术前谨慎清洁灌肠。如确实有必要清洁灌肠时,则患者需准备好便盆、纸巾,必要时准备更换的裤子,因为造口术后肛门长时间处于休养状态,肛门括约肌较松弛,所以液体灌入后无法保留,会边灌边往外流出。

3.造口回纳手术后注意事项

(1)术后第2天,患者应下床活动,促进肠道蠕动,以防粘连。

(2)肠道排气后,遵医嘱进食。

(3)进食后,患者会产生大便。刚开始,大便次数频繁,每天可达7~8次,且大便稀薄,无须慌张。随着时间的延长,大便会逐渐变干,同时次数也会减少。术后初期,患者应准备足够的替换衣裤,每次便后用温水或者婴儿湿巾清洗肛门,动作要轻柔。清洗后用柔软的毛巾或纸巾吸干水分,涂上皮肤保护软膏。如大便过于频繁(每天大于10次),则应及时告知医护人员,可用止泻药进行缓解,以防脱水。

(陈蓓蕾 王晶晶 林李)

第二节　常见肛周疾病手术前后,应该注意什么

一、常见肛周疾病手术前后共性注意事项

常见肛周疾病包括痔、肛裂、肛瘘、肛门直肠周围脓肿等。

痔是直肠末端黏膜下和肛管皮肤下的静脉丛发生扩大、曲张所形成的柔软静脉团。肛裂是肛管或从皮肤黏膜交界处延伸到齿状线的肛门边缘的伤口或裂隙。肛瘘是肛管或直肠与肛周皮肤相通的肉芽肿性管道,由内口、瘘管、外口3部分组成。肛周坏死性筋膜炎是一种由多种细菌协同作用导致的严重、少见、快速进展的以肛周和会阴三角区筋膜坏死为特征的暴发性感染性疾病。骶尾部藏毛窦是在骶尾部臀间裂的软组织内形成的一种慢性窦道。其特征是内藏毛发,也可表现为尾骶部急性脓肿,穿破后形成慢性窦道,或暂时愈合,终又穿破,如此反复发作。窦内伴肉芽组织,纤维增生,常有毛发,有时从窦口突出窦道,走行方向多向颅侧,很少向下。

常见的肛周疾病及对应手术方式如下。

(1)痔:在保守治疗无效、痔脱出严重、较大纤维化内痔、合并肛裂或肛瘘时,可采用外科手术治疗。手术方式主要有:①血栓性外痔剥离术,适用于血栓性外痔保守治疗后疼痛不缓解或肿块不缩小者。②传统痔切除术,即外剥内扎术。③痔环切术(Whitehead术),为教科书上的经典式式,易导致肛门狭窄,目前临床很少应用。④吻合器痔上黏膜环切术,主要适用于脱垂型Ⅲ-Ⅳ度混合痔、环形痔,以及部分出血严重的Ⅱ度内痔。

(2)肛裂:肛裂治疗的手术方式选择取决于症状的持续时间和所发现的体征。对于没有出现皮垂、肛乳头肥大和大的痔疮的急性肛裂,括约肌扩张术和肛门内括约肌切开术是两种在传统意

义上广泛应用的手术方式。对于有外部症状的慢性肛裂或者在并发大痔疮的情况下,局部切除疗法和括约肌切开术会是更好的选择。

(3)肛瘘:①切开引流,肛瘘发作期合并感染,此时因身体其他因素不能手术,可以在感染灶表面切小口引流或注射器抽脓处理。这种方法效果立竿见影,但只是暂时缓解,日后还需再行根治手术。②置管或挂线引流,对高位瘘或多瘘管的复杂瘘,没有把握手术,但为了防止病情加重或蔓延,可以在瘘管内放置引流管或引流条,每天用药物冲洗,虽不能根治,但可以控制病情。③肛瘘切开术,肛瘘最经典与最主流的术式,90%以上低位肛瘘的治疗采用此方法。④瘘管剔除术,对于瘘管完全粘连、较细的低位肛瘘,探针无法探入,可以采用瘘管剔除术。⑤主灶切开支管旷置术,适用于各种复杂性肛瘘。⑥挂线术,适用于高位肛瘘。挂线术是目前国内外治疗高位肛瘘的最主要方法。以线代刀行慢切割,在切断肛瘘管壁的同时,造成断端的炎症粘连,防止回缩,可以适当起到保护肛门功能的作用。但缺点是,疼痛明显,尤其还需要二次紧线,疗程相对较长。⑦双向等压引流术,适用于高位肛瘘和复杂性肛瘘。采取半切割挂线,可有效保护肛管的核心结构"肛直环",避免其在术中被完全切断,在保证疗效的前提下,有效保护肛门功能不受破坏。

(4)坏死性筋膜炎:切开减张引流,彻底清创。

(5)骶尾部藏毛窦:①切开引流术。②窦道切除一期缝合术,适用于中线上的小型无感染的窦道。为了消除深的臀间裂、避免伤口裂开,可采用"Z"形缝合或菱形缝合术。③窦道切除部分缝合术,适用于窦道口及窦道较高者,及窦腔较大、有很多窦口和窦道者。④窦道切除切口敞开术,适用于多个窦口伴有轻度感染者、创口过大不能缝合和手术复发的病例。⑤袋形缝合术,适用于单个窦道、窦道壁似纤维组织者。

麻醉方式:蛛网膜下腔阻滞麻醉(腰麻)。

(一)术前注意事项

1.心理调适

医护人员会针对相应的疾病进行健康宣教,给予心理疏导。患者要消除恐惧、紧张心理,增强战胜疾病的信心。

2.肠道准备

遵医嘱口服泻药或清洁灌肠。口服泻药后,以排便为清亮水样、无明显粪渣为宜。如口服泻药仍未排便或仍有明显粪渣,则应告知医生或护士并进行清洁灌肠。

3.饮食管理

多吃含膳食纤维丰富的水果、蔬菜,多吃粗粮,少吃干硬、不易消化的食物。清淡饮食,禁忌辛辣刺激性食物和调料。增加饮水,防止便秘。戒烟酒。术前一天进食清淡、易消化饮食,如粥、面条。手术前1天20:00起禁食、禁饮。

4.个人卫生

术前洗澡,清洗肛门及会阴部皮肤。

5.休息睡眠

手术前1晚保证充足睡眠。若无法入睡,告知医护人员,可遵医嘱适当使用药物进行辅助。

6.大小便训练

肛周疾病手术一般采用蛛网膜下腔阻滞麻醉(腰麻),可在术前用便盆在床上训练排尿。

(二)术后注意事项

1.体位

术后返回病房,患者需要采取去枕仰卧位或侧卧位12小时,不可摇高床头,以防脑脊液漏引起的头晕、头痛。如感到恶心、呕吐,不要慌张,头偏向一侧。12小时后可垫枕头及摇高床头,尽量以平卧为主。

2.床上锻炼

术后卧床时,患者可以左右翻身,屈曲下肢,活动上肢。术后第3天起做提肛锻炼:将肛门向上提,自行收缩肛门5分钟,然后呼气放松,一提一松,如此反复。早晚各1次。

3.下床活动

术后1~2天,可在床上多休息。以后每天均应下床活动,每次15分钟左右,每天4~5次。

4.排便

术后当日不宜排便,以免引起伤口出血。术后便秘、排便时间过长,可导致创口出血、水肿、疼痛加重,甚至创口撕裂导致大出血。控制合适排便时间,过早排便易加重肛门疼痛和出血概率。但患者也不能因为害怕出血或者疼痛而一直不排便,这也会引起便秘,从而加重出血及疼痛的概率,引起恶性循环。发生便秘时,可多饮水,多进食新鲜的瓜果蔬菜,必要时可口服缓泻药。排便时,不宜久蹲和用力过猛,以免造成腹压增高而引起肛门水肿。便后清洗肛周,预防感染。

5.个人卫生

保持肛门清洁,预防感染。可采取局部坐浴的方法:用40~45℃的温水或1:5000的高锰酸钾溶液充分溶解后坐浴,每次15~20分钟,每天2~3次。

6.排尿

术后排尿困难是最常见的并发症,应放松心情,定时排尿。可通过热敷膀胱、按摩腹部、听流水声、吹口哨等方法进行诱导排尿。如仍无法排尿,应告知医护人员并留置导尿管。

7.饮食护理

术后6小时进水后即可进食半流质饮食,如稀饭、粥类等食物。进食后需多饮水。避免进食牛奶和豆制品等易产气的食物。术后第1天,患者即可三餐按时进食半流质饮食,如粥、面条等,多饮水;术后第2天患者可正常饮食,多食水果蔬菜,如苹果、香蕉、火龙果、青菜、韭菜、芹菜等,均衡饮食。面食、米饭、肉、鱼、蛋、蔬菜、水果都应该包括在食谱内。平素便秘的患者应该增加蔬菜水果的摄入量。必要时服用缓泻药。如患有糖尿病,注意低糖饮食。不限制海鲜,但不提倡大量食用。对海鲜过敏者,任何时候都应禁忌海鲜。禁忌烟酒、辛辣食物。术后不提倡大补。术后大补不仅对伤口愈合毫无益处,还会徒增体重,增加肝肾负担。有的人因为大补而导致腹泻,排便次数增多而引起肛门水肿,影响术后恢复效果。如营养不良,则须保证营养。

8.疼痛控制

手术后,医生常规会让患者每天2次使用止痛药物。在换药及排便时,疼痛的感觉可能会加重,如不能忍受(影响到自己睡眠时),应及时告知医护人员,可遵医嘱增加止痛药剂量,患者也可深呼吸,保持舒适体位,听音乐、看书等方法转移注意力,也可采取理疗、温水坐浴(松弛肛门括约肌,改善局部血液循环,促进炎症吸收,减轻疼痛)等缓解疼痛的方法预防术后疼痛。

(三)出院后注意事项

1.锻炼

坚持肛门功能锻炼。提肛是一种既简便又实用的肛门功能锻炼方法,可促进局部血液循环,增强局部抗病能力,具有预防和治疗肛门疾病的双重作用。

2.活习惯

注意劳逸结合,不要过度疲劳。避免久站久坐。养成定时排便的习惯。不在厕所长时间蹲、坐，排便时不看书、读报、玩手机。注意肛门部清洁卫生，勤换内裤，保持局部清洁和引流通畅。

3.复查

根据医嘱，患者要按时复诊换药，直至创面愈合。

4.饮食营养

多食清淡并含有丰富维生素的蔬果，进食瘦肉等优质蛋白，忌食辛辣、刺激性食品，少喝牛奶、豆浆，以免产生胀肚；经常便秘者晨起可饮蜂蜜或温开水1杯，多吃香蕉及粗纤维的食物，进行顺时针腹部按摩，适当活动，促进肠蠕动。

二、常见肛周疾病手术后个性注意事项

1.肛瘘术后

肛瘘挂线引流后不要拖拉留在肛门口的橡皮筋，以免引起疼痛或皮筋断裂。每天检查结扎橡皮筋是否松弛，如已松弛应告知医护人员。同时适当活动以利于引流和加速瘘管剖开。对于肛瘘挂线切割治疗，在2～3周橡皮筋脱落时，应注意观察有无活动性出血。

2.藏毛窦术后

术后采取俯卧位，臀部加压包扎，控制排便，待引流管内血性液体量少、色淡后可正常排便，但不可用力过猛，必要时可口服缓泻药。

3.坏死性筋膜炎术后

术后会采取充分的挂线引流，医生会每天进行彻底清创换药，直至伤口愈合。换药时，患者可能感觉疼痛加剧，应及时告知医护人员，医护人员可在换药前进行预防性用药。同时，患者要增加全身营养，促进伤口愈合。

（陈蓓蕾　毛南儿）

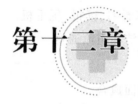

第十二章

疝手术

第一节 各类腹外疝手术前后共性注意事项

腹外疝是腹内脏器或组织连同肠系膜壁层,经腹壁或盆腔的薄弱点或孔隙向体表突出而成的。其发病的两个主要原因是腹壁强度降低和腹内压力增高。腹外疝最常见的内容物是小肠。腹外疝分为易复性、难复性、嵌顿性、绞窄性等临床类型,包括腹股沟斜疝、腹股沟直疝、股疝、脐疝和切口疝。手术是治疗腹外疝最有效的方法,常见的手术方式主要有疝囊高位结扎术、腹腔镜腹股沟疝修补术、无张力疝修补术等。

麻醉方式:全麻。

一、术前注意事项

(1)消除紧张情绪,减少活动,避免腹腔内容物脱出而造成嵌顿疝。

(2)防止感冒咳嗽。戒烟。保持大便通畅。如有便秘,术前晚灌肠或口服导泻药,防止术后排便困难使腹压增高而导致疝修补术的失败及术后疝的复发。

(3)巨大疝手术前,须卧床数天,回纳疝内容物,使局部组织松弛,有利于手术后切口愈合。

(4)嵌顿疝或绞窄性疝术前,应纠正体液失衡。如腹胀明显,需放置胃肠减压管。

（5）对于腹壁切口疝，术前使用腹带围腹，可促进术后康复，降低术后并发症的发生率，提高手术疗效，改善预后。

（6）手术前晚20:00开始禁食，22:00开始禁饮（包括水）。

（7）手术前晚上取出义齿，去除金属饰品，修剪指甲等。手术前晚洗澡；当天早上更换清洁病员服，不穿内衣、内裤及袜子，佩戴好病员腕带。

（8）手术前排尿，使膀胱空虚，或者手术前留置导尿管，以免手术时误伤膀胱。

二、术后注意事项

（1）保持室内安静，消除紧张情绪，缩短人员探视时间和减少探视次数。

（2）术后6小时进食流质饮食（温开水、米汤、营养液等），后逐渐从半流质饮食过渡到软食。

（3）手术当天，休息时取平卧位，腘窝垫枕，使髋关节微屈，以减轻切口张力和腹腔内压力，以利于切口愈合和减轻疼痛。腹股沟手术区可用0.5千克沙袋压迫6～12小时，防止渗血，利于止血。手术第2天，可取半卧位，防止疝修补处裂开。如接受传统疝修补术，下床活动时间在术后3～5天；如接受无张力修补术，则在术后次日便可下床活动。

（4）预防阴囊水肿。用丁字带提高阴囊，因为阴囊松弛，位置低，渗血、渗液易集聚于此。

（5）防止腹压升高。防止受凉而引起咳嗽。保持大便通畅，勿用力排便，必要时使用通便药。

（6）保持切口无菌。女性排尿时，应避免污染切口敷料。如果敷料浸湿，应及时告知医护人员并进行更换。

三、出院后注意事项

(1)伤口之缝合多采用可吸收缝线,不必拆线,可于1星期后自己将贴于伤口的敷贴除去。回家后,伤口可能仍有疼痛感觉;约1星期左右,疼痛会明显缓解。当疼痛影响休息或日常活动时,可服用止痛药,能有效减轻疼痛。如伤口有持续红肿、疼痛或异常分泌物,应立即就医诊治。

(2)出院后即可恢复正常活动,但应避免会使腹压增加的动作,如用力解大便、仰卧起坐、爬梯、骑乘脚踏或摩托、搬提重物等。在呕吐或咳嗽发生时,要支托患处。应避免久蹲、久坐等固定姿势。

(3)正常饮食,注意增加蔬菜、水果等高纤维食物及水分的摄入。养成规律的排便习惯,必要时可使用开塞露或服用通便药物。

(4)如有感冒、咳嗽,应及早就医。男性如有解小便困难的症状,应立即就医诊治。

(傅晓君 何雁飞)

第二节 各类腹外疝手术前后个性注意事项

一、嵌顿疝和绞窄疝手术前后,应该注意什么

嵌顿疝全称为腹股沟斜疝嵌闭,是指当腹内压突然升高时,疝内容物可强行扩张疝囊颈而突入疝囊,随后因疝囊颈弹性收缩,将疝内容物卡住而不能回纳腹腔的情况。嵌顿疝可发生在强力劳动或剧烈咳嗽、排便等腹内压力增高时,但亦可无明显诱因。临床表现为疝块突然增大,伴有剧烈疼痛,平卧或用手推送肿块不能使之回纳,肿块紧张发硬,且有触痛。重者可伴阵发性局部

绞痛、恶心、呕吐、便秘、腹胀等急性肠梗阻症状。随着疝环处疝内容物受压的进一步加重,导致动脉供血减少甚至停止,嵌顿疝发展为绞窄疝。绞窄疝的疝内容物会相继发生缺血坏死、穿孔、腹膜炎、肠瘘等。这些严重的病理生理紊乱不仅波及疝囊、疝外被盖和疝邻近组织,而且会危及腹内脏器官和全身各系统。嵌顿性腹股沟疝是外科急腹症之一,常见于老年人。绞窄疝是疝的最严重类型,其手术方法以往多采用传统的疝修补术,对已有肠坏死者则行肠切除吻合术。

麻醉方式:全麻。

1.术前注意事项

(1)疝在初发时,很容易还纳。患者躺平后,可以用手把肿物送回腹腔内,这时可听到"咕噜"一声。而反复出现的疝可以被卡在腹腔外,无法用手送回。

(2)如果患者是小孩,首要的是安抚小孩,使其停止哭闹。因为哭闹时腹部压力增加,疝更难还纳。为了让小孩不哭,可用喂牛奶或洗澡等方法来哄。当小孩发生嵌顿疝时,可用两层纱布或薄棉布包裹一冰块(也可用冰棍代替)冷敷患处,并适当缓压患处,直到复位为止。

(3)嵌顿时间过长可导致肠绞窄坏死,严重者危及生命。因此,一经确诊,原则上应立即急诊手术。

(4)医护人员会严密监测患者的生命体征,观察有无体液紊乱或休克表现,观察腹部体征变化等,并且会根据患者的病情进行输液、吸氧、插胃管、配血等工作,患者应配合。

(5)面对陌生环境和急诊手术,患者难免会有紧张、恐惧的感受,这些都是正常的心理反应。医生会耐心向患者解释造成嵌顿疝的原因、手术治疗的必要性、手术的程序及注意事项。患者应信任医护人员,安心配合手术治疗。

2.术后注意事项

(1)老年人需预防肺部感染。由于老年人呼吸道黏膜萎缩,纤毛运动不良且卧床休息,呼吸道积液不易咳出,易致肺部感染,因此护理人员会定期协助老年人翻身、拍背,以利于肺部分泌物排出。必要时会进行雾化吸入,预防肺部感染。

(2)预防粘连性肠梗阻,积极配合床上翻身和早期下床活动,主要是为了减少术后并发症的发生,促进肠功能早期恢复。

(3)患者肠吻合术后禁食、禁饮时间较长,除及时补液纠正水电解质和酸碱平衡失调外,还要静脉输注消炎药和营养液。对于疝嵌顿时间长、腹膜炎症状重、低蛋白血症者,术后还需加强抗感染力度和营养支持。待肠功能恢复后,患者应进食清淡、营养、易消化饮食,少量多餐,并适当增加粗纤维类食物。

二、切口疝手术前后,应该注意什么

切口疝是发生于腹壁手术切口处的疝,由腹腔内器官或组织自腹壁手术切口突出形成,由手术切口深处的筋膜层裂开或未愈合所致,可视为迟发的切口裂开或表面愈合的深部切口裂开。临床上比较常见,其发生率占腹外疝的第3位。手术方式有直接缝合、自体组织移植、合成材料修补、腹腔镜修补。

处理原则:①对于较小的切口疝,切除疝表面的原手术切口瘢痕,显露疝环并沿其边缘解剖出腹壁各层组织,回纳疝内容物后,在无张力的条件下拉拢疝环边缘,逐层缝合健康的腹壁组织。②较大的切口疝因腹壁组织的萎缩范围过大,在无张力前提下拉拢健康组织有一定困难,可用人工高分子修补材料或自体筋膜组织进行修补,避免术后复发。

三、脐疝手术前后,应该注意什么

脐疝是指腹腔内容物由脐部薄弱区突出的腹外疝。脐位于腹壁正中部,在胚胎发育过程中,是腹壁最晚闭合的部位。脐部缺少脂肪组织,使腹壁最外层的皮肤、筋膜与腹膜直接连在一起,成为全部腹壁最薄弱的部位,腹腔内容物容易从此部位突出形成脐疝。临床上有小儿脐疝和成人脐疝之分,以前者多见。

(1)小儿脐疝:主要表现为脐部肿物脱出,呈半球状。患儿哭闹时扩大,且脐部皮肤及瘢痕处紧张呈微青色;患儿安静或平卧睡眠时,肿物回缩或消失,脐孔部留有松弛的皱褶,用手指探入可以触及扩大而坚硬的脐环,还纳疝内容物时可以听到气过水声。除了脐疝嵌顿或穿破等紧急情况外,在小儿两岁之前可采取非手术治疗的方法,可在回纳疝块后,用大于脐环、垫以纱布的硬币或小木片抵住脐环,防止疝内容物脱出。小儿满两岁后,如脐环直径仍大于1.5cm,则可以手术治疗。原则上,对于5岁以上儿童的脐疝,均采取手术治疗。

(2)成人脐疝:为后天性,多见于中年经产妇女,也见于肝硬化、腹水等肥胖患者。由于成人疝环狭小,所以脐疝发生嵌顿或绞窄的较多,应采取手术治疗。修补原则:切除疝囊,缝合疝环,必要时重叠缝合疝环两旁的组织。

四、股疝手术前后,应该注意什么

股疝是疝囊通过股环、经股管向卵圆窝突出形成的疝。多见于40岁以上的女性,因女性盆骨宽大,联合肌腱和腔隙韧带较薄弱,致股管上口宽大松弛而易发病。

股疝容易嵌顿,一旦确诊,应尽早手术治疗。如发生嵌顿或绞窄,更应紧急手术。

(傅晓君　何雁飞)

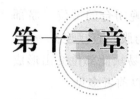

第十三章

妇科手术

第一节　各类妇科手术前后共性注意事项

在妇科疾病治疗中,手术治疗占有相当重要的地位。根据部位区分,妇科手术主要有腹部手术和会阴部手术。

妇科腹部手术按手术方式可分为腹腔镜手术、宫腔镜手术、普通开腹手术,按手术范围分主要有剖腹探查术、子宫切除术、附件切除术、宫颈癌根治术、子宫肌瘤剥除术等。腹部手术主要适用于子宫及其附件病变,或因附件病变而不能或不必要保留子宫者,性质不明的下腹部肿块,诊断不清的急腹症等。

会阴部手术按手术范围分有外阴癌根治术、外阴切除术、局部病灶切除术、前庭大腺切开引流术、宫颈手术、阴道前后壁修补术、尿瘘修补术、子宫黏膜下肌瘤摘除术、阴式子宫切除术、附件切除术等。

手术治疗对人体也是一种创伤,那么妇科患者手术前后应该注意什么呢?不同的疾病、手术方式、麻醉方式,既有相同又有不同的注意点。

麻醉方式:妇科手术根据手术部位、手术方式、患者个体差异选择不同的麻醉方式,麻醉方式主要有局部麻醉、腰麻、全身麻醉等。

一、术前注意事项

1.心理调适

无论何种手术,对患者本人都是较强的应激刺激,可产生一系列的心理反应,如焦虑和恐惧等,可直接影响手术及其预后。所以,患者在手术前需要放松心情。除担心手术会引起疼痛或恐惧手术风险外,患者还可能担心术中身体的过度暴露,顾虑手术可能使自己丧失女性的某些重要功能,担心术后性生活改变、内分泌失调、早衰而影响生活质量等。患者可将自己的心理压力情况及造成的原因告诉医护人员,医护人员会通过有针对性的解答及疏导,使患者重建对手术治疗的信心和乐观态度。例如:子宫切除后,虽然月经不会再来潮,但不影响女性激素的分泌,同时术后阴道残端愈合后,可以恢复正常性生活。对于卵巢,若只有一侧切除,则另外一侧正常的卵巢会代偿损失的功能;即使两侧的卵巢都切除了,机体的肾上腺也会分泌雌激素,足以维持女性的特征,也可用激素替代治疗。另外,请家属耐心聆听患者的顾虑,给予患者心理和社会支持。患者可通过正确的途径寻求帮助,打消心中的疑问和顾虑。

2.饮食管理

妇科手术患者常有贫血症状,术前宜进食富含营养、易消化吸收的食物(如奶、蛋、禽、豆类等),进食含铁质丰富的食物(如动物内脏、动物血等),以及各种新鲜水果、蔬菜,改善贫血症状。

3.消化道准备

手术前晚进食易消化食物,术前禁食8～12小时、禁水4小时(局部麻醉患者除外),以免术中出现呕吐,引起误吸及窒息等后果。在手术等待过程中如出现饥饿感,要及时告知医护人员,以便酌情补充能量。

由于妇科手术体位的特殊性,部分妇科手术采取膀胱截石位(见图13-1),麻醉后肛门括约肌松弛,易引起不自主排便。为不污染手术切口及手术室环境,同时保证术中肠道空虚,预防术中肠道损伤和麻醉诱导期及术中内脏牵拉所致的呕吐和误

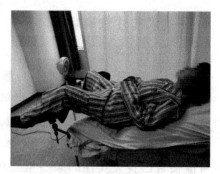

图13-1　膀胱截石位

吸,术前要做好充分的肠道准备。可根据不同的手术方式,采用灌肠或口服清肠药行肠道准备。在排便过程中,患者可能因不能耐受上述肠道准备所致的肠痉挛和肠绞痛而虚脱,应及时呼叫,防止跌倒。以下例举两种妇科术前肠道准备药物的使用方法。

(1)复方聚乙二醇电解质散(Ⅳ):将复方聚乙二醇电解质散盒内A剂、B剂各一包,泡在125mL温水中。服用方法:每隔10~15分钟服用一次,每次250mL,总共服用3000mL,直至排出清水样便。服用复方聚乙二醇电解质散后应多走动。如感恶心、腹胀等不适,可适当延长服用时间。一般于手术前1天16:00开始口服。服用中不应在溶液中加入任何附件成分,如调味品等。

(2)磷酸钠盐灌肠液:磷酸钠盐灌肠液灌肠后,憋牢8~10分钟再去厕所排便。憋的姿势首选膝胸卧位(见图13-2):膝盖跪地,然后头胸部下倾直至左侧面部接触物体表面,左手臂自然弯曲。如果做不到,可采取左侧卧位(见图13-3):身体左侧位平躺,右膝部弯曲,手臂自然放松。一般于手术前晚灌肠1次,在大便解完后喝水500mL左右,手术当日再灌肠1次。

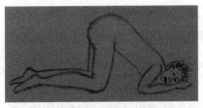

图13-2　膝胸卧位

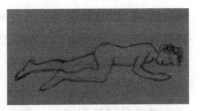

图13-3　左侧卧位

4.膀胱准备

生殖系统器官和泌尿系统邻近。术中为避免损伤膀胱,同时有利于盆腔手术视野的扩展,充分暴露病灶,促进患者术后体力恢复及切口愈合,常需要留置导尿管。一般术前在病房或手术室麻醉状态下完成导尿管的留置。

5.个人卫生

(1)阴道准备:女性阴道生活着无数细菌,如大肠埃希菌、嗜酸乳杆菌等。妇科的一些常规手术可能让这些细菌与手术创面接触,引起术后感染。手术前的阴道准备就是为了尽量减少阴道里的细菌,减少术后感染。可采用阴道上药和阴道擦洗法,一般术前给药或擦洗3天,术晨再次用聚维酮碘溶液擦洗阴道。阴道给药期间应注意个人卫生,防止重复感染,避免性生活,给药时应洗净双手,或戴指套或手套,并避开月经期。

(2)其他准备:①手术前1晚需做好个人卫生清洁工作,包括洗头、沐浴,以防止细菌滋生而引起切口感染。妇科普通开腹手术切口位置低,为免敷料粘到阴毛,减少皮肤细菌数量,降低手术切口感染率,常规在手术前用脱毛器或剪毛器去除阴毛。切勿涂抹指甲油、香水,以及化妆等,这些会影响手术中医护人员对手术情况的观察。护士会在手术前1晚发放手术衣裤。手术日晨患者需更换手术衣裤,勿穿内衣裤。手术前还应取下首饰、眼镜(包括隐形眼镜)、活动性义齿,戴好手术帽及脚套。②手术应避开月经期,如月经来潮,应及时告知医护人员。妇科手术最好是月经干净后3~7天内,此时子宫内膜薄,便于医生观察子宫内膜情况,减少卵巢出血。同时,离下次月经间隔时间长,有利于子宫、卵巢伤口修复,减少感染机会。

6.睡眠

术前保证睡眠充足。如手术前1晚难以入睡,可热水泡脚、听听轻音乐。必要时,遵医嘱适当口服安眠药助眠。

7.咳嗽、咳痰训练

全麻气管插管术后,呼吸道黏膜有一定的受损,黏液分泌紊乱,痰液不能有效排出,易引起肺部感染及肺不张等并发症。有效咳嗽、咳痰能促进呼吸道分泌物的排出,防止分泌物滞留而引起肺炎、肺不张等严重并发症。术前应学会有效咳嗽和咳痰的方法:取半卧位或坐位,身体前倾,头颈屈曲,先进行5~6次深呼吸,在深吸气后保持张口状态,连续小声咳嗽数次,使痰到咽部附近再用力咳出。咳嗽期间,用双手自切口两侧向切口处轻轻挤压,以防止咳嗽时腹压过高而引起切口疼痛、开裂。

8.术前用药

(1)米非司酮片、米索前列醇片:为达到术前软化宫颈的目的,减少宫腔镜或绝经后取环手术对宫颈的损伤及方便手术操作,常规术前口服米非司酮片及米索前列醇片。服药后,可能出现恶心、呕吐、眩晕、乏力、肛门坠胀感、下腹痛和子宫出血等症状,个别妇女可出现皮疹、腹泻,少数有潮红和发麻现象,易致跌倒,应注意观察及防护,离床活动时应有人陪同。

(2)高锰酸钾片(仅供外用):对于子宫脱垂和前庭大腺囊肿患者,术前常用高锰酸钾片加温水坐浴,可以有效杀死致病菌,防止阴道炎和子宫感染,促进子宫糜烂面的愈合,同时还能减轻尿道和盆底肌充血水肿,缓解排尿困难。高锰酸钾片仅供外用,切忌口服、塞肛、塞阴道等。其水溶液易变质,宜现配现用,配置时不可用手直接接触高锰酸钾片,以免被腐蚀或染色。应严格按用法与用量使用,如浓度过高或药片没有完全溶化,可损伤皮肤和黏膜。

二、术后注意事项

1.体位与活动

(1)体位:如手术麻醉方式为局麻,则对术后患者的体位没有特殊限制。如麻醉方式为全麻,术后返回病房后,患者需取去枕平卧位;待血压平稳或者全麻清醒后,可取半卧位,同时可在床上翻身,这样有利于呼吸和手术切口的引流。如麻醉方式为腰麻,术后患者需去枕平卧6～8小时后再垫枕头。

(2)活动:由于截石位特殊体位、手术部位在盆腔等因素使双下肢血流缓慢,所以妇科手术术后易发生双下肢深静脉血栓。早期活动能预防双下肢深静脉血栓,促进肠蠕动,减轻腹胀,防止肠粘连的发生。早期(麻醉未恢复时),患者可由陪护人员帮忙进行被动活动,包括踝关节、膝关节及髋关节的被动运动,促进静脉血液的回流。麻醉恢复后,应尽早主动运动,依据病情适当行下肢伸展、内收及外展动作。如果惧怕疼痛,或者外置管道太多而不敢活动,则需在别人协助下翻身并按摩双下肢,以促进血液回流。原则上,应尽早下床活动,下床活动的时间因人而异,一般于手术后6～12小时。下床时,动作上宜坐、站、行循序渐进,坐、站每一个姿势至少保持30秒再变换,切忌下床太猛,以防发生体位性低血压。下床活动持续时间由耐受程度而决定。如手术后身体虚弱,下床活动时应有人陪护在一旁。

(3)部分手术的特殊体位及活动:①外阴癌根治术后1周内,应卧床休息,取平卧位,双腿外展屈膝,膝下垫软枕,以减小腹股沟及外阴部的张力,以免影响皮肤切口的愈合。可做钩脚、绷脚等活动,上半身及上肢也可活动,以促进血运。术后7～10天,应尽可能进行功能锻炼,如双腿合拢、分开、前屈、后伸、外展、内收等,每天2次,每次10～20分钟,动作轻柔缓慢,活动范围由小到大。②尿瘘修补术后,应根据瘘孔的位置决定体位。膀胱阴道瘘的瘘孔在膀胱后底部者应取俯卧位,瘘孔在侧面者应取健侧卧位,使瘘孔居于高位。③阴道前后壁修补或盆底修补术后,患者以平卧位为宜,禁止半卧位,以降低外阴、阴道张力,促进伤口愈合。

2.切口护理

保持切口敷料清洁干燥。对于普通开腹手术切口,一般会加用腹带包扎。如有敷料脱落、渗液,以及腹带松动移位,应及时告知医护人员。当切口疼痛影响睡眠、活动时,应告知医护人员。必要时,使用止痛药,止痛药不会影响伤口愈合。

普通开腹手术后10天左右拆线,拆线后5～7天可撕掉敷料,温水洗澡,但勿搓揉切口处。

3.会阴部的清洁

术后阴道可能有少量出血,不必惊慌,但要保持会阴部清洁干燥。每天早晚及便后用温水擦拭会阴局部。毛巾和脸盆应单独使用。每天更换内裤,内裤应为棉织品。会阴部有伤口时,一般由医护人员消毒处理。

阴道如果短时间内出血量增多(多于平常月经量),或者阴道排出物有异味,要及时告诉医护人员。

4.有效咳嗽、咳痰

术后如患者腹部留有切口,应按术前咳嗽咳痰指导,用双手自切口两侧向切口处轻轻挤压,先深呼吸几次,再轻咳几下,最后稍加用力咳嗽,把痰咳出。

如痰液咳出有困难,可请他人协助拍背。患者取坐位或侧卧位。协助者拇指紧贴食指的第一个指关节,四指并拢似手中握有鸡蛋样,即五指并拢成空杯状,以手腕的力量,从背部自下而上、由外向内,迅速而有节奏地拍背。需要提醒的是,拍背时不要叩到背部没有骨头的地方,以免损伤脏器。能进食时,应多喝水以稀释痰液,有利于排痰。

5.留置管路

(1)导尿管:妇科手术后,患者可能需留置导尿管,留置时间具体视病情而定,大多情况下留置6~24小时,也可能留置7~14天。如导尿管留置时间较长,那么期间应做好盆底肌功能锻炼,防止尿潴留。尿袋位置要低于膀胱,防止尿液倒流而引起感染。躺在床上时,导尿管要从大腿下面引出,尿袋挂到床沿挂钩上,不要放到地上,防止被踩到或牵拉;下床行走时,不可将尿袋拎得高于耻骨联合(大约大腿根部位置)。能进食后,应多补充水分,包括白开水、果汁、汤水等,一天饮水量大于2000mL,达到膀胱冲洗的目的,预防感染。保持导尿管通畅,避免导尿管被压、折叠、扭曲。翻身、活动时,应避免牵拉导尿管,防止拉脱。需要提出的是,妇科手术后留置的导尿管一般不需要定时夹管,特别是宫颈癌术后。由于术后尿意不敏感,所以夹管后容易导致膀胱胀满,严重时可致膀胱破裂。留置导尿期间,如尿里带有血丝或尿色呈红色,要告知医护人员。

(2)引流管:术后患者可能会留有腹腔、盆腔、宫腔等的引流管。引流管可经腹部或阴道放置,引流袋要低于引流管放置处,从而有利于引流,且防止引流液倒流引起感染。如果放置的是负压引流管,应使引流瓶保持负压状态,避免引流瓶鼓起来(见图13-4)。保持各引流管通畅,避免引流管被压、折叠、扭曲。在翻身、活动时,应避免引流管被牵拉,防止拉脱。注意各引流液的量、颜色和性质。同时要保持引流管处敷料清洁干燥,如有渗液应及时告知医护人员。固定的布胶如有翘边、松动,也要及时

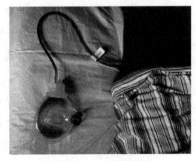

图13-4　负压引流球

告知医护人员。

(3)静脉输液留置管路:在较少情况下,患者可能会留有用于输液的深静脉穿刺置管。管路留置期间,要保持局部敷料清洁干燥,敷贴粘贴牢固。如果有局部红肿、疼痛,敷贴卷边、翘起等情况,要及时告知医护人员。

6.饮食护理

俗话说得好:"人是铁,饭是钢。"术后营养补充充分,有利于伤口的愈合、身体的恢复。术后进食时间和食物性质由麻醉、手术方式决定。宫腔镜手术麻醉清醒后一般于2~6小时即可进食普通饮食。大部分腹腔镜手术后第1天可先喝少量白开水,如无不适再进食流质饮食(最好是米汤),肛门排气后由半流质饮食、软食逐步过渡到普食。普通开腹手术及腹腔镜恶性肿瘤手术后,一般需等肛门排气后由流质饮食、半流质饮食、软食逐步过渡到普食。

术后饮食宜低脂、高热量、高蛋白、高维生素,如鱼、蛋、瘦肉、新鲜水果和蔬菜等,切忌进食辛辣、油腻食物。

妇科疾病大多数会造成出血,同时手术创伤也会造成失血,常导致贫血,要适当多吃补血食物:①含铁丰富的食物,主要包括动物性食品,如血、内脏(肝脏、肾脏、心脏)、瘦肉;多种海产品,如海带、紫菜、虾类、贝类等;蔬菜、水果,如番茄、桃、杏、大枣、柑橘等;菌菇类食品,如蘑菇、木耳等。此外,豆制品、菠菜、芹菜、白菜、油菜、胡萝卜、金针菜、韭菜、荠菜等也很重要,它们均含有丰富的铁质。禁饮浓茶、咖啡等,浓茶和咖啡可以抑制铁的吸收。另外,常用铁锅炒菜、煮饭有助于增加食品中的含铁量。②含维生素C丰富的食品。维生素C可以使食物中的三价铁还原为二价铁,能促进机体对铁的吸收和利用,如各种新鲜蔬菜与水果,特别是番茄、柑橘、猕猴桃、杨梅、柠檬、山楂等含维生素C最为丰富。对蔬菜、水果应注意保鲜,蔬菜烹调应先洗后切、切好就炒等,尽量减少在空气中的暴露,并宜多用蒸、煮和急火快炒,应少用煎炸,以减少维生素C的氧化、破坏。③大枣、黑芝麻、当归、三七、阿胶、何首乌、熟地、桂圆肉、枸杞子等药食两用品有良好的补血作用,可与小米、粳米、肉类等配制成多种药膳食品。

三、出院后注意事项

注意休息,适当参加锻炼活动。保持良好心态。加强营养,多吃富含铁、维生素、高蛋白的饮食。注意保持外阴部清洁。子宫全切术后,禁止性生活及盆浴3个月;附件切除、肌瘤剔除等其他手术后,禁止性生活及盆浴1个月。宫颈锥切术后7~10天,手术创面焦痂会脱落,此时如有出血应及时就医。妇科不同疾病患者出院后,有不同的注意点,下面就各种常见疾病加以叙述。

(1)盆腔炎性疾病:术后易发生肠梗阻,宜进软食,避免进食年糕、糯米等不易消化食物。注意性生活卫生,1个月后门诊复查。

(2)子宫内膜异位性疾病:包括卵巢子宫内膜异位囊肿、盆腔子宫内膜异位症和子宫腺肌症,均应在手术后1个月后门诊复查。为预防术后复发,部分行卵巢囊肿剥除或附件切除术的患者在术后月经第1~3天需注射促性腺激素释放激素激动剂,每隔28天注射1次,共3~6次。在药物使用期间,月经会停止,可能出现脸部潮红、频频出汗、精神抑郁等类似更年期症状;在药物停止使用后,会恢复正常。子宫腺肌症病灶挖除术后6个月,可选择宫内放置左炔诺孕酮宫内节育系统。

(3)子宫脱垂:避免增加腹压的动作,如蹲、咳嗽等,半年内避免重体力劳动。在手术后1个月后,首次复诊;3个月后,再复诊。在医生确认伤口完全恢复以后,方可有性生活。

(4)压力性尿失禁:出院后进行盆底肌的功能训练。方法:首先找到盆底肌(解小便时突然憋尿,使尿流中断,这时收缩的肌肉就是盆底肌),然后做收缩盆底肌的动作,但不是在憋尿时做,而是在平时放松时做,可以在平躺、坐位、站立时做,每次收缩5~

8秒,放松5秒,连续进行10～15分钟,每天2～3次。注意改变使腹压增高的行为方式和生活习惯,如及时防治呼吸道疾病,避免咳嗽,保持大便通畅等。术后4周内,避免重体力劳动和性生活。

(5)尿瘘:手术后1个月后,复诊;3个月内禁止性生活及重体力劳动。

(6)外阴癌:伤口完全愈合后才能过性生活。避免重体力劳动,坚持盆底功能锻炼。随访:第1年,前半年每月1次,后半年每两个月1次;第2年,每3个月1次;第3～4,年每半年1次;第5年及以后,每年1次。

(7)宫颈癌:3个月内禁止性生活及重体力劳动。随访:第1次出院后1个月复查;以后2年内,应每3～4个月复查1次;3～5年内,每6个月复查1次,第6年开始,每年复查1次。

(8)子宫肌瘤:即使有生育要求,也应避孕1～2年。子宫肌瘤剥除手术后,禁止性生活及盆浴1个月;子宫全切术后,禁止性生活及盆浴3个月。随访:术后1个月复查。

(9)子宫内膜癌:禁止性生活及盆浴3个月。术后可能出现阴道分泌物减少、性交痛等不适反应,可局部使用水润性润滑剂以增进性生活舒适性。随访:出院后1个月复查1次;以后2年内,每3～6个月复查1次;术后3～5年,每6～12个月复查1次。

(10)卵巢肿瘤:良性肿瘤术后1个月复查;恶性肿瘤常需辅助化疗,应努力完成治疗计划以提高疗效。恶性肿瘤随访:术后1年内,每个月复查1次;术后第2年,每3个月复查1次;术后3～5年,每4～6个月复查1次;5年以上,每年复查1次。

(11)葡萄胎:刮宫术后禁止性生活及盆浴1个月,防止感染。严密监测人绒毛膜促性腺激素(human chorionic gonadotropin, HCG):葡萄胎清空后,每周检测1次;连续3次检测正常后,每月检测1次,持续至少半年;此后,每半年检测1次,共随访2年。同时,注意月经是否规律,有无阴道异常流血。定时做妇科检查、B

超检查等。随访期间,可靠避孕1年。

(12)妊娠滋养细胞肿瘤:严格避孕,一般于化疗停止12个月后方可妊娠。随访:出院后3个月复查;以后每6个月复查1次,至3年;术后4～5年,每年复查1次;之后,可每两年复查1次。

(13)异位妊娠:保持良好的卫生习惯,勤洗浴、勤换衣。性伴侣保持稳定。发生盆腔炎后需立即彻底治疗。出院后每周复查HCG,直至HCG水平恢复正常。手术后注意避孕,至少半年后方可考虑再次妊娠。宫角妊娠术后需避孕2年。

(14)早期人工流产:怀孕12周内的人工流产属于早期人工流产,常规术后1周随访。1周内如有阴道出血多、腹痛、发热,应及时就诊;1个月内,禁止性生活及盆浴;6个月内,避免怀孕。

(15)前庭大腺囊肿:注意阴道分泌物性状,保持会阴部清洁。如伤口未愈合,则应继续来门诊换药。伤口愈合后,按医嘱复查。

(周胜娥　楼亚飞)

第二节　各类妇科微创手术前后注意事项

一、妇科腹腔镜手术前后,应该注意什么

腹腔镜手术切口小(见图13-5)、恢复快,是借助于气腹系统、摄像系统、光源及器械进行操作的手术方式。妇科腹腔镜手术适用于诊断子宫内膜异位症,明确不明原因的

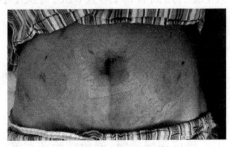

图13-5　腹腔镜术后第一天的切口

急慢性腹腔、盆腔疼痛,对子宫肌瘤、卵巢肿瘤、宫外孕、不孕症、早期妇科恶性肿瘤等进行手术治疗。

麻醉方式:腹腔镜手术多选择全身麻醉。

(一)术前注意事项

腹腔镜手术的其中一个切口选择脐孔,脐孔深凹,很多人平时不会去清洁,所以清洁脐孔尤其重要,可用液状石蜡及肥皂水清洗。

(二)术后注意事项

腹腔镜手术需在二氧化碳气腹下进行。如术后残留在腹腔的二氧化碳气体较多,且短期内没有被完全吸收,则术后1~2天很可能发生腹胀。同时,手术时高压气腹使膈肌上抬,膈下穹隆扩张,对三角韧带及膈肌本身的扩张作用使膈肌纤维受到牵拉,促使分布于膈肌中央部腹膜上的膈神经受到刺激,反射性地引起肩部疼痛。

1.吸氧

腹腔镜术后,患者需吸氧6~12小时。吸氧能提高血液中氧气浓度,促进二氧化碳气体排出体外。

2.体位与活动

尽早活动能减少腹胀的发生概率,有效缓解肩部疼痛。另外,适当抬高臀部,每天3次,每次1小时,也能减轻腹腔镜手术后引起的肩痛。

3.饮食护理

不要进食产气食物,如牛奶、豆浆、甜食、油腻食物等,以免腹胀加重。

4.呼吸控制

建议深慢呼吸,避免呻吟和吞气,少说话。

(三)出院后注意事项

腹腔镜手术后,腹部仍有残留二氧化碳气体,应适当活动,促进二氧化碳气体吸收。切口一般无须拆线。保持切口敷料清洁干燥,手术后10天左右可揭去敷料,温水洗澡。

二、宫腔镜手术前后,应该注意什么

宫腔镜手术是应用膨宫介质扩张宫腔,通过玻璃导光纤维束和柱状透镜将冷光源经宫腔镜通过阴道、宫颈导入宫腔内,对宫颈管、宫颈内口、子宫内膜和输卵管开口部位进行的手术。宫腔镜手术适应证:子宫内膜息肉切除术、子宫肌瘤切除术、子宫纵隔切除术、子宫腔粘连分解术、颈管内赘生物、宫内异物取出等。

麻醉方式:主要选择腰麻、全身麻醉等。

(一)术前注意事项

保持会阴部的清洁。一般术前无须去除阴毛,手术前1天及当天进行阴道消毒。术前使用米非司酮片、米索前列醇片口服或塞阴道,以软化宫颈,便于术中操作。

(二)术后注意事项

如果腹痛,阴道流血多于月经量或有异味,应告诉医护人员。宫腔镜手术中需使用膨宫液扩张宫腔,但膨宫液经手术创面大量吸收后会引起急性水中毒,严重时危及生命。如果术后有胸闷、气促、恶心、呕吐、咳白色泡沫痰、精神恍惚等情况,则应及时告知医护人员。

(三)出院后注意事项

宫腔镜术后5~15天,会有少量阴道不规则出血,但出血量多于月经量就需及时就诊。2~4周后会持续出现黄色阴道分泌物,不必惊慌,但需保持外阴清洁。术后1个月内,禁止性生活及盆浴;1个月后,到医院复查。

三、阴式手术前后，应该注意什么

妇科阴式手术是妇科手术向微创手术方向发展的项目之一，其方式是利用阴道这一女性解剖结构进行盆腔手术操作，其特点是创伤小、恢复快、体表不留瘢痕、美观。且由于该手术方式对腹腔脏器干扰小，所以患者术后床边活动早、进食早、住院时间短，特别是对于腹部脂肪厚、有皮肤病、年老体弱且有内科并发症者而言，更为适宜。妇科阴式手术包括子宫切除术、子宫肌瘤剔除术、附件切除、阴道壁修补术和盆腔器官脱垂手术等。

麻醉方式：主要有腰麻、全身麻醉。

（一）术前注意事项

阴式手术是经阴道操作的手术，因此要严格、充分地做好阴道准备。确保阴道内清洁是减少术中出血、避免术后发生逆行感染及切口感染的关键。

（二）术后注意事项

1.会阴部的清洁

妇科阴式手术的切口在阴道内。术后，阴道内会有纱布填塞，常规留置导尿管。应保持会阴部的清洁，每天2次用温水擦洗会阴部，每次大便后必须用温水清洗外阴。如有少量阴道出血，为手术创面渗液，一般持续2～3天，不要担心，但如果出血量多于月经量就要告诉医护人员。

2.饮食护理

按麻醉方式进行适时的禁食，一般于术后6小时内禁食。然后，进食无渣流质或不产气流食。如为阴道后壁膨出修补者，则需等肛门排气后进少渣饮食，延迟排便时间。由半流质饮食过渡到普食，多吃蔬菜、水果，以补充营养并促进排便。

3.保持排便通畅

首次排便时间一般控制在术后3天以后,以此来促进伤口的愈合,防止感染的发生。术后3~5天宜进食高纤维饮食,保持排便通畅。避免使用蹲式马桶。如有便秘,必要时加缓泻剂来软化粪便,避免由腹压过大造成的切口裂开。

4.活动

阴式手术采用膀胱截石位,双下肢长时间架在手术床两侧的支架上,压迫较久,影响血液循环。术后应尽早在床上进行下肢活动,避免下肢静脉血栓形成。

(三)出院后注意事项

阴式手术的伤口愈合较慢,回家后应保持会阴部的清洁。术后10天可淋浴。出院10~12天,阴道可能有少量出血,持续2~3天,这是由阴道残端缝线吸收所致的,属正常现象,不用处理。出院1个月,到门诊复查。术后3个月内,禁止性生活及盆浴,避免重体力劳动及腹压的增加,视病情可以逐渐增加活动量。

(周胜娥 楼亚飞)

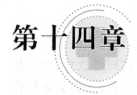

第十四章

泌尿科手术

第一节　泌尿科手术前后共性注意事项

泌尿系统主司机体生成和排泄尿液的功能,由肾脏、输尿管、膀胱和尿道及有关的血管和神经组成。其中,肾脏不仅是机体的排泄器官,也是重要的内分泌器官,与大肠、皮肤、肺脏一起构成身体的四大排泄系统。泌尿系统疾病患者常会出现排尿异常、尿液异常、疼痛等症状。

随着现代科技的突飞猛进,内腔镜技术迅速发展,微创手术蓬勃开展,已从最初的仅可用于观察的膀胱镜发展到输尿管肾镜、经皮肾镜及腹腔镜等,并几乎可进行所有的泌尿外科手术。近年,更是出现了机器人手术。与传统的开放手术相比,腔内泌尿外科具有手术创伤小、恢复快、疗效好等特点。

一、术前共性注意事项

(1)保持情绪稳定,耐心听医生讲解有关疾病的知识和手术配合知识。

(2)了解心、肺、肝、肾等重要脏器功能,水电解质、酸碱平衡和全身营养状况,查看皮肤有无化脓病灶。

(3)预防感冒。吸烟者应戒烟,因为尼古丁可导致末梢支气管痉挛,使呼吸道分泌物增加,容易导致肺部感染。听从护理人员指导并训练深呼吸、有效咳嗽,训练床上大小便、术后翻身、四肢运动,了解早期下床活动的益处。

(4)听取护士宣教,按不同手术部位做手术区皮肤准备。术前洗澡、更衣。女性如月经来潮,应及时报告医生。术前按医嘱服药。

(5)术前医生会与患者进行手术相关内容的沟通。如患者仍有疑问,可向医护人员询问,医护人员会提供适当的心理支持,减轻患者对手术的恐惧。

(6)术前常规做青霉素等过敏试验。

(7)根据麻醉方式及手术种类,控制术前饮食,除局麻外,术前12小时禁食,4～6小时禁饮。如有便秘、腹胀,手术前晚用肥皂水灌肠。急诊手术禁忌灌肠。

(8)手术日晨,护士会观察患者的情绪、精神状态,测量患者的体温、脉搏、呼吸频率、血压,观察有无病情变化,发现异常会及时报告医生。

(9)进手术室前,患者应排尽尿液,护士会按手术需要给患者插入胃管、导尿管。患者需取下义齿、手表及贵重物品。术前半小时按医嘱用药。护士会备好病历、X线片、胸腹带等,接患者去手术室。

(10)护士会按手术种类、麻醉方式准备好术后用物,如胃肠减压器、引流瓶、氧气、吸引器、导管、张口器等。

二、术后共性注意事项

(1)手术结束返回病房时,应听从医护人员的安排。医护人员会做到搬移尽量平稳。患者应将手放在腹部,不要乱动,防止各种管道滑脱或受污染。

(2)医护人员会了解患者的手术、麻醉过程及病情,术中输液、输血的总量,麻醉用药情况。监测患者的血压、脉搏、呼吸,观察引流液的性质及量,并记录。

(3)护士会按麻醉种类给予患者麻醉后护理。病情平稳6小时后,患者可取半卧位或按医嘱执行其他体位。

(4)护士会连接好各种引流管,并妥善固定。保持引流通畅,防止引流管扭曲受压。注意观察引流液的颜色、性质和量的变化。

(5)注意观察伤口敷料有无松脱、渗出,如有渗血、渗液,应及时联系医护人员。

(6)护士会按急缓顺序处理各项术后医嘱,还会根据医嘱或病情及时处理术后疼痛。

(7)护士会根据患者的病情协助翻身,定时鼓励患者做深呼吸和有效咳嗽,并协助或指导家属为患者做被动肢体活动。

(8)按医嘱进食,除胃肠手术外,局麻手术患者一般术后即可进食,椎管内麻醉患者在肠蠕动恢复后才能进食。

(9)为保持口腔清洁和让患者舒适,护理人员在禁食期间会为患者进行口腔护理,每天2次。

(10)如无禁忌,应早期翻身活动,早日下床。如不能下床,则可在床上适当活动,预防压疮的发生。

(朱春琳)

第二节　输尿管切开取石手术前后,应该注意什么

泌尿系结石是最常见的泌尿外科病症之一,男性多于女性。结石发病有地区性,在我国多见于长江以南,北方相对较少。输尿管结石绝大多数来自肾。由于输尿管的内径自上而下由粗变细,结石常停留在输尿管解剖结构上的3个狭窄部位。患者出现

刀割样绞痛,有时伴有恶心、呕吐、面色苍白等,痛时出现血尿。腹腔镜下输尿管切开取石术是近几年出现的一项治疗输尿管结石的微创技术,其具有创伤小、痛苦轻、恢复快的特点,特别是为体外震波碎石术和输尿管镜碎石取石术取石困难的患者提供了一种较佳的手术方式。

麻醉方式:全身麻醉。

一、术前注意事项

(1)了解对侧肾功能的情况。

(2)感染、非感染者均需使用抗生素。

(3)术前1小时摄X线片,以确认结石在输尿管内的位置,并将此片全套带入手术室。

(4)手术前晚清洁灌肠,排空肠道的积便、积气。

(5)其他术前注意事项参照泌尿科手术术前共性注意事项。

二、术后注意事项

(1)护理人员会参照泌尿科手术术后共性注意事项及全身麻醉后注意事项为患者进行护理。

(2)保持呼吸道通畅。医护人员会遵医嘱给予患者持续低流量吸氧,同时严密监测生命体征和血氧饱和度的变化。患者如有痰液,应及时咳出。

(3)待麻醉清醒、血压平稳后,患者可改半卧位休息。护士会协助患者进行床上定时翻身活动。

(4)术后第1天可进食流质饮食,然后逐渐过渡到普食。多饮水,每天2000~3000mL,多食高蛋白、高维生素及富含粗纤维的新鲜蔬菜和水果。保持大便通畅。

(5)注意腰部切口有无渗血、渗液,保持敷料清洁。妥善固定导尿管和腹膜后引流管,定时挤压引流管,避免引流管折叠、扭曲而阻塞引流，观察并准确记录引流液的量、颜色、性质的变化。腹膜后引流管一般于术后2～5天拔除，留置的导尿管一般于术后5～7天拔除。注意保持导尿管通畅，同时保持会阴部清洁，多饮水以防止尿路感染。

（6）注意观察并发症。①腹膜后大出血。主要由术后腹腔压力下降、血管内压力升高等因素诱发。护士会严密观察腹膜后引流管中引流液的性质、颜色和量，以及患者面色、生命体征等变化。如发现后腹膜引流液较多，呈血性，或脉搏增快、变弱，血压下降，应警惕有腹膜后出血的可能，及时通知医生。②高碳酸血症及皮下气肿。护士术后会观察患者的呼吸频率和节律，有无胸闷、咳嗽和皮下捻发音，并常规给予呼吸低流量吸氧，以促进二氧化碳排出。③漏尿。观察引流液的量、色、性质及尿量的变化。如腰部引流管周围切口大量渗液或腹膜后引流管引流出大量淡红色或黄色水样液体，考虑漏尿的可能，应及时联系医生，以便及时更换敷料。保持后腹膜引流管及导尿管引流通畅，并配合抗感染治疗。一般漏尿会自行停止。

（7）输尿管切开取石术后早期，常有反射性肠胀气，须及时对症处理。

（8）输尿管在碎石过程中会出现水肿、出血、损伤甚至穿孔，妨碍结石排出，引起感染，影响肾功能。为防止上述并发症，术后常规留置双J管，能防止排石造成的尿路感染或肾功能减退。双J管有引流和支撑输尿管的作用，而且小的结石可顺着双J管下滑，排出体外。因此，在带管期间少做弯腰动作，避免上肢、腹部同时做伸展动作、突然下蹲及重体力劳动等，防止双J管向上移位或下移位而脱出尿道口。

三、出院后注意事项

（1）出院后注意休息，避免重体力劳动及剧烈运动。防止双J

管脱出及上下移位。

（2）多饮水，每天尿量＞2500mL，避免泌尿系感染的发生，减少及预防结石复发。

（3）注意观察有无伤口疼痛、血尿、腰酸、腰痛、尿频、尿痛等症状，若有不适，随时门诊就诊。

（4）术后1个月按时返院拔除双J管。术后定期复查，定时行泌尿系超声或腹部平片＋静脉肾盂造影等检查，了解肾积水和肾功能恢复情况。

（5）每月门诊复查1次。如有残余结石，则到医院行体外震波碎石术。

（6）饮水、运动及调节饮食结构可预防结石。例如：含钙结石者宜食用含纤维丰富的食物，限制食用牛奶、奶制品、巧克力、坚果等含钙量高的食物；草酸结石者限制食用浓茶、番茄、菠菜等含草酸高的食物；尿酸结石者限制食用含嘌呤高的食物，如动物内脏等，宜进食碱性食物；感染性结石者宜进食酸性食物，使尿液酸化，但应限制食物中磷酸的摄入。大量饮水以增加尿量，保持尿量在每天2500mL以上，饮水后多活动，及时排空尿液。应用可降低有害成分、碱化或酸化尿液的药物，以预防结石复发。例如：氧化镁可增加尿中草酸溶解度，枸橼酸钠钾、碳酸氢钠可预防尿酸和胱氨酸结石，别嘌醇可减少尿酸形成，氯化铵可使尿酸化。

（朱春琳 王丽红）

第三节 肾肿瘤手术前后，应该注意什么

肾肿瘤在我国泌尿外科恶性肿瘤中占第2位。1994年，Barbaric根据放射影像学将肾脏肿瘤分为恶性、良性和炎性3大

类。根据放射影像学,可将肾肿物分成单纯囊肿、复杂囊肿、脂肪肿瘤、其他肿瘤4大类。

肾肿瘤多发于一侧肾脏,常为单个肿瘤,10%～20%为多发病灶。肿瘤多位于肾脏上、下两极,瘤体大小差异较大。常见手术方式有根治性肾切除手术、保留肾单位手术等。

麻醉方式:全身麻醉。

一、肾肿瘤手术前后共性注意事项

1.术前注意事项

(1)遵照医嘱完善各项相关检查,做好手术准备,需做皮试、交叉配血试验、备血等。

(2)使用抗凝药(如阿司匹林)患者术前须停药至少1周,防止术后出血。

(3)充分的肠道准备是手术成功的必要条件。手术前晚,口服恒康正清清洁肠道。术前12小时禁食,6小时禁饮。手术前晚21:00以后不能入睡者,按医嘱服用地西泮5mg,以保证休息与睡眠。

(4)合并有高血压患者术前应积极控制血压(控制在140/90mmHg内),手术日晨用少量开水吞服降压药。

(5)合并有糖尿病患者应积极检测血糖水平,使空腹血糖≤7.8mmol/L,餐后血糖≤11.1mmol/L,避免术后应激性高血糖的发生,导致切口愈合不良或增加感染概率。

(6)如肿瘤过大,切除有困难,则患者需配合做好2周的放疗或肾动脉插管化疗。

(7)保持情绪稳定,消除紧张、悲观情绪,树立治疗信心。

(8)其他术前注意事项参照泌尿科手术术前共性注意事项。

2.术后注意事项

(1)肛门未排气前保持禁食。医生会为患者静脉补充营养液,维持机体内环境的稳定。

(2)翻身前要放松固定引流管,预留足够长度,翻身后再妥善固定,注意引流液的颜色、量及性状等。

(3)一般在患者能下床活动后,即可拔除留置的导尿管。留置尿管期间,应保持会阴部清洁,配合会阴护理,预防泌尿系感染。

(4)其他术后注意事项参照泌尿科手术术后共性注意事项及全身麻醉后注意事项。

二、各类肾脏手术前后个性注意事项

(一)保留肾单位手术

保留肾单位手术又称肾部分切除术,主要适用于肾血管瘤、脂肪瘤及早期肾肿瘤。

1.术前注意事项

(1)保持情绪稳定:肿瘤生存率是患者最关心的问题。一些患者对肿瘤有误解,认为肿瘤就是绝症,常常放弃治疗而延误病情。对此,应及时与医护人员、家属沟通交流,保持心情开朗、乐观。科技发展使成功的手术案例不断增加,应勇敢地面对疾病,树立战胜疾病的信心。

(2)术前准备:吸烟者应戒烟或戒烟2周,以避免术后剧烈咳痰、咳嗽致使肾出血;应积极进行胸式呼吸锻炼,掌握有效的排痰、咳嗽方法,防止术后肺不张或肺部感染等情况发生。因术后要绝对卧床1～2周左右,应积极进行床上翻身训练等。训练床上大小便,避免术后不习惯致排便困难。术前,医护人员会给予常规配血(400～800mL)。手术前晚21:00以后不能入睡者,可按医嘱服用地西泮5mg,保证休息与睡眠。

(3)余见共性注意事项。

2.术后注意事项

(1)活动与休息:术后需绝对卧床1周,前3天避免翻身、拍背,可在床上适当活动四肢,或用手指按压四肢,尤其是下肢,避免静脉血栓的形成。家属可将手置于患者肩胛、尾骶部等骨突处,轻轻按摩,避免压疮形成。1周后进行床上活动;10天后,下床在病室内轻微活动。如凝血功能不良及合并其他疾病,则延长卧床时间至2周。术后保持呼吸道通畅,防止便秘,避免用力咳嗽及其他使腹压过度增高的动作,以免引起肾出血。

(2)出血护理:肾脏组织质地脆弱,血供丰富,术中止血不彻底或创面缝合不当,容易使肾组织破裂出血。如发生术后出血,患者会感到腰酸、腰胀痛,主要表现为肾周引流管及导尿管短时间内引流出较多的鲜红色液体、血条或血块,有时堵塞引流管及导尿管。出血是保留肾单位肾肿瘤切除术的主要并发症之一,而且在处理上非常棘手,多数需再次手术或行介入治疗。术后,除绝对卧床外,患者应配合护士严密监测生命体征,每小时测心率、血压,观察意识、面色,及有无口干、出汗、烦躁等表现。保持引流管及导尿管的通畅,每1~2小时观察引流液性质、量。一般术后24小时引流量<100mL,以后逐渐减少,术后2~3天可拔管。若引流液持续增多,每天200~400mL,或短时间内突然增多,并伴有心率加快、血压下降、面色苍白等休克表现,则应立即通知医护人员,医生会根据患者的病情变化进行处理,如加快输液速度,抽血做交叉配血试验,准确及时应用止血药,并做好再次手术准备,也有可能行选择性肾动脉栓塞术来达到止血的目的。出血一般发生在术后3~5天。

(3)尿瘘护理:尿瘘的发生率为2%~15%,表现为切口渗液多,肾周引流管引出的液体量多,每天400~1000mL,呈尿液样。发生尿瘘后,需延长引流管放置时间。保持引流通畅,直到每天引流量<50mL。口服或静脉使用抗生素,及时更换浸湿的敷料,

保持床单位清洁干燥。若不发生感染,尿瘘一般能在平均3~4周内愈合。

(4)肾衰竭护理:术后肾衰竭是由潜在的肾脏疾病及术后肾实质较少处于高滤过状态导致的慢性肾功能不全引起的。术后应配合护士准确记录尿量、监测肾功能及电解质变化。若24小时尿量<400mL或无尿,应及时通知医生,排除梗阻原因,行利尿、保肾治疗。控制输液量及进水量,保持水电解质、酸碱平衡。若出现高钾血症、酸中毒、心力衰竭,可能需紧急行血透治疗。

(5)感染护理:术中气管插管,术后留置导尿管、引流管,术后绝对卧床等均增加了感染的机会。术后应留意体温的变化,保持引流袋低于引流管平面,防止引流管中引流物逆流。监测呼吸道、泌尿道及切口有无感染征兆,合理使用抗生素,预防感染的发生。

3.出院后注意事项

(1)出院后休息1个月,避免弯腰、扭腰动作。避免腰部碰撞。若出现腰酸、胀痛、血尿,应及时就诊。

(2)多饮水,每天饮水量>2500mL,保证足够尿量。保持大便通畅,防止腹压增高而引起迟发性出血。

(3)避免滥用药物,防止肾功能损坏。术后要坚持长期密切随访。每3~6个月门诊检查尿常规、肾功能、胸片、B超;每年做1次增强的腹部CT。

(4)如为双肾肾癌,术后应适当缩短随访时间,以了解肾功能情况、有无肿瘤复发和转移,以便及时采取治疗措施,从而提高生存率和生活质量。

(二)根治性肾切除手术

对肾肿瘤的治疗方法多选择手术切除。随着医疗水平的不断发展,目前多选择使用腹腔镜的手术方法进行切除。腹腔镜手术最大的特点是对患者损伤小、恢复快、能明显减少痛苦、缩短住院时间等。

1. 术前注意事项

(1)术前做好特殊检查,了解心、肺、肝、肾功能及全身状况,以及肿瘤的浸润及转移状况。配合做好手术准备,需做皮试、交叉配血试验、备血等。如有贫血,需进行输血等支持疗法。

(2)保持情绪稳定,消除紧张、悲观情绪,树立治疗信心。

(3)其他术前注意事项参照泌尿科手术术前共性注意事项。

2. 术后注意事项

(1)医护人员术后会严密观察血压、脉搏、尿量,记录24小时出入量。肛门未排气前禁食,静脉补充营养,以维持机体内环境的稳定。

(2)引流管的护理。术中腹腔压力高,出血不明显,解除充气后可出现继发性出血;术后血管钛夹松脱等也可发生出血。术后严密注意有无内出血的发生。应妥善固定术后常规留置的引流管,防止其扭曲、受压。肾周引流管24小时内引流液为血性,引流量一般不超过100mL,以后逐渐减少,一般48小时拔除引流管。

(3)肾全切术后早期采取患侧卧位,以免影响肾窝空隙闭合。

(4)如行区域淋巴结清扫术,须注意引流管液体量及质的变化,警惕淋巴瘘的发生。

(5)术后应密切观察每小时尿量,若出现无尿、少尿,应立即通知医生。密切监测肾功能,观察肌酐的变化。

(6)腹腔术后常见并发症的注意事项参考腹腔镜下输尿管切开取石术后相关内容。

(7)参照泌尿科手术术后共性注意事项及全身麻醉后注意事项。

3. 出院后注意事项

(1)注重食物多样性,多食用增强机体抗癌功能的食物,如黄豆、菇类等。忌烟酒。

（2）生活有规律,保持心情愉快。适当活动,循序渐进。出院10天内要以卧床休息为主,避免剧烈活动;3周内不可进行体力劳动,避免重体力劳动。

（3）避免使用肾脏毒性强的药物,定期检查身体并随访。

（4）术后定期到医院复查肾功能及彩超,了解肾脏情况。

（5）在经济条件许可的情况下,也可配合使用生物制剂(如干扰素和白介素),以提高机体免疫力。

（朱春琳）

第四节　膀胱肿瘤手术前后,应该注意什么

膀胱肿瘤是泌尿系统中最常见的肿瘤,常发生于50~70岁的人,男:女为4:1,以表浅的乳头状肿瘤多见。膀胱肿瘤患者一般伴有血尿,以无痛性肉眼血尿为主。手术治疗是膀胱肿瘤的首选方法,包括经尿道膀胱肿瘤电切术、根治性膀胱全切除术。

麻醉方式:全身麻醉。

一、膀胱肿瘤手术共性注意事项

(一)术前注意事项

（1）保持情绪稳定。语言是交流的工具,通过谈话了解疾病相关知识,正确对待疾病,建立起最佳心理状态。

（2）密切观察血尿情况。如因反复血尿而出现贫血,则应输液、输血以纠正贫血。

（3）加强饮食护理。术前要多食用高蛋白、高能量、易消化、营养丰富的食品。必要时,进行静脉营养支持以改善营养状况。

(4)密切观察排尿情况,注意有无尿频、尿急、尿痛等症状,如有异常,应报告医生并对症处理。如血尿严重或排尿困难,需留置导尿管。

(5)其他术前注意事项参照泌尿科手术术前共性注意事项。

(二)术后注意事项

1.休息与活动

术后3日内要严格卧床休息,减少活动,防止手术部位出血,影响愈合,防止出现因膀胱痉挛而引起的疼痛。

2.疼痛控制

切口疼痛程度与切口的大小、切口的部位、体位和情绪状态等因素有关。患者可以根据护士的指导采取合适体位,用药物止痛,以减轻焦虑。

3.术后并发症的观察及护理

(1)术后出血:注意观察生命体征变化及引流液颜色、量,遵医嘱使用止血药物。如发现伤口敷料被渗血污染,应报告医生以及时处理。

(2)感染:注意观察体温的变化,如发现尿液浑浊或有絮状物(提示有感染的可能),应及时报告医师以做相应的处理。

4.其他

参照泌尿科手术术后共性注意事项及全身麻醉后注意事项。

(三)出院后注意事项

(1)生活、饮食要有规律,注意饮食卫生,注意休息,劳逸结合,不宜过度疲劳。

(2)术后1～2个月避免过度活动,不参加重体力劳动。

(3)该病的复发率高,应严密随诊。出院后应定时进行复查。

二、膀胱肿瘤电切手术前后注意事项

膀胱肿瘤是泌尿系统最常见的肿瘤,非肌层浸润性膀胱肿瘤占临床膀胱肿瘤的大多数,目前主要的治疗手段为经尿道膀胱肿瘤切除术。

麻醉方式:全身麻醉。

(一)术前注意事项

(1)按照医嘱要求完成禁食、禁饮。

(2)协助做好特殊检查,以了解心、肺、肝、肾功能及全身状况,以及肿瘤的浸润及转移状况。做好手术准备,配合医护人员做皮试、交叉配血试验等。如有贫血,需采取输血等支持疗法。

(3)配合医生筛查病史、用药史,积极控制合并症。如患有高血压,则应按医嘱服用降压药物,将血压控制在130/90mmHg以下;如患有糖尿病,则需注意糖尿病饮食,积极降糖。

(4)其他术前注意事项参照膀胱肿瘤手术术前共性注意事项。

(二)术后注意事项

1.观察出血情况

术后持续膀胱冲洗。护士会密切观察导尿管引流液的颜色,调整冲洗速度。当引流液颜色变为尿色时,遵医嘱停止冲洗。如为鲜红色,混有泡沫,提示手术创面可能有大量渗血,应立即联系医生,重新固定导尿管,将导尿管拉直后紧贴于大腿根部内侧,用宽胶布粘牢。患者应尽量保持该侧下肢平伸,达到牵拉止血的目的。同时,医护人员会为患者调快冲洗速度,保持导尿管通畅,避免血块堵塞。当创面有大量渗血时,患者会出现血压下降、脉搏增快等现象,应保持静脉通路通畅。医生会根据病情给予患者止血和输血治疗,必要时手术止血。

2.观察冲洗液有无外渗现象

术后除留意尿液颜色外，还要密切观察腹部有无膨隆，以防冲洗液外渗。如患者腹部张力增加，感到烦躁不安，应及时通知医生。此时，需停止冲洗或手术放置耻骨后引流管，以防止大量冲洗液被机体吸收，造成水中毒。

3.饮食管理

术后肛门排气后，根据医嘱可进食半流质饮食，以易消化食物为宜，多吃水果、蔬菜，并大量饮水，每天饮水量约3000mL，使尿液排出增加，起到自然冲洗的目的，也可防止便秘的发生。但如伴有肾功能不全、高血压、青光眼等疾病，应限制饮水量。

4.预防静脉血栓

术后适当活动，防止下肢静脉血栓及肺栓塞。卧床期间，按照护士的指导进行侧身活动、下肢屈腿运动。在停止膀胱冲洗后，可在护士或家属的帮助下离床活动，注意观察有无呼吸困难等不适症状。

5.膀胱痉挛的护理

患者术后可能发生膀胱痉挛，表现为膀胱区明显压痛，冲洗自行停止或速度减慢，导尿管暂无液体引出或出血加重。此时，遵医嘱口服托特罗定或用吲哚美辛栓肛塞，也可放出导尿管气囊内的部分液体，这些措施均能减轻不适症状。膀胱痉挛一旦发生，要注意尿道口有无溢血、溢液，如污染床单位，应进行更换。

6.预防继发出血

腹压增高是导致继发出血的主要原因。手术后粪便干燥、咳嗽等均可导致腹压增高，应积极防治。除遵从饮食指导外，必要时可用缓泻剂或提前服用缓泻药，保持排便通畅。如有咳嗽等症状，应联系医生以对症处理。

7.膀胱灌注化疗

术后多次膀胱灌注化疗可促使 TUR-BT 术后残余肿瘤细胞凋亡,抑制膀胱肿瘤微小病灶的生成,对肿瘤进展也有一定的抑制作用。常用的膀胱内灌注化疗药物有丝裂霉素悦、阿霉素、表柔比星、吡柔比星等。及时有效的治疗和科学的干预对提高本病的治疗效果、预防肿瘤复发有着重要的意义。

(1)膀胱灌注方法:术后1周行膀胱灌注化疗,经导尿后膀胱内灌注。每周1次,共6次,以后每月1次,1年后每2个月1次,并定期进行血、尿常规检查,肝肾功能检查和膀胱镜检查。

(2)膀胱灌注前注意事项:①灌注前,医生会了解尿常规是否正常,如有异常则给予抗感染治疗。灌注前排空膀胱内尿液,以便药液在膀胱内停留足够的时间,提高灌注药物在膀胱内的浓度,充分发挥药物作用。②灌注时,医生会为患者选择10～12号导尿管,以减少导尿管刺激及疼痛。取仰卧屈膝位,做深呼吸,以防尿道黏膜损伤,减少药物对尿道黏膜的刺激。

(3)膀胱灌注后注意事项:①灌注后需平卧20分钟,之后按左侧卧位、右侧卧位、俯卧位更换体位,各5分钟,使药液与膀胱黏膜充分接触。2小时后需大量饮水,排出尿液,减轻药液对尿道黏膜的刺激。②多食营养丰富、易消化的食物;避免食用咖啡、浓茶等刺激性食物;多饮水,促进尿液的排泄。

8.其他

其他术后注意事项参照膀胱肿瘤手术术后共性注意事项及全身麻醉后注意事项。

(三)出院后注意事项

(1)戒烟,禁酒,尤其忌饮大量啤酒,预防急性尿潴留。

(2)生活规律,劳逸结合,避免感冒。

(3)出院后多吃蔬菜、水果,合理分配饮水量,每天2500～

3000mL,预防便秘,以防腹压增加而引起出血,观察尿液颜色。保持大便通畅。

（4）避免长时间坐软椅,术后1个月内不能骑自行车,3个月内禁止提重物。

（5）遵医嘱定期检查肝、胆、胰、脾、骨髓功能,以便及早发现转移病灶。如有血尿,随时复诊。若病情允许,术后2～3周可行膀胱灌注。

（6）每3个月做1次膀胱镜检查,如有问题及时处理。2年后,每半年做1次膀胱镜检查。

（7）注意休息,适当锻炼,加强营养,增强体质。

三、膀胱全切手术前后注意事项

根治性膀胱切除术是肌层浸润性膀胱癌的标准治疗方法,是提高浸润性膀胱癌患者生存率、避免局部复发和远处转移的有效治疗方法。

麻醉方式:全身麻醉。

（一）术前注意事项

1.肠道准备

术前3天开始流质饮食,并遵医嘱口服抗生素（每天3次）。手术前晚18:00口服恒康正清（复方聚乙二醇电解质散）3盒＋3000mL水;术晨清洁灌肠。手术前晚20:00开始禁食。女性术前3天开始行阴道擦洗,每天2次。

2.营养支持

进食高蛋白、高维生素、易消化饮食,根据营养状况遵医嘱进行静脉营养支持,改善营养状况。

3.其他

其他术前注意事项参照膀胱肿瘤手术术前共性注意事项。

(二)术后注意事项

1.引流管护理

注意观察引流液的颜色、性质和量,应勤挤捏引流管,保持引流管通畅,以免阻塞致耻骨后积液、感染。

3.导尿管护理

留置导尿管的目的是充分引流尿液,减轻少代膀胱的压力,以利于吻合口愈合。在拔除导尿管前,需始终保持导尿管通畅。

4.双侧输尿管内支架管的护理

左右输尿管内支架管经新膀胱自腹壁引出(见图14-1),此管用来收集左右肾脏的尿液,减轻代膀胱的压力,以利于吻合口的愈合。该管脱落后一般难以重插,术中会与皮肤妥善缝合固定,接消毒引流袋并做好标记。如发现引流不畅,应及时联系医护人员。

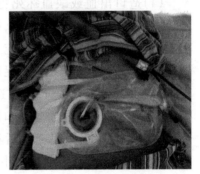

图14-1　输尿管内支架管

5.饮食护理

术后需严格禁食。排气后,若无不适,可流质饮食(避免进食豆浆、牛奶等易引起肠道胀气的食物),逐步过渡到半流质饮食、正常饮食。如合并有糖尿病,需监测血糖变化。禁食期间,静脉补充足够的营养及电解质,保持水电解质及酸碱平衡。

6.代谢紊乱防治

当新膀胱黏膜吸收尿中代谢产物超过肾脏的代谢能力时,会导致代谢紊乱。防治措施:排尿时间不能过长,定期复查血电解质,在新膀胱稳定后常规测量残余尿半年,以了解新膀胱的功能。

7. 压疮预防和口腔卫生

术后身体虚弱,引流管多,常处于被动体位。因此,应定时翻身,局部按摩受压部位,保持床单清洁干燥,预防压疮的发生。在禁食期间要保持口腔清洁,以防口腔炎的发生。

8. 造口护理

如为腹壁造口,需观察肠造口黏膜的颜色、排尿情况及周围皮肤有无皮炎的发生。保持引流通畅,及时倾倒尿液,观察尿色变化,防止感染。注意观察有无以下并发症。

(1)造口出血或缺血坏死:正常的肠造口黏膜为鲜红色或粉红色,表面光滑、湿润、有光泽,碰触后会有少量出血。如有大量出血,颜色呈暗红或淡紫色,应及时向医生报告。手术当天即可佩戴造口袋,预防伤口感染,促进伤口愈合。如有造瘘口缺血表现,则应检查是否有造口受压、造口袋底盘过小等因素,评估造口活力,避免或去除可能加重造口缺血坏死的因素。

(2)造口狭窄:可见于术后早期或晚期,小指不能通过造口。表现为尿液减少,且造口口径小,不易引流,腹部有胀痛感。注意观察尿液排出情况,并用小指戴指套扩张。如造口狭窄不严重,则可行造瘘口手指定期扩张。从术后1周开始,用食指戴上手套或指套,涂上液状石蜡,轻轻插入造口内,插入深度2~3cm,并停留10分钟(插入时手指不应旋转,以免黏膜出血)。每周扩张1~2次,使造口直径保持在2.0~2.5cm为宜,或定时插入导尿管排放尿液,或留置导尿管。

(3)造口周围皮肤刺激性皮炎:是较常见的并发症,多因操作者未完全掌握造口袋粘贴技巧,致造口袋漏尿,尿液长时间浸渍,刺激皮肤而引起炎症。需正确粘贴和裁剪造口袋,皮损处需换药,可外涂氧化锌软膏或皮肤保护膜及粉。如皮肤不平,则可在底盘内环涂上防漏膏,以填补皮肤空隙。夜间可将造口袋方向改为侧引流,接上引流袋。睡前少喝水,既可保证睡眠,又可防止底盘长时间浸泡在尿液中,预防尿液渗漏引起的刺激性皮炎,还可延长造口袋的使用寿命。

9.其他

其他术后注意事项参照膀胱肿瘤手术术后共性注意事项及全身麻醉后注意事项。

(三)出院后注意事项

(1)在伤口完全愈合后即可进行沐浴,选用中性肥皂,以淋浴为宜。若戴着造口袋淋浴,则可用防水胶布贴住造口袋的底盘。

(2)穿衣宜选用柔软、舒适、宽松的棉质衣服,并选用松紧腰带、弹性适中的裤子,以免造口受压。

(3)体力恢复后可参加工作,不要提重物,避免引起造口周围疝气。适应后可以娱乐、旅游、运动,但要避免可能发生碰撞的运动。

(4)当储尿袋内尿液1/2～2/3满时及时倾倒,以防储尿袋内尿液过多而影响底盘的使用寿命。

(5)学会如何清洁皮肤和更换造口袋,了解每一步操作要领、意义以及注意事项。

(6)医护人员会教患者观察、触摸、护理造口的方法,在出院前至少要观察1次患者自行护理造口情况。如为肠造口,由于肠液的分泌,尿液会变成黏液状。若发现尿袋内尿液有絮状黏液,则饮食中需要增加液体的摄入量,每天饮水达2000～3000mL,以增加尿量,冲洗尿路,并口服小苏打片,使尿液碱化,黏液变稀薄,以利于排尿通畅。保持腹壁造口清洁、通畅,避免发生逆行感染。

(7)白天,造口袋的底部开口要朝向腿部,以确保适当的引流。集尿袋底部有一活门可开放和关闭(见图14-2),白天如不接引流袋时,需每3～4小时排空集尿袋,以免因尿液重量使粘贴面脱离皮肤而引起渗尿;夜晚接上床旁引流袋,以利于睡眠。

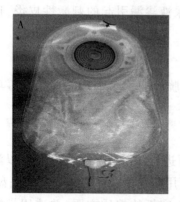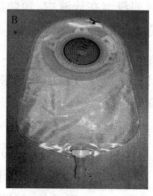

图14-2 集尿袋底部活门开放和关闭状态

(朱春琳 劳文波)

第五节 前列腺增生症手术前后,应该注意什么

良性前列腺增生是引起中老年男性排尿障碍的最为常见的一种良性疾病,主要表现为组织学上的前列腺间质和腺体成分的增生,解剖学上的前列腺增大,尿动力学上的膀胱出口梗阻,及以下尿路症状为主的临床症状。前列腺手术可摘除外科包膜内的增生结节。

麻醉方式:全身麻醉。

一、术前注意事项

(1)术前医护人员会充分了解患者心肺、肝肾功能状况,评估能否耐受手术或者麻醉。还会进行尿流率测定、尿动力学检查,以确定患者排尿困难的原因是否是非前列腺增生。并留取患者中段尿进行培养。如患者有尿路感染,术前要进行抗感染治疗。

如患有糖尿病,则应将血糖稳定于较低水平后再行手术。如长期服用抗凝药物,至少要停药1周以上才能进行手术。

(2)合并尿潴留,残余尿量超过80mL,有尿路感染或肾功能损害者需留置导尿管,充分引流,改善肾功能。

(3)如有尿液混浊现象,根据需要按医嘱应用抗生素。

(4)术前服用非那雄胺片1个月,减少术中出血。

(5)行膀胱镜检查后要观察尿液的变化。

(6)多吃粗纤维易消化食物,防止便秘。忌饮酒及辛辣食物,多饮水,勤排尿。

(7)其他术前注意事项参照泌尿科手术术前共性注意事项。

二、术后注意事项

(1)注意生命体征的变化及有无出血情况。

(2)持续膀胱冲洗需确保引流通畅。术后回到病房后,妥善固定好膀胱冲洗装置,防止引流管脱落、堵塞、扭曲和受压。根据引流液的性质调节冲洗速度,出血多时做到全速冲洗,同时牵引固定导尿管,以达到有效止血的目的。记录冲洗液的量,正确记录出入量。如有血块堵塞引流管,应及时抽出血块。

(3)出现膀胱痉挛时,无须紧张,医生会根据患者的情况开具镇静、镇痛解痉药物。当尿道口有溢血、溢尿时,要及时做好尿道口的清洁护理。

(4)术后禁饮食。待肠蠕动恢复、肛门排气后,可进半量清流质。若无不适,逐渐增量并慢慢过渡至半流质饮食、软食、普通饮食。

(5)泌尿系感染多数为逆行性感染所致。术后除常规应用抗生素预防感染外,还需及时将尿道口及尿管周围分泌物擦洗干净,每天2次配合护士做会阴护理,保持尿袋低于膀胱水平,以防逆行感染。

(6)术后保持大便通畅,可按医嘱使用缓泻剂,以免腹压增加过度而引起前列腺窝出血。

(7)观察有无因留置导管而引起的附睾炎等并发症。如有高热、睾丸胀痛，应及时通知医生。

(8)前列腺电切术后，医护人员会注意观察患者的意识、水、电解质情况，以防脑水肿及电解质紊乱。

(9)术后10天左右，可以拔除膀胱造瘘管；膀胱造瘘管创口基本愈合后，即可拔除气囊导尿管。

(10)其他术后注意事项参照泌尿科手术术后共性注意事项及全身麻醉后注意事项。

三、出院后注意事项

(1)导尿管拔除以后仍有尿频、尿急、尿失禁等症状，需要6个月左右甚至更长的时间才能恢复，这是因为尿道括约肌的损伤难以恢复。因此，需要进行肛门括约肌的收缩功能训练，吸气时缩肛，呼气时松肛，以尽快恢复尿道括约肌的功能。

(2)进食易消化、含粗纤维的食物，保持大便通畅，防止便秘。用力排便会使术中电凝止血后的焦痂脱落，导致出血。

(3)多饮水，日饮水量2000～3000mL，达到内冲洗的作用。

(4)术后1～2个月内，避免过度劳动，防止感冒，忌烟酒，忌食刺激性食物，以防继发出血。

(5)术后3个月内，不宜过度活动(如骑自行车、摩托车、上下楼梯及跑步等剧烈运动)。

(6)养成良好的生活习惯，戒除不良嗜好，平衡膳食，保持身心愉快，增强抵抗力。

(朱春琳　陈芳)

第六节　前列腺癌手术前后,应该注意什么

前列腺癌是发生于男性前列腺组织中的恶性肿瘤,是前列腺腺泡细胞异常无序生长的结果。前列腺癌一般多发于50岁以上的男性,早期一般无自觉症状,常在直肠指检、B超检查或前列腺增生标本中发现。当肿瘤侵犯或阻塞尿道时,可引起尿频、尿急、尿流中断、尿潴留、尿失禁等,血尿并不常见。晚期主要表现为食欲不振、消瘦、贫血及乏力等全身症状,多容易骨转移。

麻醉方式:全身麻醉。

一、术前注意事项

(1)进食高热量、高蛋白饮食,以提高机体免疫力。如合并糖尿病,应合理调整饮食。加强组织修复,促进术后切口愈合。

(2)进行适当的运动和盆底肌训练。

(3)应保持情绪稳定,注意体温、脉搏、呼吸、血压情况,观察有无病情变化,若发现异常及时向医生报告。

(4)进手术室前排尽尿液,术前按手术需要插入胃管、导尿管,取下义齿、手表及贵重物品等。术前,医护人员会协助患者备好病历、X线片、胸腹带、粒子防辐射被等,并带入手术室。

(5)进行肢体训练,通过踝泵运动和穿弹力袜来预防深静脉血栓的发生。①双足主动伸屈运动:取平卧位,双腿自然放松,双足做主动足踝背伸30°(脚尖向上勾),跖屈50°(脚尖向下踩),频率为每分钟24次,每次运动5分钟。②双足主动旋转运动:取平卧位,双腿自然放松,以踝关节为中心,做跖屈、内翻、背伸、外翻的360°环绕动作的旋转运动,频率为每分钟15~24次,每次运动5分钟。③膝关节伸屈运动:想象做踩踏自行车动作(膝关节屈膝到90°,伸直到0°),频率为每分钟24次,每次运动5分钟。④下肢抬

举运动:取平卧位,双腿自然放松并保持膝关节伸直,下肢抬高至足跟抬离床面10~15cm,每次保持30~60秒,每天锻炼3组,每组20次。⑤被动挤压小腿肌群:取平卧位,双腿自然放松,避开伤口,自比目鱼肌和腓肠肌下缘向上挤压,每次30分钟,一天3次。

(6)深呼吸运动(缩唇呼吸):由鼻深吸气至无法呼吸为止,稍屏息1~2秒,缩唇,如吹口哨般由口缓慢呼出,吐气时完全排空,每天6~8次,每次10分钟。

(7)其他术前注意事项参照泌尿科手术术前共性注意事项。

二、术后注意事项

1.引流管护理

术后留置导尿管及腹腔引流管,注意保持引流管通畅,防止引流管扭曲、折叠、受压或脱出。多饮水,每天饮水2000mL左右,以起自身冲洗的作用。

2.尿失禁的护理

(1)心理调适:尿失禁是前列腺癌根治术后的常见并发症。患者可能因尿失禁感到尴尬而产生焦虑和抑郁心理。家属的陪护和宽慰能帮患者保持情绪稳定。尿失禁的治疗需要一个过程,应避免急躁心理,同时设法转移注意力,改变一味专注于"尿失禁"的心理。在家属协助下,建立积极治疗的行为模式,每2~3小时如厕1次。如厕前先听5~15分钟的流水声,或用温开水冲洗会阴部,同时轻轻按压腹上部,培养尿意和增强排尿控制能力。另外,每次如厕前家属应询问患者有无尿意,并给予赞赏或鼓励,从而淡化患者对排尿的期望。如不能自行排尿,可用间歇性自我导尿的方法。通过以上行为强化训练,建立排尿的条件反射,对每天的进步加以肯定,产生"我正逐渐恢复"的意识,增强战胜疾病的信心。

(2)盆底肌锻炼:持续性盆底肌锻炼是治疗尿失禁成功的首要

因素。评估尿失禁的情况,有针对性地制订盆底肌锻炼计划,即做肛门会阴部收缩运动。腹部、会阴、肛门同时收缩,吸气时收缩,呼气时放松,感到肛门有收缩且强劲有力,每次连续缩肛100下,每下持续收缩30秒以上为有效,每天3次,6周为1个疗程。痊愈后,还应巩固1个疗程。

(3)膀胱训练:通过训练逐渐延长排尿间隔至每2~3小时1次,具体包括抑制逼尿肌收缩、控制括约肌等。方法:每次如厕前站立不动,收缩骨盆底肌,直至紧迫感消失才放松。逐渐增加推迟时间,从1分钟到15分钟,渐进性增加膀胱容量,减少如厕次数。进行膀胱记录,包括每次排尿的量、早晚排尿次数、漏尿次数和量、每天总摄水量及排尿量。6个月为1个疗程。

3.粒子置入术后的护理

(1)早期严密观察粒子脱落情况,防止环境污染。置入术后要多饮水,观察尿袋中有无粒子排出。拔导尿管后,每次排尿后需留意便池中有无金属粒子排出。如发现有排出现象,需及时联系医护人员。粒子需用长镊子夹取放入金属罐中,由专门部门进行处理。

(2)住院期间,医护人员会尽量安排患者住单间病房。为保护其他患者或家属,患者应认真使用铅毯(见图14-3),做好防护。不要随意串病房。尽量限制探视人员,特别是妊娠期妇女及18岁以下人员,以免影响他们的身体健康。其他探视人员及家属与患者最好保持1m的距离。会阴部围铅制防护裙,起到缩小放射范围、保证旁人安全的作用。

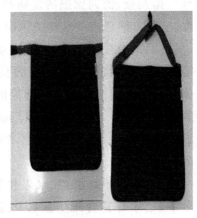

图14-3　铅毯

4.其他

参照泌尿科手术术后共性注意事项及全身麻醉后注意事项。

三、出院后注意事项

1.休息与运动

保持室内空气新鲜,温度和湿度适宜,床铺舒适,以保证良好的休息和充足的睡眠。运动可以预防前列腺癌的发生和术后复发。术后早期活动可促进血液循环,增强体力,有利于机体功能的恢复,提高免疫力。恢复期要多进行户外活动,如散步、慢跑,及进行气功、太极拳、健身操等的练习。在体力恢复后,可参加游泳、自行车、登山等运动。但要注意3个月内避免提重物,避免剧烈活动、性生活、长时间骑自行车、用力咳嗽,以免发生继发性出血。活动要循序渐进,量力而行。在活动中,若出现不适症状或感觉疲劳,要就地休息,避免体力透支。

2.合理膳食

(1)饮食以低热量、高蛋白、丰富维生素及适量脂肪的食物为宜。据调查,前列腺癌的发病与动物脂肪的摄入过多有密切的关系。其中,红色肉类食物的风险最大。

(2)蛋白质中的大豆蛋白为首选,因为大豆中的异黄酮不仅能降低雄激素的破坏作用,而且能抑制和杀死癌细胞。另外,鱼体内含有一种能预防前列腺癌的ω-3脂肪酸,特别是三文鱼这种脂肪较多的鱼体内所含ω-3脂肪酸较多。因此,经常吃鱼的人不容易患前列腺癌。前列腺癌术后,多吃大豆及鱼类,有预防复发的作用。

(3)多吃新鲜蔬菜、水果和谷类食物,番茄、芥蓝、花椰菜、胡萝卜、橘子等富含维生素C及维生素E,谷类食物中富含维生素E、硒等,有预防前列腺癌的作用。

(4)食物摄入总则:①食物总热量中脂肪所占比例低于20%;②每天摄入豆制品食物20~40g;③每天摄入硒200μg;④每天摄入维生素E 400~800U;⑤多饮绿茶。微量元素硒和维生素E可用新鲜的蔬菜、水果代替。

3.日常护理

保持大便通畅,禁忌过分用力,必要时可用开塞露等润滑剂。继续加强盆底肌功能锻炼。保持会阴部清洁,注意个人卫生。

4.复查

定期随访,定期复查前列腺特异性抗原(prostate specific antigen,PSA),必要时口服或注射抗雄激素药物,预防和控制前列腺癌的复发。注意有无腰痛、骨关节疼痛等骨转移的现象。若出现血尿、排尿困难或尿线变细等征象,需及时就诊。

5.粒子置入术后出院指导

(1)在置入粒子源后的4个月,尤其是前2周内,应与配偶保持一定距离。

(2)当发现体外有粒子源时,不应用手拿,应当用勺子或镊子取夹粒子源,放在预先准备后的铅容器内(可联系责任治疗医师获取)。

(3)在置入2个月后,可以过性生活,宜使用避孕套。

(4)在出院2个月内,长时间与陪护者或探视者接触时,距离应至少保持1m;不得与儿童与妊娠期妇女同住一个房间,不允许近距离接触妊娠期妇女;不能长时间接触或拥抱儿童。

(5)在置入240天后,方能到公共场所活动。

(6)按时作息,合理膳食,不熬夜、不酗酒、不暴饮暴食,保证良好的休息和充足的睡眠(合理休息和饮食可参照上述1、2条)。

(朱春琳 陈芳)

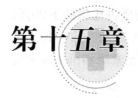

第十五章

血管外科手术

下肢静脉曲张是静脉系统最常见的疾病，好发于长期站立工作及重体力劳动者，女性多于男性。

引起浅静脉曲张的主要原因有先天性浅静脉壁薄弱、静脉瓣膜缺陷以及浅静脉内持续压力升高等。下肢静脉曲张的危险因素有长期站立、重体力劳动、妊娠和各种原因引起的腹腔压力增高等（如慢性咳嗽、习惯性便秘等）。

下肢静脉曲张主要表现为进行性加重的浅静脉扩张、隆起、迂曲成团状或蚯蚓样，站立时明显。小腿可出现皮肤瘙痒、色素沉着、湿疹样皮炎和溃疡形成，或者曲张静脉破裂出血。

确诊为单纯性大隐静脉曲张的患者一般适合手术治疗。手术治疗的适用人群为症状体征明显而无手术禁忌者。

手术方式包括传统大隐静脉高位结扎剥脱术、血管内曲张静脉激光治疗术、血管内曲张静脉射频治疗术、微创静脉曲张旋切术。目前，采用最多的手术方式为大隐静脉高位结扎剥脱术＋激光治疗术。

麻醉方式：全麻或腰麻。

一、术前注意事项

1.心理调适

患者需保持心情愉悦,避免情绪焦虑,积极配合治疗。良好的心理状态有助于血压、血糖的控制,减少术后并发症的发生。

2.饮食管理

宜进食高蛋白、高营养、高维生素的食物,以增强机体免疫力。术前禁食6小时,禁饮4小时,防止因麻醉或术中呕吐而引起的窒息或吸入性肺炎。

3.休息睡眠

失眠可导致中枢或交感神经过度兴奋,削弱对手术的耐受力,容易引起术后并发症。因此,患者需保证充足的睡眠。如有需要,可以遵医嘱服用镇静、安眠药物。

4.生活护理

养成良好的生活习惯,避免久坐久站,避免抬举重物。平时可以每隔2~4小时抬高下肢10~15分钟。注意饮食结构,保持大便通畅,有利于减轻便秘时产生的高静脉压力。

若患有皮炎,则应早发现早治疗。保持静脉曲张侧肢体皮肤清洁卫生。宜用不含皂液的中性清洁剂清洗皮肤,避免热水淋浴、浴缸洗浴,避免使用刺激性强的碱性肥皂或沐浴液洗澡,以免加重病情。若患有皮肤瘙痒症状,则切勿抓挠皮肤,防止皮肤破溃感染。勿穿过紧的衣裤,避免在皮肤上粘贴胶带。平时避免皮肤划伤及碰撞,防止曲张静脉破裂出血。

5.术前准备

术前完成凝血功能、血常规、心电图检查,完成下肢静脉彩超或下肢静脉造影检查,排除手术禁忌证。在护士的指导下练习床上大小便,避免术后不适应而造成便秘、小便不能自解等情况。术前1~2周应禁止吸烟。

二、术后注意事项

1.体位

如手术麻醉方式为全麻,患者则需去枕平卧6小时;如果为腰麻,则需去枕平卧12小时。手术侧下肢抬高15°~30°,以利于静脉回流,减轻肿胀,促进愈合。

2.活动

手术侧下肢制动12小时,但如下肢感觉恢复,则应尽早进行有效踝泵运动,包括踝关节伸屈运动和旋转运动,防止深静脉血栓形成。踝关节伸屈运动:取平卧位,双腿自然放松,双足做主动足踝跖屈50°(脚尖向下踩),背伸30°(脚尖向上勾),频率为每分钟24次,每次运动5分钟。踝关节旋转运动:取平卧位,双腿自然放松,以踝关节为中心,做跖屈、内翻、背伸、外翻的360°"旋转"运动,频率为每分钟15~24次,每次运动5分钟。保持肢体功能位,避免膝交叉。术后第1天即可下床行走,以每小时行走5~10分钟为宜;术后3~4天一般可恢复正常活动。

3.饮食护理

术后6小时可进食,宜进食清淡、易消化饮食。多饮水,以减轻血液黏稠度,降低发生下肢静脉血栓的可能。多食新鲜水果及蔬菜,保持大便通畅。

4.术后观察

如有恶心、呕吐等常见麻醉不良反应,患者需将头偏向一侧,以免呕吐物误入气管而引起窒息。如有下肢肿胀,则可抬高下肢以缓解症状。下肢瘀青是术后常见症状,一般无须处理,术后6周可缓解。

三、出院后注意事项

1.合理安排生活与饮食

戒烟酒。饮食以低盐、低脂、清淡为宜,保持大小便通畅。生活规律,适当进行体育锻炼,避免剧烈活动。避免长时间站立及双下肢负重时间过长,坐时不要双膝交叉过久,不穿过紧的衣物,不系过紧的腰带,以防静脉回流障碍而发生足背、足趾水肿和细动脉闭塞。

2.弹力袜使用

规范穿脱弹力袜(见图15-1)。

步骤1:脱掉或卷起裤腿,检查腿部和足部情况,观察有无禁忌证。穿之前抬高患肢10分钟。

步骤2:一手伸进弹力袜筒内,捏住弹力袜的足跟部,另一手将弹力袜筒翻至弹力袜足跟部。

步骤3:把弹力袜筒翻过来展顺,以便脚能轻松地伸进袜头。

步骤4:两手拇指撑在袜内侧,其余四指抓紧弹力袜,把脚伸入袜内,四指与拇指协调把弹力袜拉向踝部,并把弹力袜足跟部置于足跟处。

步骤5:把弹力袜腿部循序往回翻并向上拉,穿好后将袜子贴身抚平。

步骤6:脱弹力袜时,手指协调抓紧弹力袜的内外侧,将弹力袜外翻,顺腿脱下。

术后1周内,日夜穿弹力袜;1周后,白天活动时穿,夜间脱下,穿3～6个月。清洗弹力袜时使用中性洗涤剂,避免太阳暴晒。弹力袜使用3～6个月后宜更换。

3.复查指导

出院后如发现伤口有红、肿、热、痛、渗血或分泌物流出,则应到医院检查;若无特殊情况,术后2周拆线,1个月后门诊复查。

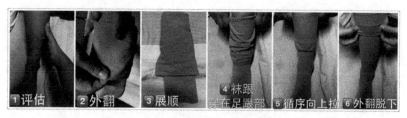

①评估　②外翻　③展顺　④袜跟 穿在足跟部　⑤循序向上拉　⑥外翻脱下

图15-1　穿脱弹力袜步骤

（周裴娟　吴一曼　邵亚芳）

第二节　下肢深静脉血栓手术前后，应该注意什么

深静脉血栓形成（deep venous thrombosis，DVT）是指深静脉内血液异常凝固成块，阻塞静脉腔导致的静脉内血液回流障碍。全身主干静脉均可发病，尤其是下肢静脉，其中又以左下肢较常见。主要表现为肢体突然肿胀，皮肤温度升高，局部疼痛，站立时加剧。

深静脉血栓形成的三大因素包括静脉血流滞缓、静脉壁损伤和血液高凝状态。常见于大手术后、长期卧床、骨折、导管置入、静脉手术、恶性肿瘤、孕产期、长期口服避孕药等患者。如未得到及时有效的治疗，常遗留血栓形成后综合征，严重者可发生致命性肺动脉栓塞。

下肢深静脉血栓根据血栓发生的部位可分为3种类型：①周围型，血栓发生在股静脉及小腿深静脉；②中央型，血栓发生在髂-股静脉；③混合型，全下肢深静脉血栓形成。

深静脉血栓治疗的手术方式包括导管溶栓、吸栓、手术取栓。

（1）导管溶栓适应证：①无溶栓禁忌证；②10天以内的急性深静脉血栓。

（2）吸栓适应证：①肿痛病程小于2周；②无特殊溶栓禁忌；③无肝肾功能损伤。目前，较为常用的是AngioJet吸栓。吸栓后，仍有部分附壁血栓残留，故可以联合导管溶栓，以减少后期下肢深静脉血栓后遗症的发生。

一般主张在导管溶栓/吸栓前置入临时性下腔静脉滤器，防止下肢静脉血栓脱落引起的致死性肺栓塞。临时性下腔静脉滤器一般在置入后2周左右取出。若造影显示髂-股静脉有短段的狭窄或者闭塞，则可采取髂静脉球囊扩张+支架植入术。

（3）手术取栓适应证：①股青肿；②病史不超过7天；③中央型或混合型（即全肢型）；④65岁以下有劳动能力者。

麻醉方式：通常采取局部麻醉。

一、术前注意事项

1.心理调适

由于下肢深静脉血栓常急性发病，通常容易导致患者情绪紧张、焦虑。情绪的波动会引起机体内环境的紊乱，加重病情，不利于临床治疗。护士会告知患者下肢深静脉血栓形成的原因和防治措施，给患者介绍成功的案例，使患者增强信心，以良好的心态对待疾病。患者的充分配合和积极良好的心理状态有利于疾病的治疗与护理。

2.饮食管理

宜进食低脂、高蛋白、易吸收的食物，进食富含维生素的新鲜蔬菜和水果，防止便秘；每天多饮水，每天保持尿量在2000mL以上，以利于稀释血液，降低血液黏稠度。局部麻醉术前无须禁食、禁饮。绝对戒烟，吸烟对血管的危害极大，应避免被动吸烟。

3.休息睡眠

失眠可导致中枢或交感神经过度兴奋，削弱对手术的耐受力,容易引起术后并发症。因此,患者需保证充足的睡眠。如有需要,可以遵医嘱服用镇静、安眠药物。

4.活动指导

(1)急性发病期患肢制动,抬高患肢,距水平面约20°,膝关节屈曲5°～10°,用硫酸镁持续湿敷患肢,以利于静脉回流,减轻患肢肿胀。

(2)患者需绝对卧床休息10～14天。床上活动时应避免动作过大,不按摩、不热敷患肢。不要屏气、剧烈咳嗽,以防止血栓脱落而引起肺栓塞。若活动后出现胸痛、呼吸困难、咯血等异常情况,应及时告知医生。

(3)在护士的指导下在床上训练大、小便。腹胀、便秘时,可通过口服缓泻剂或使用开塞露帮助排便。

二、术后注意事项

1.体位与活动

手术后患者需取平卧位或低斜坡卧位,患肢抬高20°～30°。术后溶栓置管期间,患者应卧床休息,穿刺侧肢体须制动12小时。对未安装滤器的肢体,可以进行下肢的等张收缩肌肉锻炼,轻轻地伸屈膝关节和足踝关节,但要避免剧烈活动,以防血栓脱落,发生严重的并发症。对已安装滤器的患肢,为了有利于静脉血液回流,可以轻轻按摩小腿及足部。拔除溶栓导管后仍需卧床休息,并抬高患肢。为了促进下肢血液循环,术后第2天可以下床活动。待患肢肿胀基本消退后可以穿弹力袜,从而有效地促进下肢静脉血液回流。日常活动量不宜太大,应循序渐进,活动时身边需有人陪护。

2.饮食护理

多饮水,以促进造影剂的排泄,12小时内要达到1500mL。进食高蛋白、高纤维素、低脂肪、易消化食物,防止发生胃肠道不适。

3.导管护理

妥善固定溶栓导管,不能随便移动导管。活动幅度不能太大,动作轻柔,翻身时应水平侧翻,防止导管移位、扭折、弯曲不畅,避免导管滑脱。穿刺侧的肢体应保持伸直,不弯曲,从而保证溶栓导管的畅通。避免剧烈运动,患肢不能热敷。如留有导尿管,应注意会阴部的清洁卫生,多饮水,注意尿量及颜色的变化。如有尿液浑浊等情况,应及时告知医生,以尽早拔除导尿管。

4.术后观察

注意留意患肢疼痛的情况、程度,皮肤温度、色泽,肢端感觉,足背动脉搏动情况。配合护士测量患肢周径,留意肿胀消退情况。出血是抗凝溶栓期间最主要的并发症,平时应注意有无皮肤、黏膜青紫,瘀斑,有无血尿、血便、黑便等情况,若有上述情况,则应及时告知医护人员。肺栓塞是深静脉血栓最严重的并发症,血栓脱落会堵塞肺动脉,严重可导致死亡。一旦出现胸痛、呼吸困难、咯血等异常情况,应立即通知医生。

三、出院后注意事项

1.饮食与活动

戒烟、戒酒。香烟中的尼古丁会引起血管收缩,酒精可以增强华法林的抗凝血作用,会引发出血倾向。饮食宜清淡,服用华法林期间,避免进食富含维生素K的食物(如动物肝脏、花生、芝麻),以免影响华法林的抗凝效果。建议高蛋白、高维生素、高热量、高纤维素、低胆固醇、低脂肪、低糖饮食。平时加强患肢功能锻炼,不可长时间保持同一姿势,避免跷二郎腿;坚持适量活动,3个月内避免负重活动。如患肢出现肿胀,应及时卧床休息,并抬高患肢30°~40°。

2. 弹力袜使用

下床活动时坚持穿医用弹力袜，至少穿半年。清洗弹力袜时应使用中性洗涤剂，晾晒应避免太阳暴晒。弹力袜在使用3～6个月后宜更换。

3. 药物与复诊

出院后根据医嘱口服华法林6个月以上，不能随意漏服或停服，防止下肢深静脉血栓复发。每周抽血复查凝血功能，根据验血结果调整药物剂量。如出现牙龈出血、血尿等症状，应及时到医院就诊。

（周裴娟 吴一曼 邵亚芳）

第三节 下肢动脉硬化闭塞症手术前后，应该注意什么

下肢动脉硬化闭塞症是周围动脉粥样硬化导致动脉狭窄、闭塞引起的下肢缺血性疾病，是全身动脉硬化的局部表现。其主要临床症状为下肢缺血性疼痛、间歇性跛行、肢体坏死。近年来，随着人们生活水平不断提高，平均寿命不断延长，加上饮食习惯的改变，下肢动脉硬化闭塞症的发病率也在逐年增加。

其高危因素有吸烟、高血压、高脂血症、糖尿病、肥胖、脂质代谢紊乱等，易患因子有体力活动较少、年龄增大、精神紧张、情绪激动等。因此，如果患者有吸烟习惯，应戒烟，平时需要预防性控制高血脂的发生，注意调整饮食结构，限制胆固醇、脂肪的过度摄入，将体重控制在正常标准范围内。如有糖尿病、高血压、冠心病等，应接受规范化治疗，控制相应疾病的发生、发展，全面系统治疗动脉硬化闭塞症。

下肢动脉硬化闭塞症最早出现的症状为患肢发凉、麻木、间歇性跛行。随着病情进展，患肢缺血加重，在安静状态下足部或小腿也会出现持续性的静息痛，在夜间尤为剧烈。随着缺血的加重，足或小腿会产生溃疡、坏疽。

若症状影响生活质量，运动或药物治疗效果不佳，而临床特点提示腔内治疗可以改善症状并具有良好的风险获益比，则建议采取腔内治疗，如经皮球囊扩张成形术、支架植入术、斑块切除术、激光成形术、切割球囊、药物球囊、冷冻球囊以及用药物溶栓治疗或血栓切除等。球囊扩张成形术是动脉硬化闭塞症最常用的腔内治疗方法；支架植入术可以作为球囊扩张效果不满意或失败后（如压力差持续存在、残余狭窄大于50％或发生影响血流的夹层）的补救治疗方法。覆膜支架可以作为复杂股浅动脉病变治疗的一个选择。在治疗股–腘动脉病变时，药物涂层球囊较普通球囊具有更高的近期通畅率。激光成形术和斑块切除技术等也是股–腘动脉病变腔内治疗的选择。

若严重间歇性跛行影响患者生活质量，经保守治疗效果不佳，影像学评估流入道和流出道解剖条件适合手术，且全身情况能够耐受，则可采取手术治疗的方式。常见的手术方式有内膜切除术、人工血管旁路移植术、自体静脉旁路移植术等。

麻醉方式：腔内治疗选择局麻，内膜切除术、人工血管旁路移植术、自体静脉旁路移植术等需全麻。

一、术前注意事项

1.心理调适

患者需放松心情，减轻思想负担，保持乐观的心态，克服恐惧，积极地配合治疗。良好的心理状态有助于血压、血糖的控制，减少术后并发症的发生。

2.饮食管理

宜进食高蛋白、高维生素食物,少食动物脂肪及高胆固醇食物,改善营养状况,保持大便通畅。局麻手术不需要禁食、禁饮,手术当天应多饮水。如行切开取栓术,在手术前禁食6小时,禁饮4小时。

3.休息睡眠

保持良好睡眠,增强免疫力。如有需要,可遵医嘱服用镇静、安眠药物。如疼痛难忍,可遵医嘱服用止痛药物。

4.日常护理

患者平时可以取头高脚低位,从而使血液容易流到下肢。不要长时间保持同一个姿势,也不要跷二郎腿,以避免影响血液循环。如果有皮肤瘙痒症状,不要直接用手去抓,以防继发感染或者开放性的伤口。如果皮肤有坏疽症状,则应保持坏疽处的卫生,避免刺激和受压。日常洗脚、擦脚要用温水,不要用冷水或者热水。保持足部清洁、干燥,注意下肢保暖,勿用热水袋。

5.术前指导

(1)术前必须戒烟,以防病情恶化。烟草的不完全燃烧会产生许多有害的物质,如一氧化碳、焦油、尼古丁等,危害人体健康。更重要的是,烟草中含有一种去甲烟碱,会促使血管收缩、痉挛、供血减少,加剧组织缺血、缺氧。

(2)在护士的指导下进行深呼吸及有效咳嗽训练,练习床上大小便。

(3)遵医嘱服药,积极控制血压、血糖。

二、术后注意事项

1.体位与活动

手术当天取平卧位,绝对卧床24小时。腹股沟穿刺处用动脉压迫止血器(见图15-2)压迫12小时,穿刺侧肢体制动12小时,12小时后可轻微活动该下肢;另一侧肢体术后即可轻微活动,避免膝关节过度弯曲。加强足背伸屈动作,以促进深静脉血液回流,防止静脉血栓形成。

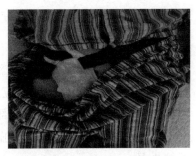

图15-2　动脉压迫止血器

　　术后24小时后可下床活动,可进行Buerger运动。Buerger运动步骤:①平卧,患肢抬高45°,可以用被子或墙等做支撑,维持2分钟。②双足下垂于床边,同时双足做背屈、跖屈、内翻、外翻动作各10次。③足趾做伸屈运动10次,再平卧盖被休息5分钟。根据情况,每天完成3~6次,以身体没有不适为宜。根据身体情况适当步行,以日常步行速度匀速在平地上行走。如身体状况良好,可以每天1次,每次50分钟;如身体感觉疲惫,可每天2次,每次25分钟。每周至少4次,每次间隔不能超过2天。

　　2.饮食护理

　　食用低热量、低胆固醇、低糖的食品。保持体重,控制发胖,因为体重过重需要过多的血液供应能量,会加重肢体的缺血。饮食中最好多包含一些富含植物蛋白和维生素C的食物,如新鲜蔬菜、水果;不要食用太多富含脂肪的食品,如动物脑部、肥肉、鱼子、奶油等;也不要吃寒性和刺激性的食物,如螃蟹、辣椒等。特别要注意,多食用大蒜、瓜果等含胆固醇低的食物,少吃动物脂肪、脑部、蛋黄、甲鱼等富含胆固醇的食物,这对防止和减轻症状有重要的意义。禁止食用豆制品,因为豆制品中含有大量的蛋氨酸,蛋氨酸在酶的催化作用下可以转化为半胱氨酸,而半胱氨酸会对动脉管壁的内皮细胞造成损伤,使甘油三酯和胆固醇容易沉积在动脉的管壁上,促进动脉硬化的形成。

3.术后观察

如果患者出现患肢的皮肤温度降低、皮肤苍白或疼痛突然加剧,有可能是远端动脉栓塞,应告知医护人员以及时处理。穿刺处敷料有渗血,或者穿刺处局部肿胀、颜色青紫、皮肤温度高、疼痛等,提示穿刺处有出血或者血肿形成,这种情况也需及时告知医护人员。

三、出院后注意事项

1.饮食与活动

低热量、低胆固醇、低糖、低盐饮食。多食富含植物蛋白和维生素C的食物,避免刺激性食物,避免豆制品的摄入。坚持运动,适当散步可促进下肢侧支循环的建立,改善血运。活动量需要逐渐增加,避免过度活动,以不出现跛行症状为标准。

2.药物指导

按医嘱服用药物,不可随意减量或停药。特别是抗血小板聚集的药物(阿司匹林、波立维),停药有可能出现血管再狭窄。在服药期间注意出血情况和血管狭窄情况。如皮肤黏膜出血,肢体出现发凉、发绀、苍白、疼痛等,均应及时就诊。

3.专科指导

避免负重、盘腿、蹲踞及跷二郎腿等动作。避免下肢磕碰受伤。避免使用热水袋及电热毯。避免用热水及冷水洗脚或泡脚,建议用温水洗脚。注意控制血压、血糖,预防心脑血管意外。坚持锻炼,每天适当步行,以日常步行速度匀速在平地上行走,时间30~45分钟。

4.复查指导

出院后1个月、3个月、半年和1年门诊复查,以后每年复查。

(周裴娟　吴一曼　邵亚芳)

第四节　主动脉夹层手术前后,应该注意什么

主动脉夹层指血液通过主动脉内膜裂口进入动脉壁并造成动脉壁的分离。大多数主动脉夹层通过内膜撕裂口与管腔内血流相通,有时可以有一处或多处撕裂口,血液可以在主动脉真腔和假腔之间流动。

主动脉夹层是异常中膜结构和异常血流动力学相互作用的结果。危险因素包括遗传性疾病(如马方综合征)、先天性血管畸形(如主动脉缩窄)、高血压、主动脉硬化、高龄、其他因素(如主动脉炎、损伤)等。其中,高血压是主动脉夹层形成的重要因素,血压波动越大,血流对主动脉壁脉冲式冲击越大,主动脉夹层越易发生且进展越快。因此,对于高血压,需规范治疗,勿擅自停药或改药,平时监测血压变化。

血管外科收治患者的主动脉夹层通常为 Stanford B 型,即仅涉及胸主动脉及以远的主动脉夹层。最常用的治疗方法是使用覆膜支架覆盖B型主动脉夹层近端第一破口。手术时机:对于复杂性B型主动脉夹层,即出现假腔破裂或先兆破裂,内脏或肢体等血供障碍,需急诊腔内治疗;对于非复杂性B型主动脉夹层,可在发病2周后择期行腔内治疗。

麻醉方式:视情况选择局麻或全麻。

一、术前注意事项

1.心理调适

主动脉夹层起病急,且疼痛剧烈。在发病期,患者往往会产生恐惧感、焦虑、紧张等不良情绪,需积极与医护人员沟通。医护人员会耐心解答患者的问题及疑虑,医生会向患者详细介绍手术方案及成功案例,护士会跟患者讲解疾病相关知识及注意事项。同时,医护人员会做好家属的思想工作,取得合作,一起帮助患者树立战胜疾病的信心,让患者保持情绪稳定,积极配合手术。

2.饮食管理

进食粗纤维、易吸收的软食,及富含维生素的新鲜蔬菜和水果,以防止便秘,避免因用力排便等导致的瘤体破裂。

3.疼痛控制

90%以上的主动脉夹层可引起疼痛,主要特点为心前区、腰背部或腹部剧烈疼痛,大多呈刀割样或烧灼感。在疼痛缓解时,提示夹层血肿停止延伸;若疼痛呈持续性伴加剧,则提示夹层进展;若疼痛呈撕裂样,则考虑夹层破裂出血,应立即告知医生;若患者疼痛剧烈难忍,应告知医生,必要时遵医嘱使用吗啡来止痛。

4.血压控制

主动脉夹层的形成和扩展受到心脏收缩产生的脉冲式血流和舒张期平均动脉压的影响。控制血压是预防夹层扩展或破裂的关键。控制心率(以60~70次/分钟为宜),减轻血流搏动波对主动脉的冲击;将血压控制在(100~120)/(60~70)mmHg,将其降至能维持心、脑、肾等器官获得合适灌注的最低水平。因此,患者应避免能引起血压波动的活动,如用力排便、剧烈活动及情绪波动等,以免引起夹层破裂。

5.术前准备

完成各项术前检查。戒烟、戒酒,进行呼吸功能锻炼。积极控制原发病,如高血压、糖尿病等。保证充足的睡眠,预防感冒。全麻者术前禁食6小时,禁饮4小时;局麻者无须禁食、禁饮。

二、术后注意事项

1.体位、饮食与活动

麻醉清醒后取平卧位,绝对卧床24小时。穿刺侧肢体用压迫器压迫12小时,制动12小时;穿刺侧下肢多做足背伸屈活动,防止深静脉血栓形成。全麻者术后6小时可进食易消化、清淡饮食,多饮水;局麻者术后即可进食饮水。术后第2天,若血压控制稳定,可适当下床活动。术后3周内避免剧烈活动,以利于血管内膜的生长,防止支架移位。

2.术后观察

如果患者有胸背部疼痛,则应避免过早活动,防止发生内漏。若患者出现高热,则可能发生了支架植入后综合征,应及时告知医生。如患者发现趾端感觉异常、运动功能异常,血压波动幅度过大,则应及时告知医生,防止脑梗死、截瘫、逆行性A型主动脉夹层等的发生。若穿刺处有渗血,局部有皮下瘀血、搏动性包块及震颤,则可能发生出血及血肿形成,应及时告知医生以便处理。

三、出院后注意事项

1.饮食与活动

戒烟酒。低盐、低脂、低胆固醇饮食,多吃新鲜蔬菜、水果,少吃多餐,保持大便通畅,控制体重。注意休息,劳逸结合,逐渐进行身体活动,避免剧烈运动及体力劳动。保持情绪稳定,学会自我调节。

2.药物指导

遵医嘱坚持规律服用降压药物及控制心室率的药物,学会自我监测心率、血压。遵医嘱服用抗凝药物,定期检查凝血功能,如有皮肤、黏膜出血等情况,应及时就诊。

3.复查指导

出院后1个月、3个月、半年及1年要返院复查,定期复查CTA,以了解支架情况及有无内漏、移位等。

(周裴娟 吴一曼 邵亚芳)

第五节 急性肢体动脉栓塞手术前后,应该注意什么

急性肢体动脉栓塞是导致周围动脉急性肢体缺血的常见原因,其特点是起病急骤、进展迅速、后果严重,如不及时治疗,将危及肢体存活甚至生命。急性动脉栓塞易发生在动脉分叉部位,以肢体动脉栓塞最常见,下肢动脉栓塞多于上肢动脉栓塞。急性动脉栓塞中,80%～90%的栓子来源于心脏,大多并发于房颤,其他病因还有动脉瘤、动脉硬化、动脉壁炎症、创伤后的附壁血栓或硬化斑块等。房颤是急性肢体动脉栓塞最常见的病因,必须积极治疗。急性肢体动脉栓塞典型的临床表现是"5P"征,即疼痛、感觉异常、麻痹、无脉和皮肤苍白。

手术方式:①取栓术,目前以Fogarty导管取栓为主;②溶栓术;③取栓术衍生手术;④经皮血栓切除术;⑤截肢术或取栓术＋截肢术。

手术适应证:①在发生动脉栓塞后,急性缺血症状严重,无明

确手术禁忌证;②栓塞平面位于指(趾)动脉以上;③发生坏疽。

为已经发生坏疽患者进行取栓手术的目的在于降低截肢平面或有助于残端愈合。可以采取取栓后即刻开放截肢的方法,避免严重并发症的发生。

麻醉方式:原则上均可采用局部麻醉,但当预计手术困难或有可能行血管旁路移植术时,应当考虑腰麻或全麻。

一、术前注意事项

1.心理调适

手术前,患者的情绪可能比较紧张,再加上病情危急、肢体疼痛等影响,情绪会变得异常不稳定,如焦虑、紧张不安,甚至对治疗失去希望。此时,患者应该积极与医护人员沟通,把自己的顾虑、担忧告诉他们。医护人员会向患者介绍疾病的起因、发展及转归,手术治疗的基本操作过程、术中注意事项和预期效果,帮患者详细了解手术流程,消除紧张、焦虑、恐惧情绪,增强治愈信心。

2.饮食管理

注意饮食,以清淡、易消化食物为宜,忌食粗糙、刺激性食物,宜细嚼慢咽,忌暴饮、暴食,以防损伤消化道黏膜而引起消化道出血。

3.药物指导

按医嘱使用抗凝、扩血管药物。护士会给患者皮下注射低分子肝素。如果出现硬结、瘀斑,切勿按摩热敷,应及时告知医护人员。每天患者需口服阿司匹林100mg,不可随意减量或停药。如有皮肤黏膜出血、牙龈出血、鼻出血等情况,应及时告知医生和护士。若疼痛剧烈难忍,应告知医生,必要时医生会为患者肌内注射盐酸哌替啶止痛。

4.患肢注意事项

患者需卧床休息,禁止活动患肢,活动会加重患肢缺血而使疼痛感加剧。把肢体适当放低，同时抬高床头15°～20°，使患肢低于心脏平面，最大限度地保障患肢血流灌注。注意患肢保暖。局部禁用冷、热敷，因热敷会加速组织代谢，冷敷会导致血管收缩，两者皆会加重缺氧。

5. 术前准备

完成各项术前检查，尽快做好术前准备。若是全麻手术，则术前禁食6小时，禁饮4小时；若是局麻手术，则无须禁食、禁饮。保证充足的睡眠。

二、术后注意事项

1. 体位与活动

术后患肢需要平放，低于心脏平面大约15°～20°，可抬高床头。加强肢体功能锻炼，进行主动或被动活动。先进行被动的床上运动和锻炼，从简单的关节弯曲开始，逐渐加大运动力度，促进深静脉血液回流，防止静脉血栓形成。

2. 饮食护理

注意平衡膳食，低脂饮食。

3. 患肢注意事项

传统肢体动脉取栓术后，肢体动脉仍有可能再次发生栓塞，导管取栓联合导管溶栓术在一定程度上可降低这一风险，但仍需注意观察肢体的温度、颜色、活动、感觉情况。应避免术后肢体受压，注意肢体保暖，但禁止加温按摩。动脉取栓后，肢端动脉血供能迅速恢复，使疼痛明显减轻。取栓术对血管的刺激导致动脉痉挛，动脉搏动仍然较弱，需要痉挛解除后才能恢复正常，这通常需要1～2天。术后若患者皮肤颜色苍白，温度不能恢复，动脉搏动不能触及且肢体疼痛明显，均提示动脉发生再栓塞的可能，要及时向医生报告并配合处理。

4.溶栓导管护理

如果是导管溶栓手术,那么保护好溶栓导管直接关系溶栓的效果,因此不能随便移动导管。活动幅度不能太大,动作轻柔,翻身时注意肢体应保持伸直状态,膝关节不要弯曲,防止导管移位、扭折、弯曲,保证溶栓导管的畅通,以免影响溶栓效果。溶栓导管一般保留2~3天。注意导管周围皮肤清洁、干燥。

5.并发症的观察

血管缝合不良、抗凝药物的使用可能引起出血。若发现手术切口渗血、瘀斑及肿块,应及时通知医生。在发生急性肢体动脉栓塞后,由于肢体缺血,所以产生大量无氧代谢产物。在取出栓子后,缺血部位血供迅速恢复,会引起肢体肿胀,严重时会导致骨筋膜室综合征。若患者小腿前方突然出现剧痛、肿胀、压痛明显,皮肤呈紫红色,没有动脉搏动迹象,局部有水疱,应马上呼叫医生并配合做相应的处理。如果患者术后患肢明显肿胀,那么可能是静脉血栓形成,需告知医生并进行处理。如果皮肤温度逐渐上升,肤色从苍白转换为红润,且疼痛感减轻,表示患肢动脉在逐渐康复。

三、出院后注意事项

1.饮食与活动

饮食要健康科学。进食低脂、高蛋白、高维生素、适量纤维素食物,禁食生冷、辛辣等刺激性及不易消化的食物。保持大便通畅,必要时遵医嘱服用缓泻剂。养成良好的生活习惯,保持情绪稳定,戒烟酒。适量运动,参加适当的体育锻炼,以不引起疼痛、出现轻微的疲劳状态即停止运动锻炼为原则。每天按摩腿部肌肉,促进静脉血液回流,避免发生血栓等并发症。

2.药物指导

如基础疾病较多（如房颤、高血压、糖尿病等），应积极治疗基础疾病。如有房颤，出院后应根据医嘱继续服用阿司匹林3个月以上，防止血栓脱落，以免再次发生栓塞。同时控制好血压、血糖，降低血液黏滞度等，以防再发生栓塞和其他并发症。如果出现出血征象，包括皮肤瘀斑、牙龈出血、黑便及尿色深红等异常情况，应立即到医院就诊。

3.复查指导

定期回院复查，术后1个月、3个月、半年、1年按时复查。若有肢体疼痛、肤色苍白、发凉、感觉异常等情况，应立即到医院复查。保持良好的情绪状态，正常作息。

（周裴娟　吴一曼　邵亚芳）

第六节　腹主动脉瘤手术前后，应该注意什么

腹主动脉瘤是指各种原因造成的腹主动脉管壁局部薄弱，张力减退后所产生的永久性、局限性扩张或膨出，是临床上较为凶险的一种疾病。发病的主要原因为动脉退行性改变、动脉炎症性改变、先天性动脉发育不全及动脉曾行机械性操作等。

主要手术方式：腹主动脉瘤腔内支架修复术、腹主动脉瘤切除＋人工血管置换术。

麻醉方式：全麻。

一、术前注意事项

1.心理调适

腹主动脉瘤一般无临床症状，通常在慢性背痛或肾结石等疾

病的检查过程中被偶然发现,故患者对本病的严重性可能缺乏认识。患者也可能因瘤体迅速扩张、压迫而出现腹部弥漫性疼痛,且伴有胃肠道功能障碍或排尿功能障碍,往往会非常焦虑、恐惧。因此,医护人员会告诉患者疾病相关知识,并且会列举一些成功病例,帮助解除思想顾虑,增加安全感,使患者情绪逐渐稳定,以最佳状态接受治疗,增强战胜疾病的信心。

2.饮食管理

少量多餐,饮食宜清淡,进食高蛋白、高热量、高维生素、低脂、适量纤维素的易消化食物,根据情况可以进流质、半流质或者软食。

3.防范瘤体破裂

术前要绝对卧床休息,严禁下床,翻身动作应轻柔,避免突然起身、弯腰等大幅度动作。转换体位时宜缓慢,避免撞击腹部。注意冷暖,预防感冒,避免剧烈咳嗽、打喷嚏、用力排便等引起腹压增高的因素。手术前宜控制血压,将收缩压控制在 $100\sim130$ mmHg,舒张压在 $70\sim90$ mmHg。

4.疼痛控制

护士会指导患者正确使用疼痛评分工具,帮助患者准确表达疼痛分值,以便及时对疼痛进行干预。医护人员还会指导患者使用非药物方法来缓解疼痛。如果突发剧烈腹部或腰背部疼痛且伴有心悸、烦躁、面色苍白、血压下降、出冷汗等症状,提示腹主动脉瘤破裂,应立即告知医护人员。

5.术前准备

完善各项术前检查。术前,医护人员会向患者了解碘过敏史。在手术前1天,进行抗生素皮试并做好备血。护士会指导患者进行深呼吸、有效咳嗽咳痰的方法。患者应戒烟;应放松心情,保证充足的睡眠。手术前1晚,做好个人卫生清洁工作。术前需禁食8～12小时,故在手术前晚22:00后一般不能再进食。如患有高血压,则手术日晨仍需服用降压药。

二、术后注意事项

1.体位与活动

腹主动脉切除＋人工血管置换术者全麻清醒后应取半卧位,术后3天内应绝对卧床休息。腹主动脉瘤腔内支架修复术者术后平卧24～48小时,平卧48小时后可适当下床活动。腹股沟穿刺处用动脉压迫止血器压迫12小时,患侧下肢制动12小时。为了防止术后下肢深静血栓形成,术后护士会指导患者做好由踝关节屈曲、外展、旋转等动作组成的踝泵运动。

2.饮食护理

开腹手术者待肛门排气后,方能进食半流质饮食,并逐渐过渡到普食。腔内支架修复术者术后6小时可按医嘱进食。应多饮水,饮食以高蛋白、高热量、高维生素、低盐、低脂、易消化食物为宜。

3.术后观察

(1)基本病情:术后护士会密切监测患者的意识及精神状态,持续使用心电监护仪监测患者的血压、心率等。血压高者需降压治疗,使血压控制在收缩压 $100\sim120$ mmHg,舒张压 $60\sim80$ mmHg。护士还会密切监测患者的呼吸功能及血氧饱和度,给予患者持续低流量吸氧,每天雾化吸入2～3次,指导患者进行有效排痰等。另外,护士会记录患者24小时尿量,监测患者的肾功能、电解质情况。

(2)切口护理:保持切口敷料清洁、干燥。如有切口渗血、渗液、肿胀及皮下瘀斑现象,应及时告知医护人员。

(3)下肢循环:医护人员会密切观察患者的双下肢足背动脉

搏动情况,及双下肢皮肤颜色、温度情况。如有肢体麻木、疼痛、皮肤颜色青紫或苍白现象,应及时告知医护人员。

4.疼痛控制

患者要使用护士教的疼痛评分工具正确、及时表达疼痛分值,按医嘱合理使用镇痛药,减少疼痛的影响。

5.并发症观察与护理

(1)术后内漏是目前腔内支架修复术存在的主要问题,多数内漏无临床症状和体征,部分内漏无须特殊处理。故腔内修复术后应定期复查B超、血管造影等,以明确有无内漏的发生。

(2)瘤体破裂是最严重的并发症,其可能是由于持续存在的各型内漏使瘤体内压力增高而导致的。术后,为预防瘤体破裂,医护人员会对患者定期随访。

(3)术后肾功能异常,可能与腹主动脉瘤累及肾动脉、术前术中造影剂的过量使用有关,严重时可能导致急性肾功能衰竭,常于术后48小时内发生。应留意观察血压、尿量、尿色变化,定期复查肾功能。如患者术后尿量过少,医生会为患者行水化治疗。

(4)腹主动脉瘤术后,患者可能还会发生肠道组织灌注改变。如出现发热、腹胀、剧烈腹痛、血性或非血性腹泻等现象,则提示肠缺血坏死,应立即告知医护人员。

三、出院后注意事项

1.活动

注意休息,可适当走动;避免剧烈活动,尤其避免腹部受到剧烈撞击。虚弱和疲惫感均为正常反应,可在4～6周后恢复正常。出院7～10天,勿提重物。保持良好的心态,避免情绪激动。

2.饮食营养

饮食以高蛋白、高热量、高维生素、低脂、低盐、易消化食物为宜,少量多餐。适量的纤维素饮食可保持大便通畅。戒烟酒。必要时控制体重。

3. 药物

按照医嘱服用抗凝药、降压药、降血糖药、降血脂药。医护人员会告知服用方法,特别是抗凝药物的注意事项及不良反应。在服用抗凝药物时,须定期复查凝血功能及血常规,如出现皮肤黏膜出血等现象,应及时就医。学会自测心率、脉搏,定期测量血压,并通过复查糖化血红蛋白和监测糖尿病控制病情。

4. 复查

腹主动脉瘤术后,胸主动脉瘤、支架移位等并发症可引起动脉瘤瘤体扩张,导致瘤体破裂而危及生命,因此持续的随访与监测是十分重要的。一般需终身随访,特别在术后1个月、6个月、1年必须到医院复查,需进行腹部超声、CT或血管造影检查,以观察置入物的位置、有无内漏等情况。如体内存在金属支架,须特别注意,应远离高磁场所。

(陈静 王淑媛)

第七节 颈动脉狭窄手术前后,应该注意什么

颈动脉狭窄是一种常见的动脉粥样硬化性疾病,多见于中老年人,是动脉粥样硬化斑块导致的血管狭窄,可累及血液循环、运动、感觉、泌尿、语言系统等,严重者可引起脑梗死等致命性疾病。颈动脉狭窄发病的主要原因为动脉粥样硬化,现已发现引起动脉粥样硬化的危险因素有年龄、性别、遗传、吸烟、高血压、高脂血症、久坐、肥胖、糖尿病和精神压力。

手术方式:颈动脉内膜剥脱术、颈动脉支架植入术。

麻醉方式:对于颈动脉内膜剥脱术,采用全麻;对于颈动脉支架植入术,通常采用局麻。

一、术前注意事项

1.心理调适

术前,医护人员会告诉患者疾病相关知识,使患者了解手术的意义,并且会列举一些成功病例,帮助缓解患者内心的压力,让患者增强战胜疾病的信心。患者应积极配合护理、治疗,必要时按医嘱服用安眠、镇静类药物,从而为手术创造最佳条件。

2.饮食管理

住院期间,患者应进食低盐、低脂肪、低胆固醇、低糖饮食,多吃蔬菜、水果和富含纤维素的食物,补给充足的蛋白质。

3.完善各项检查

术前颈动脉 B 超或血管造影等检查可使医生详细了解患者的颈动脉狭窄程度。若患者既往有短暂性脑缺血发作或脑卒中病史,医生会为患者仔细检查和评估全血细胞计数及凝血功能,以评估血液是否处于高凝状态,并对肝肾、心肺功能等进行全面评估。如患者有糖尿病、高血压,则需进行血糖、血压控制治疗,监测血糖、血压变化,以早日符合手术条件。

4.药物治疗

在颈动脉内膜剥脱术或颈动脉支架植入术等外科手术干预之前,患者可能会被推荐以下药物治疗方案。

(1)抗血小板治疗:血小板活化是动脉粥样硬化发展至脑缺血的关键步骤,抗血小板药物已被证明是抗血小板的最有效治疗手段。抗血小板治疗一般使用阿司匹林和氯吡格雷(波立维)。阿司匹林每天剂量为 100~300mg,用于预防动脉粥样硬化引起的反复发作的短暂性神经功能障碍和脑卒中。氯吡格雷(波立维)可以减少动脉粥样硬化事件的发生(如心肌梗死、脑卒中和血管性死亡),常规剂量为每天75mg。

(2)抗凝治疗:医生一般会给患者口服抗凝药华法林。在患者服药期间,医护人员会定时监测凝血功能,参考其中的国际标准化比值来调节用药。患者需每天定时服药,勿随意停药。如有漏服现象,应及时告知医护人员。

5.术前准备

如患者有吸烟史,则必须实施戒烟措施。注意冷暖调节,预防感冒。患者应在护士的指导下做适应性训练,如练习床上大小便、深呼吸及有效咳嗽等。手术前1天,护士会为患者做药物过敏试验及备血。手术前1晚,患者应沐浴更衣,做好皮肤准备。如需行颈动脉内膜剥脱术,则术前需禁食、禁饮8~12小时;如需行颈动脉支架植入术,则术前无须禁食、禁饮。术前患者应去除义齿及首饰,排空大小便,必要时需留置导尿管。

二、术后注意事项

1.体位与活动

如需行颈动脉支架植入术,则术后穿刺处纱布需用弹力绷带加压包扎,穿刺处使用动脉压迫止血器压迫12小时,患侧肢体制动12小时,卧床休息24小时,以免支架移位和腹压增高而导致穿刺处出血。如需行颈动脉内膜剥脱术,则术后应保持平卧位,意识清醒后可取半卧位,不要过大范围活动颈部,防止出现血管扭曲情况。

卧床期间,加强翻身、拍背,预防肺部感染,并在护士的指导下在床上行踝泵运动。早期活动可以预防下肢深静脉血栓形成。

踝泵运动具体方法:取平卧位或坐位。最大角度地向上勾脚,使脚尖朝向自己,保持10秒;用力绷脚,脚尖尽力向下踩,在最大位置保持10秒;踝关节360°旋转。以上为1组动作。每次至少做5分钟,每天5次。

2.病情观察

术后医嘱会给予心电监护,氧气吸入。术后血压的控制十分重要,血压一般控制在收缩压110~140mmHg,舒张压70~90mmHg。护士会对患者的瞳孔、体温、呼吸频率、心率、24小时出入量等情况进行监测,并观察患者的神志、表达和发音能力、肢体活动及肌力变化。患者应协助护士密切观察穿刺侧下肢皮肤颜色、温度、足背动脉搏动情况、有无出血及血肿,同时注意观察伤口疼痛变化。如出现患肢疼痛、足背动脉搏动减弱或皮温低等情况,医嘱会给予适量血管扩张药。注意抬高穿刺侧下肢,以利于静脉血液回流。

3.药物治疗

为了预防血栓形成,医嘱会给予抗凝药物,如皮下注射低分子肝素钠、口服华法林等。用药后,应注意观察有无出血倾向,如皮肤黏膜有无出血点或紫癜,有无血尿、黑便、鼻衄及牙龈出血等现象。定期监测凝血功能,遵医嘱调整药物。

4.饮食管理

术后多饮水可促进造影剂排出。低脂饮食,多进食新鲜的水果、蔬菜,以防止便秘。

5.疼痛控制

护士会指导患者正确使用疼痛评分工具,帮助患者准确表达疼痛分值。术后如有疼痛,患者应根据护士指导的疼痛评分方法积极表达疼痛,遵医嘱采用药物或非药物方法来缓解疼痛。

6.并发症的观察

术后可能发生穿刺部位血肿、假性动脉瘤、心动过缓及低血压、高灌注综合征、血栓栓塞等并发症,这些都与创伤、穿刺局部压迫、置入支架刺激等因素有关。患者应配合护士做好术后并发症的观察,如有吞咽困难、舌偏向一侧、吃东西咬舌、露齿微笑时嘴唇不对称、声音嘶哑等表现,应及时告知医护人员。

三、出院后注意事项

1.药物治疗

按量定时服用抗血小板及抗凝药物,这对预防支架内再狭窄非常重要。颈动脉支架植入术后一般采用氯吡格雷和阿司匹林双抗,维持3个月,3个月后需定期随访。服药期间,需要观察有无出血倾向,定期复查凝血功能。如患有高血压,应继续服用降压药。

2.饮食管理

吸烟会加速动脉粥样硬化,使血压升高、心率降低,所以患者必须戒烟。宜低盐、低脂、低胆固醇、清淡、易消化饮食。

3.活动

患者起床时应放缓动作,先坐起10分钟,然后再下床。忌突然转头,避免长时间低头阅读,以免引起低血压甚至休克。出院后可上下楼梯,正常转动颈部,勿搬运重物。

4.伤口护理

患者的颈部切口在出院时可能还有部分瘀血、青紫和肿胀,这都是常见现象,不久后就会消失。伤口周围可能出现麻木,故清除伤口周围的胡子时须小心使用剃须刀,尽量使用电动剃须刀。

5.复查

手术后3个月,患者必须到医院复查,遵照医嘱定期复查颈部B超,观察血流畅通情况,以便及早发现问题。若出现身体一侧移动困难,说话困难,视力改变或失明,血压骤升,剧烈头痛等现象,则即刻返院进行检查和治疗。

（徐雯雯　王淑媛）

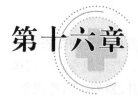

第十六章

脊椎手术

第一节 各类颈椎手术前后共性注意事项

颈椎手术主要适用于脊髓型颈椎病、保守治疗无效的其他各型颈椎病、不稳定的颈椎骨折和颈椎脱位等。常见手术方式有颈椎前路减压术、颈椎体次全切除植骨融合术、颈椎侧方入路枢椎齿突切除术、椎体间植骨融合术、颈椎骨折脱位手术复位植骨融合内固定术、后入路枢环枕融合植骨固定术、后入路环枢减压植骨融合固定术、颈椎间盘射频消融术、颈椎间盘切除术等。

麻醉方式:部分颈椎微创手术选择局部麻醉。大多颈椎手术选用静吸复合全身麻醉,依术前颈部活动度、病变程度和气管插管难易程度,酌情选择快速诱导明视下气管插管或慢诱导经鼻盲探气管插管。

颈椎手术是临床上风险较高的一类手术,科学有效地实施手术前后的照护和自我照护有助于减少术后并发症,加速患者康复。

一、术前注意事项

1.心理调适

颈椎是生命的重要区域。面临如此重大的手术,患者可能在术前出现恐惧、焦虑等不良情绪,这些都是正常的抗压反应。首先,患者应获取家属支持,达成家庭共识和共同目标,获得精神上支持、安慰、疏导、关爱、尊重;其次,多听医护人员的宣教和建议。医护人员会根据患者的具体情况,使用通俗易懂的语言向患者介绍颈椎手术方式和备选方案,解释手术的必要性、预后效果和可能发生的并发症及其应对策略,以及术后恢复过程的注意事项;另外,医生会适当介绍手术成功实例,让同种病友现身说法,以增加患者的信心和安全感,消除紧张、恐惧等情绪。术前,在护士指导下练习颈椎手术体位、颈躯一直线轴线翻身、床上大小便等,获得疾病康复相关知识、照护和自我照护技能,可以减少焦虑和担忧。总之,医护患三方共同努力,做好充分的心理准备,以良好的心境接受手术。

2.饮食管理

对于颈椎疾病,患者的饮食没有特别的要求,患者可以进食清淡、易消化、营养丰富的食物,忌油腻、辛辣刺激性食物,多食新鲜水果、蔬菜,多饮水,以防止便秘。如合并颈髓损伤,患者可能出现低钠血症等电解质紊乱,应听取医护人员的宣教,根据血液电解质检测结果酌情调整相应饮食。戒烟戒酒。如患有糖尿病,应严格控制饮食,避免血糖波动。如患有高血压、高脂血症,宜低盐、低脂饮食。

3.呼吸训练

脊髓颈段是呼吸反射的初级中枢,是联系脑和呼吸肌的中继站,其中颈3～5节有支配膈肌的神经元。术前,在护士指导下进行深呼吸、有效咳嗽训练,直至熟练掌握,为术后呼吸管理打好根基。

(1)深呼吸:平卧,全身肌肉放松。协助者双手距离患者的胸壁约1cm。吸气时,患者需尽最大努力扩胸,触及协助者双手掌心;呼气时,口唇缩拢成鱼口状,协助者双手配合患者的呼气动作轻轻挤压患者前胸和腹部,帮助呼出残气。先每分钟8～10次,逐渐增加至每分钟10~15次。

(2)有效咳嗽:协助者用双手扶托固定患者的胸腹部。深吸气,在吸气末缩紧胸及腹部,用力进行爆发性咳嗽,重复数次,使黏液排出。

颈椎术前,医生会根据患者的情况进行雾化吸入等呼吸道干预措施,以提升呼吸系统应对麻醉、手术创伤应激的能力。在雾化吸入、气道湿化半小时后进行咳嗽排痰训练,更有事半功倍的效果。

4.大小便训练

颈椎受伤、手术后需长时间卧床,此时或因不习惯在床上大小便,或因合并神经损伤,患者可能因排尿困难、便秘而痛苦。术前应重视卧床大小便的训练。

(1)床上排尿训练:在护士指导下了解床上排尿要领,以便能自行排尿。在发生小便难以自行排出时,先采用热敷、听流水声等诱导排尿,环形按摩下腹部膀胱区域以促进排尿,必要时进行导尿。多饮水,勤排尿,防止尿路感染。

(2)床上排便训练:在护士指导下了解床上排便、使用便盆的要领,为防术后便秘,可沿大肠走向顺时针按摩腹部。平时多食水果、蔬菜,适当增加植物纤维饮食。卧床期间,还可以有意识进行缩肛提臀运动,以增加盆底肌的力量和排便敏感性。

5.休息睡眠

对于颈椎病患者,枕头不可过高或过低,以自身拳头一拳高度为宜,以适合颈椎生理曲度要求的中间低两边高的元宝形颈椎枕为佳。对于颈椎骨折患者,卧位时始终以维持颈躯一轴线为原则,侧卧位时垫枕头,仰卧位时撤枕头并以毛巾替代。

睡眠环境:维持有利于睡眠的适宜的病室环境。病房光线适度,不宜过亮或过暗;人体在处于24℃左右的室温环境时,最易进入睡眠状态;适宜的相对湿度为50％～60％,湿度过高会抑制人体散热,过低会使人感到口干舌燥;安静无噪声的环境会使人平静,容易入睡。

睡眠质量欠佳者可寻求医护人员的帮助,寻找原因,对症处理,或在睡前按医嘱服用少量镇静药物。

6.抢救物品准备

在患者进入手术室后,责任护士会根据情况准备麻醉床、吸氧装置、监护仪等抢救物品。颈椎术后应急抢救所必需的物品包括床边准备的吸氧装置、心电监护仪、气管切开包和吸痰装置等。为维持有效的应急备用,患者和家属不可随意改变抢救物品的放置位置,也不可擅自在这些设备上摆放其他杂物。

7.辅助物品准备

准备好型号、尺寸合适的颈托一个,3斤的米袋两个,清洁干燥的全棉毛巾数条,三角枕两个,枕头两个。

二、术后注意事项

1.卧位安置

(1)术后搬运:手术结束返回病房后,患者由专科医生、护士、家属协同搬动并安置。专科医生负责保护患者的头颈部,参与者同时托起患者的头颈部、躯体、下肢,使患者身体各部位保持在同一条轴线上,由护士评估并发出指令来指挥大家同步协力搬运,将患者平稳安置于床上,使患者颈部处于正中位,保持中立位至过伸10°左右,颈部制动。在搬动过程中,切忌颈部旋转扭曲,并保持呼吸道畅通。

(2)颈部固定:术后颈部两侧各放置一个3斤左右的米袋,并佩戴型号合适、大小和松紧度适宜的颈托,以保持颈椎的稳定性。颈托由前后两片固定颈部,颈托后片下方垫上棉布,避免颈后部出现悬空。

(3)患肢功能位：如合并颈脊髓损伤，应注意保持肢体功能位。下肢髋关节保持伸直位，在髋关节外侧放置枕头或米袋以预防髋外展、外旋；膝关节可用软枕垫起，使两膝稍微屈曲；踝关节处于90°中立位，用靠枕或护托抵住脚底，被尾不要包裹过紧，防止足下垂。

2.病情监护

术后，医护人员会常规使用心电监护仪等动态监测患者的病情，并在床旁备好气管切开包及吸引装置等抢救物品。医护人员会密切观察患者的体温、脉搏、呼吸、血压、血氧饱和度等变化，尤其是呼吸状态，观察患者有无胸闷、呼吸增快、减慢等异常；还会密切注意患者的伤口出血情况、敷料渗湿速度，观察颈部是否增粗、四肢肌力感觉等情况。如患者感觉异常憋气、四肢沉重、无力，或有感觉减退、麻木等异常，应及时告知医护人员。

3.留置管路护理

(1)切口引流管：颈椎手术常规放置切口引流管，引流积血、积液。应保持引流管通畅并妥善固定。医护人员会经常来观察引流液的量、性状和引流管的安置效能。如有下列异常，应立即告诉医护人员以便及时处理：引流不畅，或出现可疑阻塞；引流液量增多，颜色鲜红；引流液量进行性增多，颜色为淡红色、洗肉水样或转清，或伴随出现头痛、头晕等不适症状；引流管拔除后敷料渗血，感觉憋闷，或局部胀痛等。患者应听取医护人员的宣教并配合其处理。

(2)吸氧管：术后，患者一般需常规佩戴颈托。此时，Ⅱ型鼻塞吸氧管的使用和固定不能采用挂双耳、以活夹收紧固定于下巴的常规方法，因为此法因吸氧管容易滑脱而会影响实际用氧效果；可以按常规方法的反方向使用，吸氧导管经两侧脸颊过耳后，以活夹收紧固定于头顶,松紧适宜。留意两侧脸颊、耳垂下、耳廓后等吸氧导管所经之处的皮肤血运和颜色,积极预防吸氧管相关压疮的发生。

氧疗过程中严禁烟火和易燃品,家属及探视者请勿吸烟。不可私自调节氧气开关,以免大量氧气突然冲入呼吸道而损伤肺泡组织。注意精神意识、皮肤、呼吸及眼球结膜水肿等情况,如有胸闷、气急等不适,及时告知医护人员。

(3)留置导尿管:颈椎手术后一般次日可拔除导尿管。如伴有脊髓损伤,导尿管留置时间会长一些。视膀胱功能恢复情况,导尿管留置几天、几周甚至几个月不等。留置导尿管期间的照护主要在于维持有效引流、预防导尿管相关性感染和进行积极有效的膀胱功能训练。

保持导尿管通畅,妥善放置,避免其受压、扭曲。保持尿道口清洁,可以用生理盐水冲洗或用生理盐水棉球擦洗,每天2次。如因合并神经损伤而大便失禁,则清洁以后应消毒。接储尿袋时,引流管位置应低于膀胱水平,防止逆行感染。定时夹放导尿管,每2～3小时1次,以训练膀胱肌肉的收缩功能。在病情允许的情况下,每天应适当多饮水。饮水排尿既可达到尿道内冲洗自净的目的,也可预防泌尿系统结石的形成。但每天饮水1500～2000mL即可,不宜过多,以免引发手术区段脊髓神经水肿而加重病情。宜上午多饮,下午及晚上少饮,以免夜尿量增多,影响睡眠。如出现发热、全身发冷、尿道疼痛、尿液混浊、血尿、脓尿等症状,应及时通知医护人员。

4.饮食护理

麻醉完全清醒后6小时可进流质,首次进食先尝试喝一汤匙温水以观察吞咽反应,如无不适,12小时后可进食清淡半流质饮食,如粥、鸡蛋汤等;不宜食产气食物,如牛奶、豆浆等,防止腹胀。

术后第2天,若无其他合并症,可进普食。进食高钙、高蛋白、高热量、高维生素、易消化饮食,增强机体抵抗力,促进伤口愈合。多食含纤维丰富的水果、蔬菜,多饮水,防止便秘及尿路感染。

5.咳嗽排痰

术后主动深呼吸、有效咳嗽。自行咳嗽排痰可有利于全麻后肺复张,减少术后呼吸系统应激,也可减少术后卧床引发的肺部并发症。在伴有颈脊髓损伤,呼吸肌乏力或无力,痰液不易自行咳出时,可采用两步咳痰法。先进行5~6次深呼吸,再深吸气后保持张口,然后浅咳,将痰咳至咽喉部后再迅速将痰咳出。体弱、不能有效咳嗽者可取侧卧位,头偏向一侧,用棉签刺激咽喉部,或用食指、中指在吸气末用力向内压迫胸骨上凹的气管并变换压迫方向,来刺激咳嗽。前期,医护人员会进行现场指导,在患者熟练掌握该技能后,在病情允许下,可由家属配合进行咳嗽排痰。

6.拍背祛痰

定时翻身、拍背能促进呼吸道分泌物排出,减少肺部感染的发生。

(1)拍背时机:病情相对稳定,颈部情况良好,术后有痰液且不易咳出,在能翻身或起床后进行拍背,雾化吸入后拍背效果更好。拍背应该在餐后2小时或餐前30分钟,饮水后30分钟进行。

(2)拍背方法:颈椎术后拍背祛痰过程中,同时观察呼吸兼顾颈椎稳定性。术后早期,拍背祛痰由医护人员执行;在病情总体稳定、颈部情况恢复良好后,可以在护士指导下进行。患者需取侧卧位(角度≥90°)或半坐卧位。操作者五指并拢,掌指关节屈曲呈120°~150°,呈空心掌,用腕关节的力量有节奏地反复叩击患者的背部,通过有节律的叩击使呼吸道直接震动,使附着管壁的痰液松动、脱落并排出。以每分钟40~50下的频率由外向内、由下向上从肺底叩击至肩部,每次15~20分钟,每天至少4次,叩击的相邻部位应重叠1/3,力量的强弱以能承受、痰液顺利排出为宜。拍背的同时,患者需配合深呼吸、有效咳嗽,促使排痰。如有大量痰液,甚至需要每1小时翻身拍背1次。叩击处皮肤宜用单层薄布覆盖保护,但覆盖物不宜过厚,以免降低叩击效果。

(3)拍背注意事项:拍背过程中注意保暖,应佩戴颈托,颈托内面用棉布衬垫,头颈下用不变形的枕头稳定支撑。一名协助者需用双手固定患者的头部,另一名协助者会用身体抵住患者的躯干。操作者拍背时要注意避开肾区、脊柱、骨突部位,靠近颈部时拍背力度不要太大,以免拍背时振动致脊髓继发损伤。操作者还需留意患者对叩击的反应,一旦出现异常情况或患者感到不能承受,就应立即终止,并告知医护人员。

(4)拍背后续处理:①调整姿势。换为平躺的姿势,不垫枕头或将1~4块柔软、清洁干燥的全棉毛巾叠起来当作枕头以保持颈部后伸位。要求颈部中立位,将米袋置于头颈两侧或用颈托制动,使颈椎和脊柱保持在一轴面上。②整理引流管,避免引流管扭曲、受压、滑脱。

7.床上翻身

(1)翻身时机:首次翻身在麻醉复苏后(全麻术后6小时,局麻术后2小时)。后续视情况每1~2小时翻身1次。

(2)轴线翻身方法:颈椎手术后,护士会在场指导协助患者翻身。颈椎手术后,常用三人翻身法。患者和家属应知晓要领,便于配合翻身。①由平卧位翻身至侧卧位:三位操作者站于患者同侧,被尾松开,患者双手交叉放于胸前。第一位操作者固定患者头颈部,沿患者身体纵轴向上略加牵引,防止患者头颈伸屈及旋转而加重损伤,引起呼吸肌麻痹而造成患者死亡;第二位操作者双手分别置于患者肩、背部;第三位操作者双手分别置于患者腰、臀部;患者头、颈、胸、腰、骶椎保持在同一轴线上。三位操作者同时用力,将患者平移至操作者同侧床旁,并最大限度地调动患者自身的力量协助其自然地轴向滚动翻身至侧卧位(侧卧45°~60°)。以三角枕支撑患者肩背部,以防止脊柱由于负担过大而导致棘突骨折或脊柱不稳而引起脊髓二次损伤;同步将枕头置于患者头下,使其头部与肩高度一致,从而保持颈部平直,不扭曲;患者双膝之间夹垫枕头,使双膝自然弯曲;患者各部位处于舒适位或功能位,并保护好受压部位。②由侧卧位翻身至平卧位:三位操作者站于患者同侧,第一位操作者固定患者头颈部,第二位操作者护托患者肩背,抽掉枕头,第三位操作者护托患者腰、臀部,撤掉背部三角垫和两腿间的枕头。三位操作者协力使患者头颈、肩背、腰臀保持在同一轴线上,以轴向滚动翻身法把患者移为平躺姿势。适当平抬调整,要求颈部处于中立位,不垫枕头,将1~4块柔软的厚毛巾叠起来当作枕头以保持颈部后伸位,将米袋置于头颈两侧或用颈托制动,使颈椎和躯干保持在同一轴面上。

(3)翻身注意事项:如何翻身应听取护士指导,了解按时翻身和轴线翻身的必要性、重要性。翻身侧卧位时,必须佩带颈托,颈托内面用棉布衬垫。将各种导管或输液装置安置妥当。注意检查床的刹车制动,防止翻身时滑移或坠床。翻身前应留意敷料是否干燥、有无脱落,如有异常,由医护人员处理妥当后再翻身。翻身后注意伤口不可受压。翻身过程注意保暖、动作轻柔,避免拖、拉、拽等动作。一般1~2小时翻身1次,侧卧位与平卧位交替进行,夜间可适当延长翻身间隔时间,尽量不影响休息。若存在颈椎不稳、生命体征不稳定、体质弱、重度营养不良等情况,应适当缩短侧卧时间。

(4)翻身后续处理:翻身后要留意受压部位皮肤情况。整理床单位,各导线、导管在位。拉上床档。

8.床上锻炼

(1)手术当日:麻醉苏醒后,即可进行手指、腕关节、足趾及踝关节等活动训练,在病情和体力允许的范围内,逐步进行主动或被动功能锻炼。为防止下肢深静脉血栓,需进行踝泵运动:取平卧位,双下肢踝关节从中立位缓慢匀速跖屈至45°后停留3秒,再缓慢匀速背伸至30°,停留3秒至中立位,此为1组运动,10秒完成。每小时做5~10分钟(30~60次),每天300~600次。合并颈脊髓损伤者在医护人员指导下由家属协助被动活动。

(2)手术第1天:视情况开始双手伸指、伸掌、握拳训练,每次约20秒,每天4次。也可进行双手捏橡皮球练习,手指进行对指、系纽扣等各种锻炼。

(3)手术第2~3天:增加上肢活动,包括屈伸肩关节、肘关节、腕关节,各30~40次,每组10分钟,做3组。活动时间和强度可视耐受情况灵活调节,逐日增加,以不感到疲劳为宜。下肢功能锻炼视神经功能恢复情况在医生或康复师指导下进行。如可自主活动,则在医护人员指导下由简到繁地进行主动床上锻炼活动。

9.下床活动

(1)协助下床:首次下床在医护人员指导下进行,并事先获得经管医生的评估和准许,每次下床需有陪护协助。

下床前,先评估颈托是否佩戴固定良好。患者需侧卧靠近床沿,双腿屈膝将膝盖以下部位移至床外,下床侧上肢肘关节着力于床面,另一上肢手掌放于肩与耳之间并着力于床面,两上肢同时用力支撑起身。协助者双手托住患者的颈肩部,顺势协助患者坐于床沿。患者的双手随身体移动变换放于身体两侧并着力于床面支撑,使整个身体力量集中在两手部,从而减轻脊柱受重力影响引起的疼痛;双脚随身体的移动垂于床沿。协助者双手护托患者的腋下或肩部以保护患者的安全。静坐2~3分钟后,在协助者的帮助下在床边站立,无不适的情况下患者可扶床栏绕床行走。留意有无头晕、恶心、切口疼痛及四肢肌力感觉情况,如有不适,应及时告知医护人员。

（2）协助上床：躺卧前将床头摇高，患者坐于床沿，协助者站于床沿同侧辅助。双手顺势沿床面向枕头方向缓慢滑去，身体侧卧躺下，双下肢移于床上，然后再调整舒适体位。

三、出院后注意事项

1. 后续疗护

出院后，继续按医嘱行神经营养治疗；注意保持切口清洁干燥，不能长时间受压，勿使用刺激性洗浴用品；继续用颈托保护颈部，佩戴颈托1～3个月，在解除颈托前需先行复诊，在主治医生同意后方可去除；适当休息，劳逸结合，避免颈部过度屈伸、旋转活动，不从事重体力劳动；保持积极健康的心态，树立战胜疾病、加速康复的信心；做好个人卫生，提高自身免疫力。

2. 康复锻炼

（1）坚持颈背肌功能锻炼。医护人员会为患者示范颈背肌功能锻炼的方法。坐位或站立背靠墙，头枕部用力顶墙，或将双手放在枕后，头用力向后顶，维持5秒后放松。每天3～4次，每次15～30下，以防止肌肉萎缩，增强颈椎的稳定性。在病情稳定，已熟练掌握锻炼要领后，可由家属陪护，自行进行锻炼。

（2）继续四肢功能锻炼。上肢锻炼的主要是手的握与捏功能，并加强日常生活动作训练，逐渐完成手指的精细动作，如写字、做针线活、织毛衣等；下肢主要加强屈髋、屈膝及踝关节的肌肉锻炼，以保证下肢负重与行走的功能。功能锻炼要循序渐进、持之以恒、劳逸结合。若出现颈部不适，应暂时停止锻炼。

3. 复查

手术后1个月、3个月、6个月、12个月门诊复查。若出现颈部剧烈疼痛、肿胀、四肢运动感觉异常及其他部位不适，应立即就诊;如出现感冒、牙龈出血、扁桃体发炎等症状,应及时就诊。

（范丽霞　杨爱玲）

第二节　各类颈椎手术前后个性注意事项

一、颅骨牵引或枕颌带牵引术

颅骨牵引或枕颌带牵引术主要适用于上颈椎畸形、脱位、颈椎外伤性疾病、颈椎骨折脱位(特别是骨折脱位伴脊髓损伤)的患者。

1.牵引前注意事项

医护人员会向患者及其家属宣教行颅骨牵引或枕颌带牵引术的必要性及注意事项,告知牵引时的配合要点,以取得良好的医患合作。

2.牵引时注意事项

颅骨牵引或枕颌带牵引时,医护人员会在患者颈后横放1条卷成长条状的毛巾,使颈椎保持正常的前凸位。将2袋米固定在患者的头部两侧,防止左右晃动。患者需保持正确的位置,伸直躯干,躯体中轴与颅骨牵引绳在同一轴线上。保持床头抬高20~30cm,以形成躯体重力和牵引力方向相反的对抗牵引,达到有效牵引。牵引过程中若出现剧痛、呼吸困难等不适,应及时告知医护人员,必要时暂停牵引术。

3.牵引后注意事项

颅骨牵引或枕颌带牵引操作后,医护人员会告知患者保持有效牵引的重要性,患者及其家属不可自行放松牵引,切忌擅自改变牵引方向或增减牵引砝码,不要在牵引装置上搭或盖被服。如出现疼痛难忍,呼吸困难,牵引针眼处有红肿、分泌物或结痂形成等异常情况,应及时通知医护人员。

二、颈椎前路手术

颈椎前路手术的适应证:有脊髓受压症状的脊髓型颈椎病;颈椎间盘脱出症(1或2个节段的椎间盘突出,1或2个节段退变性颈椎管狭窄),孤立性后纵韧带骨化;神经根型颈椎病经保守治疗无效,症状严重,反复发作;椎动脉型颈椎病有反复眩晕、摔倒症状,经保守治疗久治无效,并经椎动脉造影,确定可经手术解除压迫者。

(一)术前注意事项

1.体位训练

术中一般取仰卧位,并垫高颈后使颈部呈稍过伸位,所以术前需进行仰卧位适应性训练。首次训练时,医护人员会在旁指导。去枕平卧,放松身体,肩后垫一薄枕,使颈部后伸,充分暴露颈部。仰卧位适应性训练过程中配合深呼吸。每天锻炼2次,锻炼时间应视自身情况而定,一般30分钟～2小时。

2.气管食管推移训练

颈椎前路手术通常在颈部右侧入路,故术前需进行气管、食管推向左侧的训练。

气管食管推移训练一般在手术前3～5天开始,在护士指导下进行。取仰卧体位,在病情许可的情况下,将枕头垫于肩下使头后伸,保持全身及颈部肌肉放松。协助者立于患者的右侧,先确认甲状软骨右缘,右手大拇指指腹置于甲状软骨右缘,轻柔、缓慢、逐步地将甲状软骨从右侧推向左侧,待气管食管鞘周围软组织松弛后即可进行气管食管推移。协助者一手的食指和中指左右轻轻摇摆气管和食管,再向非手术切口侧推移,另一手做相应的协助牵引,牵引力度应缓和,应将气管食管推移过中线,并避免在推移牵拉过程中突然中断操作。若气管食管为首次推移,则可持续进行1分钟左右的相关操作,然后休息1分钟,再重复上述操作,逐渐将操作时间延长至每次10~15分钟,每天3次。

注意:在进行气管食管推移训练前,协助者需修剪指甲,以防损伤患者颈部皮肤。训练要循序渐进、先慢后快,幅度由小到大、由轻到重,并要持之以恒。训练过程中,若出现恶心、干咳等不适症状,需停止相关操作,休息10~15分钟,深呼吸,放松按摩肩部或活动肢体,并转移注意力,待症状缓解后继续进行,以甲状软骨从右侧推向左侧并超过颈部中线1cm为训练目标。

(二)术后注意事项

1.病情观察

因颈椎前路手术存在喉返神经、喉上神经、食管损伤风险,所以术后除各类颈椎术后的共性观察要点外,还需重点关注呼吸、吞咽、发音功能。务必保持切口引流通畅。注意观察颈部是否增粗,并留意敷料渗湿速度等。如突发异常憋气、吞咽呛咳、声音嘶哑等情况,应迅速告知医护人员。

2.体位

手术结束返回病房后,患者取低坡半卧位(由医护人员调节床头高度),有利于呼吸循环,减轻颈部切口区渗出水肿,促进恢复。术后2~3天,在病情稳定条件下,经医护人员评估确认后,可在佩戴颈托下取半坐卧位。

3.饮食护理

麻醉完全清醒后6小时可进食流质饮食,进食时先尝试喝一小口温开水,如无呛咳、吞咽困难、憋气等现象则可全量流质饮食;12小时后可进食清淡半流质饮食。进食过程中,如发生吞咽困难、呛咳,应立即停止进食,并呼叫医护人员。

(三)出院后注意事项

1.康复锻炼

佩戴颈托3个月,禁止骤然低头、仰头、颈部旋转等动作,防止颈部过度屈伸导致的内固定移动甚至骨块脱落。待拍片显示植骨椎间隙已融合后,继续进行颈背肌肉锻炼及四肢功能锻炼。活动的力度以颈部不感到劳累为宜。若出现颈部不适,应暂时停止锻炼,立即就诊。

2.复诊检查

如果有颈部疼痛、吞咽困难、进食有梗阻感等症状,可能是植骨块移位或脱落,要及时到医院复查。

三、颈椎后路手术

颈椎后路手术适应证:颈椎病合并有发育性椎管狭窄者;颈椎病合并有继发性、粘连性蛛网膜炎,虽已行前路减压手术,但术后仍有根性症状者;椎管肿瘤;颈椎不稳等。

(一)术前注意事项

1.俯卧位训练

因为术中一般取俯卧位,所以患者术前需进行俯卧位适应性训练。医护人员会为患者提供指导。患者在病床上取俯卧位,两手平放于身体两侧,胸部用被子或枕头垫起,额部垫一薄枕,注意不要将口鼻捂在枕头上,以免影响呼吸。最初训练时间为每次20～30分钟,在能耐受情况下,可逐渐增加至每次2～3小时。

2.个人卫生

手术前1天需剃净后枕部头发,男士可剃光头,剃头操作时应避免损伤手术区皮肤。

（二）术后注意事项

1.体位和翻身

术后6小时内平卧,之后可取左右侧卧位或仰卧位以获得舒适感。侧卧位或仰卧位均需将头与脊柱维持在同一轴线水平。侧卧时头部垫枕头,枕头厚度以满足头与脊柱在同一轴线水平为衡量标准;仰卧时,撤枕头并以垫一块薄毛巾替代。平卧位与侧卧30°交替,每2小时1次。在医护人员协助下翻身,留意耳廓、枕部、下颌骨等处的皮肤情况。术后颈部成轻度过伸位,应严防颈部悬空。平卧时要防止颈部受压,使椎管再次变小;翻身、侧卧时应使颈椎与胸椎始终保持在同一轴线水平。

术后如并发脑脊液漏,则需要保持侧俯卧位,有利于脑脊液漏的控制。

2.床上训练

如患者合并脊髓损伤且尚未恢复运动功能,则需在医护人员指导下,由家属协助进行瘫痪平面以下肢体的按摩及双下肢被动活动。具体方法:每天旋转、屈伸踝关节20～30下,屈伸膝关节30～40下,旋转和抬放髋关节30～40下。各组活动进行30分钟,每天1～2次。

四、颈椎微创手术

颈椎微创手术适合各种类型轻中度颈椎病,主要针对颈椎局部问题。常见手术方式有等离子射频术、椎间盘镜术、人工椎间盘置换术等,以颈后入路多见。

（一）术前注意事项

术前注意事项参照各类颈椎手术前后共性注意事项相关内容(见第十六章第一节)。

(二)术后注意事项

麻醉清醒后,患者取低斜坡卧位(由医护人员摇高床头15°~30°)。卧床休息24小时后,即可佩戴颈托下床活动。术后1个月内应行颈托固定。如行多间隙颈椎汽化减压手术,则颈托固定时间需延长至10周。

(三)出院后注意事项

出院后需遵医嘱对颈椎进行后续的康复维护,避免可造成颈椎二次损伤的动作,颈托固定2~4周。如出现颈部疼痛、四肢感觉异常,则可能是颈椎间盘突出复发造成的,应及时就诊。

(杨爱玲 邵红 叶柯)

第三节 各类胸腰椎手术前后共性注意事项

胸腰椎疾病是临床的常见病和多发病,会干扰患者日常生活和工作,其发病率呈逐年增加趋势,很多患者需要手术治疗才能得到根治。临床上,胸腰椎手术常可分为经皮椎体成形术、经皮椎间孔镜突出髓核摘除术、胸腰椎骨折切开复位+椎弓根钉内固定术、经椎间孔椎体间融合术、腰椎间盘射频消融术、神经根阻滞术、神经根粘连松解术、腰椎间盘切除术等。

适应证:胸腰椎骨折;胸腰椎肿瘤;首次剧烈发作的腰椎间盘突出;中年患者,腰椎间盘突出病史较长,且影响正常生活、工作;保守治疗无效的腰椎间盘突出;有死骨形成、脓肿、脊髓压迫及瘫痪的脊柱结核等。

麻醉方式:一般选择局部或全身麻醉。

一、术前注意事项

参照各类颈椎手术前后共性注意事项相关内容（见第十六章第一节）。

二、术后注意事项

1.体位与翻身

全麻术后6小时、局麻术后2小时,取平卧位。术后平躺既是麻醉复苏需要,也对手术段胸腰椎起到压迫止血的作用。

麻醉复苏后,每1～2小时,在医护人员协助下采取左右交替侧卧位。侧卧位时,背部用三角枕支撑,两膝间垫一小枕。平卧位仅是左右交替侧卧位的过渡体位,尽量不要超过半小时,以避免手术切口皮肤因受压过久影响血运而愈合延缓。腰椎骨折术后,平卧位时可以在腰部垫一薄型骨头枕,以支撑腰椎前凸的生理曲度,减轻腰椎局部疼痛。

2.病情监护

胸腰椎手术后,常规使用心电监护仪等仪器动态监测病情。医护人员会密切观察患者的体温、脉搏、呼吸、血压、血氧饱和度等变化。注意观察伤口出血情况,引流液的量、色和性质,并观察双下肢肌力感觉、大小便功能等情况。如感觉下肢沉重、无力或有感觉减退麻木等异常,应及时告知医护人员。如出现切口引流液颜色变淡而引流量进行性增多,并伴随头痛、头晕等症状,则可能发生了术后脑脊液漏,此时需要以平卧位为主,按医嘱适量增加钠盐的摄入,必要时静脉输注平衡液,达到体液平衡。

3.饮食护理

手术时如采取局麻,则返回病房后患者即可进食,一般以半流质食物为主。手术时如采取全麻,则全麻完全清醒后6小时,无恶心、呕吐不适,可进食流质饮食;12小时后可进食清淡半流质饮食,如粥、鸡蛋汤等。

胸腰椎手术术后,胃肠蠕动受到一定影响,不宜进食产气食物,如牛奶、豆浆等,防止腹胀。术后第2天,若无其他合并症,可进普食,逐渐进食高钙、高蛋白、高热量、高维生素、易消化饮食,增强机体抵抗力,促进伤口愈合。多食含纤维丰富的水果、蔬菜,多饮水,防止便秘及尿路感染。进食过程中,动作应缓慢,特别是老年人。若发生呛咳,应立即停止进食,头偏向一侧,呼叫医护人员。如患有糖尿病,应避免喝粥、各种汤类饮品,以免术后血糖控制不佳而影响伤口愈合。

4.留置管路护理

(1)吸氧管:一般采用Ⅱ型鼻塞吸氧管,以双管挂双耳且活夹收紧固定于下巴的固定方法。吸氧管其他注意事项和切口引流管、留置导尿管护理可参考颈椎手术共性注意事项中相关内容(见第十六章第一节)。

(2)颈内深静脉置管:应留意静脉导管的输液是否通畅,导管固定是否妥当,有无打折、移动、松脱。如有异常,应及时告知护理人员。拔管后,需立即压迫止血,至少10分钟,无菌敷料覆盖24~48小时。

5.咳嗽训练

进行咳嗽训练时,需协助者配合。如为胸椎手术,协助者应双手护托胸廓两侧;对于腰椎手术,协助者应双手护托腰部两侧。这可以减少咳嗽训练时对胸腰椎的冲击,减轻局部疼痛。先深呼吸2~3次,在吸气末屏气3~4秒后爆破性咳嗽,使胸廓振动将气道内分泌物咳出,训练10~15分钟。

6.拍背排痰

(1)拍背注意事项:胸腰椎手术后,拍背祛痰过程中应同时观察呼吸并兼顾脊柱稳定性。术后早期,一般由医护人员进行拍背;如病情总体稳定、胸腰部切口情况良好,也可在护士指导下进行拍背。拍背过程中注意保暖。拍背方法可参照各类颈椎手术前后共性注意事项中相关内容(见第十六章第一节)。

(2)拍背后续处理:更换姿势,改为平躺,垫枕头,使脊柱保持在一轴面上。妥善安置各个引流管,避免其扭曲、受压、滑脱。

7.翻身活动

胸腰椎手术后,首次翻身由护士在场指导协助。胸腰椎手术后,常用二人翻身法。患者及其家属应知晓要领,便于翻身配合。

平卧位翻身至侧卧位:两位操作者站于患者两侧,移去枕头,松开被尾。患者双手交叉放于胸前。操作者一人将双手分别置于患者肩部和腰部,另一人将双手分别置于患者腰部和臀部,使患者头、颈、肩、腰、髋保持在同一轴线水平上。二人同时用力将患者抬移至一侧床边,然后最大限度地调动患者自身的力量协助其自然地轴向滚动翻身至侧卧位(翻身角度为45°~60°)。将三角枕放于患者背部以支撑身体,防止因脊柱负担过大而导致棘突骨折或脊柱不稳的发生,保持脊柱平直,以维持脊柱的正确生理弯度,避免躯干扭曲。两膝之间加垫枕头,使双膝自然弯曲,患者各部位处于舒适位或功能位,保护受压部位。

侧卧位翻身至平卧位:两位操作者如前同法站立,分别护托患者肩背、腰、臀部,撤掉背部三角垫和两腿间的枕头,同步协力使患者头颈、肩背、腰臀保持在同一轴线水平上,以轴向滚动翻身法把患者移为平躺姿势,适当平抬调整。

8.床上锻炼

根据不同的年龄和体力,进行个体化锻炼,遵循尽早锻炼、循序渐进、持之以恒的原则。术后住院期间,在医护人员指导下做踝关节背伸跖屈运动、仰卧位直腿抬高运动及腰背肌功能锻炼。

(1)踝关节背伸跖屈运动:取平卧位,双下肢踝关节从中立位缓慢匀速跖屈至45°后停留3秒,再缓慢匀速背伸至30°停留3秒至中立位,此为一组运动,10秒完成。每小时做5～10分钟(30～60次),每天做300～600次,防止下肢静脉血栓的发生。

(2)仰卧位直腿抬高运动:通过直腿抬高运动(见图16-1),可防止胸腰椎手术后神经根粘连。患者仰卧平躺,伸直膝关节,足跟抬离床面,抬离床面角度初次由30°开始,空中保持时间由10秒开始逐渐增加,每组10次,每天2～3组。锻炼过程中,动作宜缓慢,配合深呼吸,勿

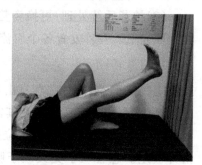

图16-1 直腿抬高运动

屏气,下肢勿骤起骤落,以免造成潜在手术段神经根二次损伤或腰背肌疲劳性损伤。

(3)腰背肌功能锻炼:常见的腰背肌锻炼方法按难易程度依次为五点式、三点式、飞燕点水式、四点式等。其中四点式难度很大,在此介绍前三种。

五点式支撑法(见图16-2):患者取仰卧位,以头、双足、双肘为支撑点,使背、腰、臀部抬起,悬空后伸。

三点式支撑法(见图16-3):患者取仰卧位,双手放于胸

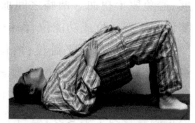

图16-2 五点支撑法

前,用头顶及双足支撑,使全身弓形撑起,腰背部尽力后伸。

飞燕点水式(见图16-4):患者取俯卧位,双下肢并拢,双手分开置于两身侧位并同时伸直及抬头,双手后举,以腹部为支撑点,形似飞燕。

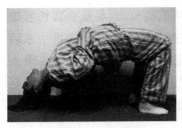
图16-3　三点支撑法

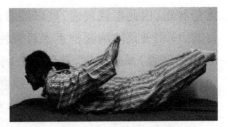
图16-4　飞燕点水式

胸腰椎手术后,腰背肌锻炼由医生评估后进行,一般按五点式、三点式、飞燕点水式、四点式等循序渐进,逐渐增加幅度、次数及时间,以防止腰背肌肌肉萎缩,锻炼腰背肌力量,增强脊柱稳定性。术后住院期间尚属胸腰椎手术后恢复早期,多以五点式锻炼腰背肌,每次5~10分钟,每天3~5次。

9.下床活动

首次下床活动在医护人员指导下进行,并事先获得医生许可。下床和上床的基本步骤可参考颈椎术后下床活动办法(见第十六章第一节)。需要注意的是,下床前应在协助者协助下在床上佩戴好胸腰托或支具,上床后才可解开胸腰托或支具。在整个下床活动过程中,躯干脊柱始终保持在同一轴线,勿扭曲腰背,并需家属陪护、扶持。

三、出院后注意事项

1.后续疗护

继续神经营养治疗。出院1周内,注意保持切口清洁干燥;出院2周内,避免淋浴,避免使用刺激性洗浴用品,避免切口长时间受压。出院后继续佩戴胸腰支具1~3个月。半年内不得进行剧烈运动,避免提重物、腰部过度负重和长时间弯腰,禁止脊柱旋转运动锻炼,避免久坐久站。保持大便通畅,避免突然屏气而给手术段胸腰椎带来压力冲击。胸腰椎血运丰富,但脊柱静脉系统缺乏静脉瓣,因此血流缓慢,可以停滞甚至逆流,容易受血源性感染侵袭,应积极预防胸腰椎手术后脊柱感染的发生。胸腰椎手术后应注意保暖,预防感冒,避免寒冷刺激,做好个人卫生,提高个人免疫力。如患有糖尿病,应严格控制血糖。如有口腔内牙龈出血发炎、中耳炎、疖肿、毛囊炎、扁桃体发炎等,应及时就诊处理。

2.康复锻炼

(1)腰背肌锻炼:胸腰椎手术后,在病情允许下应尽早循序渐进地进行腰背肌锻炼,以恢复腰背肌功能,维护脊柱稳定性。为避免锻炼操作不当而引发手术段胸腰椎二次损伤或腰背肌疲劳性损伤,务必注意以下几点:腰背肌锻炼在医师评估且指导后进行,严格掌握锻炼动作的幅度、力度、次数、时间;锻炼过程中,动作宜缓慢,臀部、腰部、胸背勿骤起骤落,并配合以深呼吸、勿屏气;五点式和三点式支撑法锻炼时,应将背、腰、臀抬到自己可以达到的最高程度,停留几秒后慢慢放下,然后重复;在飞燕点水式腰背肌锻炼前,可先进行适应性锻炼,在俯卧位抬起上身或俯卧位抬起下肢,再过渡到俯卧位同步抬起上身、下肢,进而实现飞燕点水式。

(2)腹肌锻炼:应在康复师的严格评估和指导下进行。一般采取仰卧抬腿运动、仰卧起坐等方法。功能锻炼要循序渐进,持之以恒。如果锻炼后次日感到腰部酸痛、发僵、不适等,应适当降低锻炼的强度和频度,或停止锻炼,必要时到医院检查。

3.复诊检查

一般于术后1个月、3个月、半年、1年到医院常规拍片复查。若出现剧烈腰背痛、双下肢麻木等异常不适,或康复锻炼过程中有异常出现,应立即就诊。

4.饮食营养

戒烟酒。宜进高蛋白、高维生素、易消化饮食,多吃蔬菜和水果,适量纤维素饮食,以保持大便通畅,防止便秘。

(单亚维　杨爱玲)

第四节　各类胸腰椎手术前后个性注意事项

一、经皮穿刺椎体成形术

经皮穿刺椎体成形术(percutaneous vertebroplasty,PVP)是指经皮通过椎弓根或椎弓根外向椎体内注入骨水泥以增加椎体强度,防止塌陷,部分恢复椎体高度的一种微创脊柱外科手术。经皮穿刺椎体成形术可以达到重塑正常椎体生物力线、增强椎体稳定性和缓解疼痛的目的。与传统治疗方法相比,该方法具有创伤小、手术时间短、安全有效及术后恢复快等优点。

适应证:胸腰椎压缩性骨折;老年骨质疏松性椎体骨折;侵袭性脊椎血管瘤;骨髓瘤、椎体转移性恶性肿瘤及原发恶性肿瘤。经皮穿刺椎体成形术的适用范围为局限的剧烈背痛,没有硬膜外侵犯,椎体至少保留1/3高度;范围放宽,可用于有发生压缩性骨折倾向(即使无症状)的预防性椎体成形。对创伤性椎体骨折,应根据情况应用。

麻醉方式:局部麻醉。

(一)术前注意事项

俯卧位训练:具体方法参考颈椎后路手术俯卧位训练办法(见第十六章第二节)。在实际操作中,要根据自身体质、胸腰椎骨折严重程度和个人耐受度进行相应的训练。

(二)术后注意事项

1.体位

因骨水泥1小时后才达到最高硬度,所以术后1小时内最好平卧,以减少并发症及穿刺部位出血。1小时后,可逐渐取半卧位至坐起。如需坐起或下地活动,应以胸腰托或支具固定手术部位,平时继续以卧床休息为主。

2.病情监测

经皮穿刺椎体成形术后的病情监测,除胸腰椎术后常规观察内容外,需重点关注骨水泥漏有关的并发症和由骨水泥注入引起的椎体内压力变化而导致的脂肪栓塞及其所致的肺栓塞。若手术区胸腰段局部疼痛加重,或下肢肌力感觉异常,或出现呼吸困难、呛咳和胸部不适感等,应及时告诉医护人员。

3.床上锻炼

在术后疼痛消失或者明显缓解后,可进行适当的康复训练,并在床上进行深呼吸、自主翻身。卧床期间,应进行下肢肌肉的综合训练。具体方法:取仰卧位,行伸屈髋、膝关节活动,两腿交替进行,并且锻炼时注意足跟不能离开床面。每次15~30分钟,每天3次,以后逐渐递增。

4.拍背祛痰

如因骨质疏松骨折而行经皮穿刺椎体成形术,则应尽量避免拍背,因其容易造成椎体不稳或骨折。

对于其他患者,注意事项可参照各类颈椎、胸腰椎手术前后共性注意事项相关内容(见第十六章第一节、第三节)。

5.饮食护理

因采取局部麻醉,所以术后对饮食无特殊要求,一般在回病房后即可正常进食。经皮穿刺椎体成形术多用于骨质疏松骨折患者,饮食应注意营养均衡,合理配餐,辅食以含钙和维生素D的食物为主。

(三)出院后注意事项

1.后续治疗

老年骨质疏松症患者出院后应继续抗骨质疏松治疗,遵医嘱服用抗骨质疏松药。并适当增加户外活动,多晒太阳。

2.康复锻炼

老年骨质疏松症患者在术后3个月内应佩戴胸腰支具,3个月后多进行太极拳等运动,加强平衡能力的训练,但要避免跌倒创伤,防止再次骨折。

其他患者术后持续佩戴支具的时间不宜超过6周。因为长期佩戴支具易引起腰部肌肉萎缩,降低腰椎的稳定性。3个月内外出或做轻体力劳动时要佩戴支具,以适度保护腰椎。

3.饮食营养

多食高钙食品(如奶类、虾皮、豆制品),避免烟、酒、咖啡、碳酸饮料、辛辣食物等易诱发骨质疏松的因素。

二、椎间孔镜手术

椎间孔镜与脊柱内窥镜类似,是一个配备有灯光的管子。脊柱微创手术系统由特殊设计的椎间孔镜、相应的配套脊柱微创手术器械、成像和图像处理系统等共同组成。椎间孔镜从患者身体侧方或者侧后方进入椎间孔,通过在椎间孔安全三角区、椎间盘纤维环之外彻底清除突出或脱垂的髓核和增生的骨质,解除对神经根的压力,消除神经压迫造成的疼痛。在彻底切除突出或脱垂的髓核的同时,清除骨质增生,治疗椎管狭窄,还可以通过射频技术修补破损的纤维环等。优点:创伤小,皮肤切口仅6mm(如同一个黄豆粒大小),出血不到20mL,术后仅需缝一针。椎间孔镜手术是微创治疗腰椎间盘突出手术中创伤最小、效果最好的。

适应证:各种类型椎间盘突出症、椎间盘源性腰痛、伴椎管狭窄、椎间孔狭窄及马尾综合征等。

麻醉方式:根据情况选择局部麻醉或全身麻醉。

(一)术前注意事项

参照各类胸腰椎手术前后共性注意事项相关内容(见第十六章第三节)。

(二)术后注意事项

1.体位与活动

如手术麻醉方式为局部麻醉,则不需要麻醉复苏等待过程,术后只要平卧2小时;如手术麻醉方式为全身麻醉,则麻醉复苏清醒后需平卧6小时。之后可以在腰托或支具保护下下床、上洗手间,但要避免剧烈运动及腰部扭转过度活动等。术后1个月内,以卧床为主,可在床上活动四肢,也可在床边短距离行走,避免久坐。

2.饮食护理

前路椎间孔镜手术采取局部麻醉的方式,术后对饮食无特殊要求,一般回病房后患者即可正常进食。后路椎间孔镜手术采取全身麻醉的方式,术后在麻醉清醒6小时后,患者无恶心、呕吐等不适,才可进半流质食物,逐渐过渡到普食。

3.康复锻炼

(1)渐进原则:经皮椎间孔镜手术治疗腰椎间盘突出症,手术效果往往立竿见影。但患者可能因对手术即时效果相当满意,而忽略经皮椎间孔镜手术治疗的局限性,不依从医护人员的宣教,过早下地且长时间行走。应特别注意术后康复锻炼须结合个体情况科学、循序渐进地进行,下地活动前应先在床上进行适应性锻炼,如患肢直腿抬高运动等。

（2）下床方法：遵循医护人员宣教，下床前先佩戴好胸部或腰部支具，可采取侧卧下床法和俯卧下床法。侧卧下床法：首先在床上取侧卧位，健侧贴床，健侧下肢屈曲、患侧伸直，腰部尽量挺直，双手协助支撑躯体直立到坐位，双下肢顺势垂到床边，稍坐片刻，起身下床站起。俯卧下床法：在床上取俯卧位，健侧肢体靠近床边，腰杆挺直，健侧下肢接触地面，双手支撑床面及健侧下肢用力，在两者协调下患侧下肢接触地面，下床直立。注意：在整个下床过程中，动作宜缓慢，始终保持脊柱在一轴线，下床站立后需扶床栏休息片刻，无头晕等不适症状才可起步行走。

（三）出院后注意事项

1.后续治疗和康复活动

出院后继续予以营养神经治疗。胸腰支具佩戴时间为4～6周，不要连续佩戴3个月以上，以免造成腰背肌力量下降、腰背肌肉萎缩。术后3周后逐步恢复日常活动，活动时尽量减少弯腰，少负重。术后3～6个月，避免久坐、跑、跳及剧烈活动。

2.复诊检查

术后如出现腰背部疼痛加重、肢体感觉异常，或存在腰椎间盘突出复发的可能，应及时到医院就诊。

三、胸腰椎前路手术（开胸、开腹）

胸腰椎前路手术已在脊柱创伤重建、退行性病变、后路手术失败、畸形矫正、肿瘤、感染性病变等治疗中广泛开展，且获得公认的治疗效果。根据病变节段的高低，胸腰椎前路手术可分为胸椎前路、胸腰联合入路、腰椎前路。根据术中是否进入胸腔、腹腔，又可分为经胸腔、腹腔入路，胸膜外、腹膜外入路。

适应证：胸腰椎前路手术应用于脊柱骨折、结核、肿瘤切除、侧凸矫形等。

麻醉方式:全身麻醉。

(一)术前注意事项

对于经胸、经腹的胸腰椎前路手术,术前除各类颈椎、胸腰椎手术前的常规准备工作外,重点在于积极做好呼吸系统和腹部胃肠道的准备,以减少术后呼吸系统、腹部胃肠道应激和感染等并发症的发生。

对于经胸的胸椎前路手术,术前患者需要常规雾化吸入;对于经腹的腰椎前路手术,术前2~3天患者饮食应清淡,做好脐部清洁工作,必要时做好清洁灌肠等肠道准备。注意保暖,防止感冒,积极进行深呼吸、有效咳嗽训练;做好清洁卫生工作,修剪指(趾)甲,术前1天进行温水沐浴,如卧床则予以擦浴。

(二)术后注意事项

1.体位与翻身

术后去枕平卧6小时,保持脊柱一轴线,有利于压迫止血,减少渗出,减轻麻醉反应;头要偏向一侧,以免因误吸导致窒息。麻醉复苏后,每1~2小时翻身一次,左右侧卧与仰卧交替,促进肺复张和胃肠功能恢复,减少术后并发症。

2.病情监护

经胸、经腹胸腰椎手术后,除对各类胸腰椎手术后共性的常规内容(诸如生命体征、双下肢肌力感觉等)的观察外,还应关注呼吸系统、胃肠道功能恢复情况。如术后放置胸腔、腹腔引流管,则还需做好相应的观察和维护,具体参照第八章胸部手术、第九章胃肠手术相关内容。

3.咳嗽训练

患者麻醉清醒后,可将床头抬高20°,深呼吸,进行有效咳嗽。如痰液黏稠或不易咳出,应及时告知医护人员。

4.下床活动

术后14天,如果病情许可,无其他不适,可在胸腰支具的保护下下床活动,活动量逐渐加大。

(三)出院后注意事项

1.呼吸锻炼

如经胸手术,出院后继续进行呼吸功能锻炼:取仰卧位、坐位或半坐卧位,两膝弯曲,尽量用鼻做深长而缓慢的呼吸,吸气时腹部凸起,呼气时腹部凹入,胸部尽量不起伏,每次10～20分钟,每天3～5次。

2.后续治疗

继续予以神经营养治疗;继续预防呼吸系统、胃肠道并发症;卧偏硬床垫(如棕垫)休息至术后4～6周;3个月内,在胸腰支具的保护下逐渐离床活动。

(杨爱玲　王小娟　阮霞琴)

第五节　脊柱结核手术前后,应该注意什么

脊柱结核是最常见的骨关节结核,约占骨结核的一半,其中椎体结核占大多数。在整个脊柱中,腰椎活动度最大,腰椎结核的发生率也最高,胸椎次之,颈椎更次之,骶椎、尾椎结核则甚为罕见。

脊柱结核常继发于肺结核、消化道结核或淋巴结核等,结核杆菌通过血液循环到脊柱中并潜伏下来,机体抵抗力下降会引发本病症。结核杆菌引起的椎体病变包括骨质破坏及坏死,干酪样改变和脓肿形成。椎体因病变和承重增加而发生塌陷,这会破坏脊柱的稳定性,使脊柱形成弯度,棘突隆起,背部有"驼峰"畸形,

胸椎结核患者尤为明显。因脊柱结核易累及神经弓,故脊柱结核比化脓性脊椎炎更容易导致截瘫,截瘫是脊柱结核严重的并发症。

在脊柱结核治疗中,抗结核化疗始终是主要治疗方式,而药物不能解决结核所造成的骨质破坏、已有和(或)继发畸形、截瘫以及脊椎畸形造成的肺功能不全。脊柱结核患者如出现神经功能损害、脊柱不稳、不能接受的后凸畸形、感染灶持续活动、严重疼痛或后方骨质破坏等情况,应考虑化疗联合手术治疗。

胸腰椎结核的传统手术入路方式包括单纯前路、单纯后路、前后路联合等;根据患者情况,手术方式可选择病灶清除和脊柱减压,植骨融合、内固定、矫形等。近几年,随着脊柱微创技术的发展与应用,镜下病灶清除、植骨内固定等微创技术丰富了脊柱结核的治疗手段,也为老年和体弱者提供了可选择的治疗方法,这些治疗方法能有效改善脊柱情况,具有良好的治疗效果。

本节主要讲述有关脊柱结核手术前后个性注意事项,其他参照各类颈椎、胸腰椎手术前后共性注意事项相关内容(见第十六章第一节、第三节)。

麻醉方式:全身麻醉。

一、术前注意事项

1.心理调适

患者可能对术前抗结核治疗和指标调整没耐心且着急期盼手术,在手术前常常询问医护人员"我可以手术了吗""这化验指标怎么还不好呢"。须知正规的抗结核治疗是脊柱结核手术治疗的先决条件,短程化疗是迅速消除传染性、阻断传播、治愈结核病的首要措施。术前2~3周应积极抗结核化疗,待红细胞沉降率、C反应蛋白水平明显下降或者接近正常,全身状况好转后,再实施手术治疗。手术前听取医护人员的宣教,科学地认识和对待脊柱结核疾病本身,了解服用抗结核药物的目的和重要性,调整心态,积极配合术前抗结核治疗、调控各项常规指标以趋稳定。同时,尽量卧床,避免弯腰负重。脊柱结核病灶侵蚀广泛的患者必须绝对卧床,以防止脊柱病理性骨折的发生。卧床期间适当活动四肢,以预防深静脉血栓的发生。

2.饮食管理

结核本身是一种高消耗性疾病。对患者来说,手术治疗是一种巨大的应激创伤,抗结核药物又会影响胃口。应合理加强营养补充,既为补充原有疾病引起的营养消耗,也为迎接手术做好体能储备。戒烟、戒酒。进食高蛋白、高热量、富含维生素、清淡、易消化的食物,如牛奶、鸡蛋、豆类、鱼等;忌油腻、辛辣刺激性食物。如患有糖尿病,要严格控制饮食,避免血糖波动;如患有高血压、高血脂,宜低盐低脂饮食;多食新鲜水果、蔬菜,多饮水,以防止便秘。

3.抗结核治疗

(1)抗结核药物治疗五项原则:早期、联合、足量、规律、全程用药。各类抗结核药物毒副作用各异且明显。用药期间,医生会监测患者的肝功能、肾功能、血象等情况。如用药后自觉不舒服或有异常表现,应及时与医生沟通,医生评估后会采取有针对性的干预措施或调整药物。没有医生的许可不应擅自停用抗结核药物。

(2)抗结核药物常见副作用:①利福平用药期间,尿、粪及眼泪呈橘红色,这是正常现象,不必惊慌。利福平对肝脏有损害,胃肠道反应有食欲不振、恶心、呕吐等,个别会出现过敏反应,严重者出现血细胞减少。应尽量避免增加肝脏负担的因素,适当调节饮食以应对胃肠道反应和血象变化,也可遵医嘱配合使用止吐、护胃、保肝、利血的药物。②链霉素的毒副作用主要表现为肾脏和听神经、前庭功能损伤,如听力障碍、耳鸣、耳聋及眩晕,肾功能指标上升,也可有过敏反应。在使用链霉素的过程中,尽量避免同时使用其他氨基糖苷类药物或其他有肾脏毒性的药物。③乙胺丁醇的毒副作用主要表现为视神经损伤,如视力减退、视物模糊、眼干涩、视野变小、眼前有异物感、视色差等。如出现此类异常,应及时告诉医生,以便应对处理并调整药物,以免造成不可逆损伤。④异烟肼的毒副作用主要表现为肝脏损害、皮肤过敏、周围末梢神经炎等。如出现肢体末端麻木、针刺感疼痛等,可考虑加用维生素 B_6 对抗。有服用异烟肼诱发精神病的报道,患者如有精神病史应慎用。

二、术后注意事项

1.床上活动

术后继续卧床休息,禁擅自下床,在护士指导下采取左右交替卧位。卧床期间,积极预防压疮、深静脉血栓等并发症,将上肢和下肢的功能锻炼贯穿始终,在康复师的指导下进行有节律的上肢、下肢活动。上肢活动:按肩、肘及腕关节的顺序进行,包括肩关节外展,上举摸头,做肘关节和腕关节屈伸运动、手指握力训练,每次 10～15 下,每天 3～4 次;下肢活动:在医生评估后进行,根据脊柱病灶侵蚀程度及不过度累及腰背的原则取舍下肢活动的方式和活动量。

2.抗结核治疗

术后继续配合抗结核药物治疗,应充分认识继续用药的必要性,坚持用药,防止漏服、错服。

3.饮食护理

结核是一种高消耗的慢性感染性疾病,再加上手术后创伤应激等因素,脊柱结核手术后的饮食营养均衡非常重要。脊柱结核术后,患者卧床时间长、活动量小,应适当多食含纤维丰富的水果、蔬菜,多饮水,防止便秘及尿路感染。对于因抗结核药物引发的肝功能差或消化功能差,应限制脂肪的摄入,从而减轻肝脏和胃的负担。在此基础上,可根据自身喜好变换菜谱,增加食欲,少量多餐,保证营养摄入。

三、出院后注意事项

1.后续治疗

连续服用抗结核药物1～2年,避免过早中断治疗而导致病情复发。服药期间,每月复查肝肾功能、红细胞沉降率,同时服用保肝药物。若出现口麻、耳鸣、听力下降等不良反应,应及时复查。

同时,因术后全身免疫力低下,要留意身体其他部位发生结核的可能。如出现潮热、夜间盗汗、腹痛、腹泻、便秘、腹部包块等,提示肺、肠结核可能,应及时到医院就诊,进行专科治疗。

若经一段时间的治疗后,症状复发或加重,表示结核病灶未治愈或静止后又趋活动,应及时就诊,继续治疗。

2.饮食营养

脊柱结核为消耗性疾病,多有贫血、低热、疲倦、食欲不振、体重减轻等症状,所以在抗结核治疗的同时,应进食高热量、高蛋白、高维生素、易消化食物,多吃牛奶、瘦肉、豆制品、鸡蛋、新鲜蔬菜、水果等,补充维生素D和钙质,少量多餐。

3.康复锻炼

出院后继续卧床3～6个月,卧床期间在床上练习深呼吸、扩胸和上肢运动,以增强心肺功能和上肢肌力,适当活动下肢,预防下肢深静脉血栓的发生。待复查拍片显示病变椎体骨性愈合、植入生长良好,方可佩戴支具下床活动,逐步练习站立、前行、后退、侧步走等。佩戴支具离床活动3个月到半年内,避免弯腰,禁止脊柱旋转运动。1年内，避免负重、提重物，少取坐位。佩戴支具时，相对限制活动，只能从事一般活动，禁止剧烈活动或从事重体力劳动。后续继续加强腰背肌、腹肌及四肢功能锻炼，幅度由小到大，次数由少到多，力量由弱到强，避免过早进行体力劳动。

4.心理调适

脊柱结核治疗时间长，出院后往往还需后续抗结核药物治疗和进行活动限制，生活往往无法完全自理，很容易产生易怒、抑郁和焦虑的情绪，以及孤独和依赖的感觉；另外，由于其他伴随疾病的影响，有些生理功能有所降低。应及时针对出现的心理反应进行心理疏导和排解，家属和亲友应多给予陪伴和支持。与此同时，辅助一定的放松训练，提高心理应对的能力。保持良好心境，有利于康复。

（杨爱玲　陈项琳　胡婕儿）

第十七章

关节手术

<hr>

第一节 各类髋部手术前后共性注意事项

在临床上,髋部手术主要包括髋部骨折内固定、全髋人工关节置换、半髋置换、关节翻修等术式,患者以老年人为主。老年人骨骼的弹性和韧性减低,关节软骨及韧带发生退行性变,极易发生各部位的骨折。其中,髋关节周围骨折或病变占有较大的比例,包括股骨颈骨折、股骨粗隆间骨折、股骨头坏死、骨性关节炎等。髋部手术创伤大、应激反应强烈、并发症多,因此,在围手术期提前干预,有效规避风险,使髋部手术患者安全渡过围手术期。

麻醉方式:常选择全身麻醉、椎管内麻醉、腰丛神经阻滞麻醉或复合麻醉等。

一、术前注意事项

1.心理调适

受疾病困扰,患者可能对手术期望高,但又因不了解疾病和手术而缺乏信心,术前有恐惧和焦虑等情绪。医护人员会根据患者的年龄、职业、文化程度为患者提供相应的手术知识,增加患者对手术的认识和信心,使患者积极主动地配合手术,以达到预期的治疗效果。

2.饮食管理

适量摄入高蛋白、高维生素、富含纤维素的食物,改善营养状况。术前8~12小时禁食,术前4~6小时禁饮,避免麻醉引起呕吐而导致误吸和窒息。

3.疼痛控制

在医护人员指导下,学会使用科学的评估工具进行疼痛评估。对于轻度疼痛,应用分散注意力等非药物治疗方法来缓解;对于中度及以上疼痛,按医嘱应用药物来缓解。

4.术前准备

(1)配合医护人员测量各项生命体征,完善各项检查,积极控制基础疾病,向医护人员提供详尽的用药史、过敏史、既往史。如患有糖尿病,术前应将血糖控制在6.0~11.1mmol/L;如患有高血压,术前应继续服用药物,使血压保持在较稳定水平(150/90mmHg及以下)。按医嘱积极治疗足癣及其他感染病灶,避免术后感染。按医嘱停用影响手术及麻醉效果的药物,如水杨酸类药物、激素、抗凝药物等。

(2)手术前1天沐浴,剪手指(趾)甲;手术日当天,再次清洁手术区域皮肤。

(3)戒烟;注意防寒保暖,避免感冒;充分休息,保证良好的睡眠;女性应避开月经期。

(4)准备好辅助用具。①助行器/拐杖;②便盆、尿壶。

5.做好适应训练

(1)床上大小便训练:入院开始养成在床上排大小便的习惯,避免术后便秘及尿潴留。

(2)呼吸功能训练:在医护人员指导下,进行深呼吸及有效咳嗽排痰训练,避免术后肺部感染。

（3）辅助用具训练：结合自身情况，将助行器的高度调节合适，并在医护人员指导下练习使用，为术后下床活动做准备。

二、术后注意事项

1.体位

根据麻醉方式和手术要求，去枕平卧4～6小时。如出现恶心、呕吐等不适，立即将头偏向一侧，清理呕吐物。两腿之间夹枕，保持患肢外展中立位。

2.病情观察

医护人员会关注患者的生命体征及病情变化，观察血压、脉搏、呼吸、血氧饱和度是否平稳，切口敷料有无渗血、渗液，引流是否通畅，引流液的量、颜色、性质，以及患肢的血液循环、感觉及运动功能等。如患者感觉不适或发现异常，应及时报告医生，以便采取相应的措施。

3.疼痛控制

疼痛是术后最常见的症状，同时也是影响功能锻炼的主要因素。应使用疼痛评分工具准确地告知医护人员疼痛部位、程度、性质及伴随症状。医生会根据疼痛情况为患者选择镇痛药物及非药物镇痛方法，在适合条件下使用镇痛泵以缓解疼痛。

4.饮食护理

术后根据麻醉情况禁食4～6小时，早期尽量选择清淡、易消化的食物，如面条、米粥等。可适当增加高蛋白质、高维生素、富含粗纤维食物，补充水分。如有腹胀、恶心、呕吐等不适症状，应及时告知医护人员。

5.管道护理

（1）切口引流管：妥善固定引流管，确保引流管密闭通畅，避免其扭曲、受压,观察引流液量、性状、颜色。

(2)导尿管:在医护人员指导下定时夹放导尿管,保持膀胱的生理功能;保持尿袋低于膀胱水平。在病情允许的条件下,应尽早拔除导尿管。

6.并发症预防

(1)伤口感染:保持切口敷料干燥,注意观察体温变化,伤口局部有无红肿、疼痛及渗出。如手术后1~2周内体温在38~39℃,则提示有伤口感染的可能,应及时联系医生,以便进行全身抗感染治疗和局部伤口处理。

(2)肺部感染:主动进行深呼吸、有效咳嗽咳痰,必要时配合雾化吸入、翻身拍背,以预防肺部感染。

(3)泌尿系感染:保持尿道口清洁,每天会阴护理2次。多饮水,每天饮水量在2000mL以上,可稀释尿液,起到尿路内冲刷的功能,从而预防尿路感染。

(4)便秘:少食多餐,多饮水,多吃新鲜果蔬;在医护人员指导下进行床上活动,顺时针按摩腹部,刺激肠蠕动,以预防便秘。

(5)压疮:保持床单位清洁干燥,每2小时改变体位1次,避免局部长时间受压。有条件的情况下使用气垫床,以防止压疮。

(6)下肢深静脉血栓:手术麻醉清醒后,医护人员会尽早指导患者进行踝泵运动,按摩肢体,以促进血液循环。遵医嘱使用抗凝药物,避免用力排便及突然的体位改变。一旦发生下肢异常疼痛、肿胀,腹部异常不适或胸闷、胸痛、气促等现象,及时与医生联系。

7.康复锻炼

在医护人员或康复师的指导下进行功能锻炼。功能锻炼原则为尽早开始、主被动结合、循序渐进、长期坚持。

三、出院后注意事项

1.适当的休息与运动

渐进性增加活动量,避免太过劳累。运动后要有适量的休息,让关节在正常的姿势下尽量放松。保持理想体重以减轻关节的负担。

2.建立良好的生活习惯

戒烟限酒。加强营养,多吃含钙、磷、维生素D较多的食物,保证钙质摄入。

3.复查复诊

定期门诊复查,如果有下列情况应立即复诊:伤口红肿痛或有分泌物等发炎现象,疼痛加剧,关节受伤并造成走路困难。

(徐敏　叶柯芬　胡友莲)

第二节　各类髋部手术前后个性注意事项

一、人工髋关节置换术

人工髋关节置换术是治疗晚期髋关节疾病的最有效方法,可解除髋关节疼痛,增加关节活动度,恢复髋关节的功能,提高患者生活质量。

髋关节置换术的适应证主要包括退行性骨关节炎、类风湿性关节炎及强直性脊柱炎所致的髋关节病变,部分严重的髋臼骨折,股骨颈骨折(部分新鲜股骨颈骨折、陈旧性股骨颈骨折不愈合),髋关节创伤性关节炎,创伤后和特发性股骨头坏死,髋臼发育不良所致的骨性关节炎,静止期感染性疾病(化脓性感染、结核),髋部周围的肿瘤。

麻醉方式:常选择全身麻醉、椎管内麻醉、腰丛神经阻滞麻醉或复合麻醉等。

(一)术前注意事项

1.心理调适

术前,患者可能对预后缺乏信心,担心经济负担重,从而出现抑郁及悲观情绪,可以通过阅读科普知识、参加病友联谊会等,减轻或消除恐惧心理。医生会用通俗易懂的语言向患者解释治疗方案,让患者了解人工髋关节置换手术过程、围手术期配合注意事项及可能存在的风险和应对措施。

2.康复训练

在医护人员及康复师指导下进行股四头肌等长收缩运动,从而避免卧床导致的肌萎缩。下肢伸直平放在床上,尽最大力度绷紧肌肉 5 秒左右再放松。可以早中晚进行,每组 5~10 次,每天 3~5 组,每次练习到肌肉感到酸胀为止。

3.辅助用具准备

需要准备的辅助用具包括:①一次性中单;②大枕头或梯形枕一个,术后用于保持髋关节外展位;③5斤米袋两个,放于患肢脚踝两侧,以使患肢保持中立位;④三角枕一个,翻身时放于身后,以保持45°侧卧位;⑤助行器;⑥坐便椅。

(二)术后注意事项

1.体位和患肢位

患者术后去枕平卧 6 小时,患肢保持外展 30°中立位(见图 17-1)。可在两腿间放置大枕头,避免髋关节内收;在患肢的两侧放置米袋,防止髋关

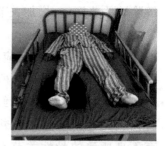

图 17-1　外展中立位

节外旋。术后6小时后,可选择平卧或健侧卧位。侧卧位时,两腿中间仍要以软枕间隔,以避免髋关节内收;背后垫以三角枕。术后3个月左右,才可取患侧卧位。

2.便盆放置

便盆放置方法:患者取仰卧位,患肢取外展中立位,健肢屈膝踩床,上肢曲肘,双肘与健侧下肢共同着力于床面行平行抬臀动作,在臀部抬离床面足够高度后将便盆平行插入。务必注意:在臀部抬起及放置便盆过程中,避免患肢外旋及内收动作。

3.病情观察

保持敷料干燥、清洁。医护人员会经常巡视观察患者的病情,如切口有无红、肿、热、痛,引流管或切口处有无大量血液引出,患肢腹股沟及大腿外侧有无肿胀、波动感、皮肤发紧、瘀斑,双下肢是否等长,肢体有无内旋或外旋,局部有无疼痛和异物突出感等。引流管一般放置1~2天,如引流量每小时大于200mL或有其他异常,应立即与医生联系。医生会根据病情做出相应的处理。

4.功能锻炼

术后功能锻炼对关节功能的早期恢复至关重要。应因人而异、循序渐进,在医护人员或康复人员指导下进行功能锻炼。

(1)术后麻醉苏醒即可开始患肢踝泵运动,伸屈足趾、踝部,做踝旋转动作,每个动作持续3秒,每次30~50下,每天3~5次。同步进行股四头肌等长收缩运动,避免肌肉萎缩,促进血液循环代谢,有利于胀痛的缓解和消失。

(2)术后第1天,引流管拔除后改半坐卧位(见图17-2),逐渐摇高床头,可由30°开始,逐渐过渡到90°,但不能超过90°。然后,逐步进行患肢贴床

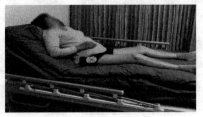

图17-2　半坐卧位

外展运动(见图17-3),患肢贴床屈膝屈髋(屈髋角度小于90°,见图17-4)。同时进行直腿抬高运动(见图16-1),下肢伸直,足跟抬离床面,下肢与床面呈45°~60°,在空中停顿维持5~10秒。

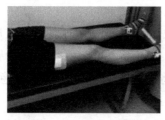
图17-3 患肢贴床外展

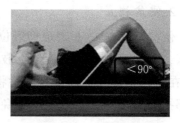
图17-4 患肢贴床屈膝屈髋

(3)术后第2天,可以在医生的指导下练习床边坐位,注意坐位的时候避免髋关节屈曲超过90°,避免术侧髋屈曲、内收、外旋,这些动作容易导致髋关节脱位。

(4)术后第2~3天开始,在助行器帮助下逐步进行下床、伸髋、髋外展、屈髋、屈膝、坐下、站起、行走及上楼下楼等练习。

①下床方法(见图17-5~图17-7):将助行器放在术侧腿床旁,身体移向术侧床沿,将术侧腿移到床下,防止术侧髋外旋,健侧腿顺势移到床下,身体扶正站立。刚下床时,不要急于行走,要先适应一下,因为容易出现头晕等现象。这是体位改变导致的头晕,慢慢适应一下就行。

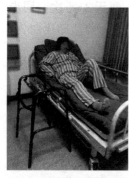
图17-5 移向术侧床沿

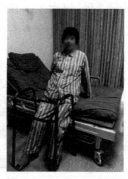
图17-6 术侧移动下床

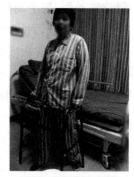
图17-7 身体扶正

②伸髋练习(见图17-8)：在助行器帮助下站立,伸直膝关节,髋关节带动下肢徐徐向后伸展一步,维持6秒,休息6秒,再重复6秒。

③髋外展练习(见图17-9)：在助行器帮助下站立,健侧肢体支撑平衡,下肢伸直,髋关节带动下肢向外展开半步,保持5秒。

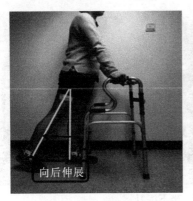
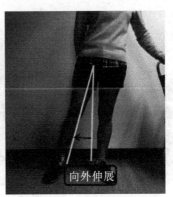

图17-8　伸髋练习　　　　　　　图17-9　髋外展练习

④屈髋练习(见图17-10)：在助行器帮助下站立,健侧肢体支撑平衡,屈曲髋关节小于90°。

⑤屈膝练习(见图17-11)：在助行器帮助下站立,健侧肢体支撑平衡,髋自然伸直,向后曲小腿,膝关节向后屈曲近90°。

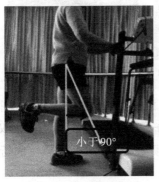
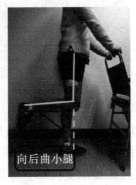

图17-10　屈髋练习　　　　图17-11　屈膝练习

⑥坐下练习(见图17-12):在助行器帮助下双脚站立位准备,身后放置有靠背和扶手的椅子,加座垫,健肢向后迈半步靠拢椅子,双手扶稳椅子扶手以支撑上身,看好位置缓缓坐下,注意患髋屈曲不能超过90°。要坐较高的椅子,正确坐姿见图17-13。

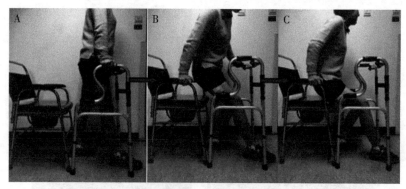

图17-12　坐下练习

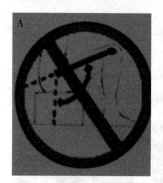
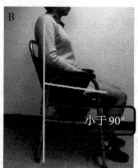

图17-13　正确坐姿

⑦站起练习(见图17-14):站起前,在椅子前放置助行器,身体前挪至椅子前沿,双脚前后分开半步,患肢放在前面,双手扶稳椅子扶手以支撑上身,略微前倾站起,双手依势抓住助行器扶手站稳,以健侧腿承受大部分体重。

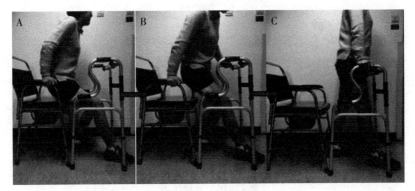

图 17-14 站起练习

⑧行走练习(见图 17-15):将助行器置于身前,站立位准备,行走时双手扶住助行器,助行器先放身前一步距离,术侧脚先行,健侧脚跟上,每前进一步,助行器向前移动一下,避免身体后仰。在进行步行练习时,旁边一定要有人陪护,避免摔倒。

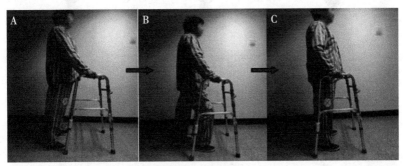

图 17-15 行走练习

⑨上楼练习(见图 17-16):以"拐杖先上→健侧脚上→术侧脚跟上"的步骤练习。拐杖支撑下站立位准备,拐杖先上一台阶,健侧脚上至与拐杖同一台阶,在拐杖和健侧肢支撑下术侧肢跟上恢复站立位,同样的方法继续走下一个台阶。

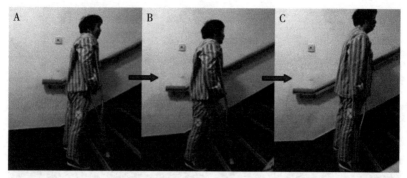

图17-16 上楼练习

⑩下楼练习(见图17-17):以"拐杖先下→术侧脚下→健侧脚下"的步骤练习。拐杖支撑下站立位准备,拐杖先下一台阶,术侧肢先下至拐杖同一台阶,在拐杖支撑下健侧肢跟上恢复站立位,站稳后继续走下一个台阶。

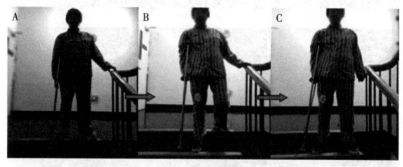

图17-17 下楼练习

(5)康复训练中注意事项:①髋关节屈曲严禁超过90°;②禁止坐矮凳(70cm以下);③禁止跷二郎腿、两腿交叉;④禁止髋关节外旋;⑤2个月内避免患侧卧位;⑥避免弯腰捡东西;⑦避免剧烈活动。

(三)出院后注意事项

严格定期随诊,每月1次,以便指导锻炼。定期复查,进行X线检查,以便早期发现并发症。如术侧肢出现肿痛,局部切口出现红、肿、热、痛,应及时到医院就诊。完全康复后可进行适当体育活动,如散步、骑车、游泳、跳舞,并保持适当体重。避免造成人工髋关节因压力过度而磨损的运动,如快跑、跳跃、滑雪、打网球等。加强营养,多进食高蛋白、含维生素和钙铁丰富的食物,增加自身抵抗力。控制体重,以减轻对关节的负重。

二、股骨粗隆闭合复位固定术

通过手术,在股骨粗隆间骨折处钉上钉子以固定骨折部位,从而达到修复骨折的目的。股骨粗隆闭合复位固定术具有创伤小、出血少、手术时间短、并发症发生率低等特点,更适合老年、骨质疏松、骨折粉碎不稳定、不能耐受长时间手术的股骨粗隆间骨折患者。

麻醉方式:同人工髋关节置换术。

(一)术前注意事项

同人工髋关节置换术。

(二)术后注意事项

1.功能锻炼

在医护人员及康复师的帮助下,制订科学的、个性化的康复训练计划。术后功能锻炼对功能恢复至关重要。

(1)术后1周内,功能锻炼以患肢踝泵运动、股四头肌等长收缩运动为主。术后第3天,在他人协助下坐于床边锻炼,从卧位坐起过程中应避免患肢内收外旋。

(2)如为稳定性骨折,1周后可开始进行患肢不负重的上下床训练和行走训练。术后6周、12周做X线检查,根据骨痂生长情况,决定负重行走时间。开始时,部分负重;待X线摄片显示大量骨痂形成、骨折线模糊后,方可完全负重。

(3)如为不稳定型骨折,应适当延长卧床时间,4周后可扶拐下床进行不负重行走训练。如骨质疏松严重，身体过度肥胖，尤其在术中复位、内固定位置欠佳时，须待10～12周X线摄片证实骨折愈合后方可负重行走。

2.其他注意事项

参照人工髋关节置换术。

（三）出院后注意事项

同各类髋部手术。

（徐敏　叶柯芬　胡友莲）

第三节　各类膝部手术前后共性注意事项

膝关节是人体全身关节中结构最为复杂又最易受损伤的大关节，有着复杂而精确的关节稳定机制。当前社会经济的快速发展，使得人们的工作和生活方式有着明显的改变。为提高时间效率而快步行走，运动的种类、对抗性及危险度加大，工作事故及交通事故频发，人口老龄化等众多因素使得膝关节伤病的发生率呈逐年上升趋势。膝关节镜微创手术及膝关节置换术是临床上常用的手术方式，对减轻患者疼痛、改善患者生活质量有巨大的作用。

麻醉方式：常选择全身麻醉、椎管内麻醉、腰丛神经阻滞麻醉或复合麻醉等。

一、术前注意事项

1.心理调适

患者可能因不了解手术而缺乏信心，术前会有恐惧和焦虑等情绪,可根据自身的年龄、职业、文化程度来获取膝关节镜微创手术及人工全膝关节置换术的有关知识,增加对手术的认识和信心,积极主动地配合手术,以达到预期的治疗效果。

2.饮食管理

适量摄入高蛋白、高维生素、富含纤维素的食物,改善营养状况。术前8~12小时禁食,4~6小时禁饮,避免麻醉引起呕吐而导致误吸和窒息。

3.术前准备

(1)向医护人员告知病情、既往史、用药史及过敏史等,完善各项检查。按医嘱停用水杨酸类药物、激素、抗凝药物等影响手术及麻醉效果的药物;为预防感染,根据医嘱使用抗生素。

(2)手术前1天,沐浴、剪指(趾)甲;手术日当天,再次清洁手术区域皮肤。

(3)戒烟;注意防寒保暖,避免感冒;保证良好的睡眠,充分休息。女性手术避开月经期。

(4)辅助用具准备,包括助行器、便盆及尿壶。

4.疼痛控制

在医护人员的指导下学会应用疼痛评估工具并科学地进行评估。对于轻度疼痛,应用分散注意力等非药物治疗方法来缓解;对于中度及以上疼痛,按医嘱使用药物来缓解。

5.做好适应训练

(1)床上大小便训练:入院开始养成在床上排大小便的习惯,避免术后便秘及尿潴留。

(2)呼吸功能训练:在医护人员指导下进行深呼吸及有效咳嗽排痰训练,避免术后肺部感染。

(3)辅助用具练习:术前医护人员会指导患者使用助行器。

结合自身的具体情况，将助行器的高度调节至最适合的高度，并在术前开始练习使用，为术后下床做好准备。

二、术后注意事项

1.体位

根据麻醉方式和手术要求，去枕平卧4~6小时。如出现恶心、呕吐等不适，立即将头偏向一侧。家属及时清理呕吐物。

2.病情观察

医护人员会关注患者的生命体征及病情变化，观察血压、脉搏、呼吸、血氧饱和度是否平稳，切口敷料有无渗血，引流是否通畅，引流液的量、颜色、性质，术侧肢的血液循环、感觉及运动功能。如发现异常，应及时报告医生以便采取相应的措施。

3.疼痛控制

疼痛是术后最常见的症状，也是影响功能锻炼的主要因素。应使用疼痛评分工具准确地告知医护人员疼痛部位、程度、性质及伴随症状，以指导医生正确选择镇痛药物及非药物镇痛方法。在适合的条件下，使用镇痛泵缓解疼痛。

4.饮食护理

术后根据麻醉情况禁食4~6小时，早期尽量选择清淡、易消化食物，如面条、米粥等。可适当增加高蛋白质、高维生素、富含粗纤维的食物，补充水分，注意有无腹胀、恶心、呕吐等。

5.管道护理

（1）切口引流管：妥善固定引流管，确保引流密闭通畅，避免其扭曲、受压，观察引流液的量、性状、颜色。

（2）导尿管：在医护人员的指导下定时夹放导尿管，以保持膀胱的生理功能。保持尿袋低于膀胱水平。在病情允许的条件下，尽早拔除导尿管。

6.并发症预防

(1)伤口感染:手术后1～2周内最有可能出现切口感染,医护人员会密切观察体温变化,伤口局部有无红肿、疼痛及渗出等现象。如体温在38～39℃,则提示有伤口感染的可能,应及时通知医生,以便全身抗感染治疗和局部伤口处理。

(2)肺部感染:深呼吸、有效咳嗽咳痰,必要时配合雾化吸入、翻身拍背,以预防肺部感染。

(3)泌尿系感染:保持尿道口清洁,每天会阴护理2次,多饮水,每天饮水量在2000mL以上可稀释尿液,起到冲刷尿道的作用,预防尿路感染。

(4)便秘:少食多餐,多饮水,多吃新鲜果蔬,在医护人员指导下进行床上活动,顺时针按摩腹部,刺激肠蠕动,以预防便秘。

(5)压疮:在医护人员的指导下每2小时改变体位1次,按摩骨隆突处,在有条件的情况下使用气垫床,保持床单位清洁干燥,防止压疮。

(6)预防下肢深静脉血栓形成:手术麻醉清醒后尽早在医护人员指导下进行踝泵运动,按摩肢体,以促进血液循环。避免用力排便及突然的体位改变。应用压力治疗仪、穿弹力袜等物理治疗方法。在使用抗凝药物期间,医护人员会密切观察有无出现皮肤瘀血、瘀斑。如有口腔、牙龈、鼻腔出血,及血尿、黑便等出血倾向,应立即向医生汇报。如果发生下肢异常疼痛、肿胀,突发腹部异常不适或胸闷、气促等深静脉血栓现象,应及时与医生联系。

7.康复锻炼

在医护人员及康复师的指导下进行功能锻炼,原则为尽早开始、主被动结合、循序渐进、长期坚持。

三、出院后注意事项

1.适当的休息与运动

渐进性增加活动量,避免太劳累。运动后要有适量的休息,让关节在正常的姿势下尽量放松。保持理想体重以减轻关节的负担。

2.建立良好的生活习惯

戒烟限酒,加强营养,多吃含钙、磷、维生素D较多的食物,保证钙质摄入。

3.定期复查

如果有下列情况,应立即复诊:伤口发炎,有分泌物,疼痛加剧,关节受伤并造成走路困难。

(徐敏　叶柯芬　胡友莲)

第四节　各类膝部手术前后个性注意事项

一、人工全膝关节置换术

人工全膝关节置换术是为减轻患者膝关节疼痛、改善膝关节功能和维持膝关节稳定所采取的一种外科手术方式。膝关节骨性关节炎是老年人的常见病和多发病。而重度膝关节骨性关节炎常合并关节畸形,可导致患者关节功能障碍,影响患者的生活质量。人工全膝关节置换术作为临床上治疗膝关节骨性关节炎的常用方法,可有效改善膝关节功能状况,帮助患者解除疼痛,因此在临床上越来越受到医生和患者的青睐。

麻醉方式:常选择全身麻醉、椎管内麻醉、腰丛神经阻滞麻醉或复合麻醉等。

(一)术前注意事项

1.辅助用具准备

需准备的辅助用具包括一次性棉垫两包、抬腿架一个(或用足够高度的大枕头、棉被替代)。

2.排除隐患风险

患者如有高血压、糖尿病、心脏病、慢性肾病等相关疾病而需长期服用药物(特别是阿司匹林、华法林及激素类药物),或者曾经做过其他手术,或者有过敏史,应告知医生。如有牙龈、咽喉疼痛等炎症,或手足及股癣,应先治疗再手术。

(二)术后注意事项

1.体位

术后禁食、禁饮6小时,去枕平卧,将患肢抬高30°~60°。抬高物应置于小腿或踝部。严禁在膝关节下方垫枕,应使膝关节保持在伸直抬高位休息,从而促进静脉、淋巴回流,消除肿胀,减少术后出血。避免足后跟皮肤因长时间受压而引起压疮。

2.病情观察

医护人员会关注患者的生命体征变化、伤口渗血情况、末梢血运及感觉、足背动脉搏动情况。保持切口敷料干燥、清洁。如有任何不适,应及时与医生联系。

3.引流管护理

术后伤口常放置引流管引流。应保持引流管的通畅和负压状态,将负压引流器在低于膝关节10~20cm处固定,避免其受压和折叠。医护人员会观察并记录引流液的性质、颜色、量等情况。

4.冰袋冷敷

冰袋冷敷能有效控制术后关节腔内出血、肿胀、疼痛,提高关节活动度。术后早期,医护人员会根据患者的具体情况为患者实施冰袋冷敷。在膝关节前侧及双侧放置冰袋。冰袋可用毛巾包裹,避免直接接触皮肤。冷敷持续2~3小时,休息1~2小时后,定时更换冰袋,避免冻伤。

5.预防术后感染

术后感染的预防极为重要。在床上做深呼吸、有效咳嗽,必要时按医嘱雾化吸入。保持伤口敷料清洁、干燥。如果出现体温持续升高、关节持续疼痛或患肢活动时疼痛加剧等现象,应立即告知医生以便处理。

6.功能锻炼

功能锻炼是膝关节置换成功的关键一环。家属也要积极参与其中。患者可能因害怕疼痛,担心出血、伤口裂开,而不愿进行早期功能锻炼。为此,医护人员会为患者做心理疏导,并耐心讲解术后早期康复训练的重要性、目的和过程,给予患者安全感及信任感。功能锻炼具体方法如下。

(1)术后麻醉苏醒后,即开始患肢踝泵运动,伸屈足趾、踝部,做踝旋转动作,每个动作持续3秒,每次30~50下,每天3~5次。

(2)术后第1天(引流管拔除后),进行直腿抬高运动,下肢伸直,足跟抬离床面,下肢与床面呈45°~60°,在空中停顿5~10秒。

(3)术后第2天,进行腘绳肌等长收缩锻炼(见图17-18),患膝微屈,通过足跟紧压床面的方式来紧张大腿后群肌肉,每次维持5~10秒,每天15次×2组。

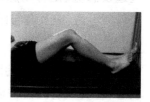

图17-18 腘绳肌等长收缩

(4)术后第3~7天,此阶段患膝伤口已无活动性出血,可进行屈膝和伸膝练习,以获得最大膝关节活动度。具体方法如下。

①站位屈膝练习(见图17-19):可扶双拐、助行器或椅背,协同健侧下肢支撑平衡站立,练习患肢屈膝功能,即髋自然伸直,向后屈小腿,膝关节向后屈曲近90°。

②强化屈膝练习(见图17-20):在站位屈膝练习的基础上,毛巾包绕患肢足踝,手握包住足踝的毛巾,向上提拉,使足跟向臀部靠拢,最大限度地保持膝关节屈曲状态,维持3~5秒。

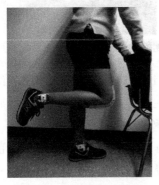 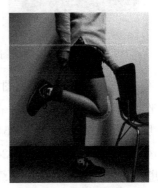

图17-19 站位屈膝　　　图17-20 强化屈膝练习

③坐位屈膝练习(见图17-21):椅子有背椅,高度以满足自然坐位双脚着地时双膝能自然屈曲90°为佳。取端坐位,双手扶椅面两侧沿支撑,患肢足跟徐徐滑移至坐位下,最大限度地保持膝关节屈曲状态,维持3~5秒。

④健肢辅助屈膝练习(见图17-22):在侧边镂空床或高凳上进行,床或凳的高度以满足自然坐位双膝能自然屈曲90°、双脚能悬挂不着地为佳。取端坐位,双手扶床面或凳面两侧支撑,健肢交叉压于患肢踝部之上,屈曲健肢最大限度地带动患肢膝关节向后屈曲,维持6秒,休息6秒,再重复6秒。

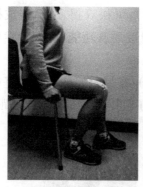 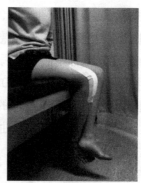

图17-21　坐位屈膝　　图17-22　健肢辅助屈膝练习

　　⑤他人辅助屈膝练习(见图17-23)：与健肢辅助屈膝练习一样，端坐于侧边镂空床或高凳，在他人帮助下最大限度地屈曲膝关节至膝关节有胀感，维持3～5秒。

　　⑥坐位伸膝练习(见图17-24)：坐在椅子上，双手扶椅面两侧支撑，患肢膝关节伸直，然后缓缓抬离地面，在空中保持5～10秒后放下。注意：膝关节应伸直位抬离地面，不能在空中逐渐伸膝。

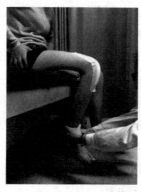 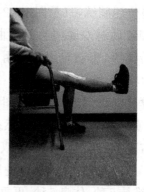

图17-23　他人辅助屈膝练习　　图17-24　坐位伸膝

　　⑦持续伸膝练习(见图17-25)：取坐位，膝关节上方悬挂重物包(置于髌上10cm处，重量＜2kg)，增加膝部伸直度。

⑧他人辅助伸膝练习（见图17-26）：取仰卧位，足踝处垫圆筒。在他人帮助下压膝关节，使膝关节被动伸直，力道适中，直至膝关节有酸胀感，在能耐受范围内练习。

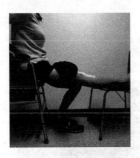 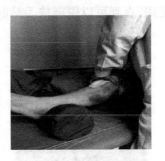

图17-25　持续伸膝练习　　图17-26　他人辅助伸膝练习

（5）术后1周，逐步进行腘绳肌肌腱力量练习、股四头肌肌力锻炼、起坐锻炼、上下楼梯、侧方上楼、股四头肌肌力加强练习等功能康复训练，具体方法如下。

①腘绳肌肌腱力量练习（见图17-27）：坐位，将弹性绷带一端固定于墙壁或桌子脚，一端绕于患肢踝部，向椅子方向屈膝牵拉患足，尽力最大限度屈曲膝关节，完成后缓慢伸直膝关节。

②股四头肌肌力锻炼（见图17-28）：双手抓扶把手，站立屈膝，向臀部方向屈曲患肢，维持6秒，休息6秒，再重复6秒。

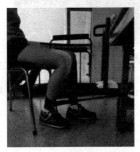 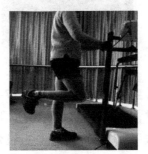

图17-27　腘绳肌肌腱　　　图17-28　股四头肌肌
　　　　　力量练习　　　　　　　　　　力锻炼

③起坐锻炼(见图17-29、图17-30)：椅子有扶手，且高度合适。坐在椅子边缘，双手抓住扶手支撑，逐渐沉腰，5秒后逐步站起。开始时可能需要扶手帮助，在大腿肌肉力量提高后，减少扶手的使用，直到可以脱离扶手站起。

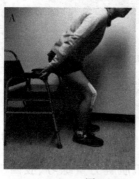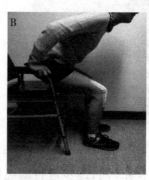

图17-29　扶手起坐锻炼

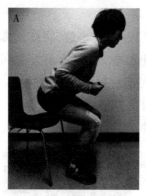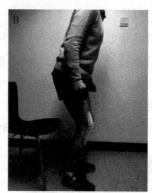

图17-30　脱手起坐锻炼

④上下楼梯练习(见图17-31)：在膝关节活动度及下肢力量足够时，可以练习"正常"的上下楼。上楼方法：健肢先上，借用手杖和扶手，患肢跟着上同一级台阶。下楼方法：手杖和患肢同时先下，健肢跟着下同一级台阶。

⑤侧方上楼练习（见图17-32）：面向墙面侧方楼梯站立，双手抓扶手支撑，患肢站于台阶上，通过伸直膝关节上台阶。

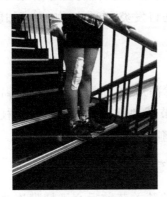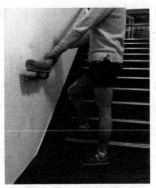

图17-31 上下楼梯练习　　图17-32 侧方上楼练习

⑥股四头肌肌力加强练习（见图17-33）：背部贴紧墙壁，双腿夹一圆垫，身体慢慢下蹲至大腿与小腿呈90°，停留2～3秒，然后站直归位，重复练习，以不疲劳为宜。

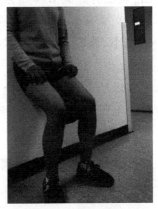

图17-33 股四头肌肌力加强练习

（三）出院后注意事项

1.适当的休息与运动

循序渐进地增加活动量，避免太劳累。运动后要有适当的休息，让关节在正常的姿势下尽量放松。保持理想体重以减轻膝关节的负担。日常活动应避免膝关节的过度负担，以降低膝关节磨损的概率，如对于过重的东西，可用推车代替手提，上下楼梯多利用扶手等。尽量避免蹲马步、爬山、跑、提重物、走远路等活动。6个月后，可以游泳、骑脚踏车，恢复正常生活。

2.复查复诊

术后正常每1～2年拍片1次,保留资料,复查时做对比使用。如果有下列情况,应立即复诊:伤口发炎、有分泌物、疼痛加剧、膝关节受伤并造成走路困难。

3.功能锻炼

出院后继续主动进行直腿抬高运动、抗阻力锻炼、伸膝锻炼、屈膝锻炼,以增加肌力,增加关节活动范围。逐渐减少拐杖和助行器的使用,一般2～3个月后可独立行走。

二、关节镜下交叉韧带重建手术

膝关节受到外力作用导致的膝关节前后交叉韧带连续性中断,表现为膝关节疼痛无力,迅速肿胀,活动受限。关节镜下膝关节前交叉韧带重建手术通过微创技术修复并重建交叉韧带,具有创伤小、恢复快、术后疼痛轻、并发症发生率低、住院时间短等优点。

麻醉方式:常选择全身麻醉、椎管内麻醉、硬膜外麻醉、腰丛神经阻滞麻醉或复合麻醉等。

(一)术前注意事项

参照各类膝部手术前后共性注意事项。

(二)术后注意事项

1.肢体摆放

在医护人员指导下将患肢抬高15°～30°。抬高物应置于小腿或踝部。严禁在膝关节下方垫枕,应将膝关节保持在伸直抬高位休息,以促进静脉、淋巴回流,消除肿胀,减少术后出血。

2.病情观察

医护人员会使用弹力绷带对患肢进行包扎,并密切观察其感觉、运动、血运、疼痛和肿胀程度。亦可酌情应用局部冷敷,降低患肢的肿胀程度,预防渗血,但要注意避免冻伤。若患者有任何不适,应立即告知医护人员。

3.功能锻炼

在医护人员的指导下进行股四头肌锻炼、直腿抬高运动、屈伸锻炼和下肢负重锻炼等。

(1)待麻醉药物的药效消退之后,即可进行股四头肌锻炼,以促进血液循环,减轻患肢的肿胀程度。术后24小时进行直腿抬高运动,预防失用性肌肉萎缩。

(2)术后2～3天,在医护人员的帮助下对膝关节进行被动的屈伸锻炼,每天1～2次,每次控制在30～60分钟为宜,每天可适当增加屈膝的角度,循序渐进。该锻炼的主要目的是预防术后肌腱粘连的发生,促进膝关节功能的恢复。

(3)术后3～5天,开始主动屈伸锻炼。在患肢的足跟不离开床面的前提下,逐渐屈曲膝关节,直到感觉疼痛后停止,放松几秒后重复进行。在患肢的肌力逐渐恢复,可以抵抗肢体的重力之后,开始进行抬腿屈膝关节锻炼,或开展床边练习。

(4)进行下肢负重锻炼。下床及负重的时间需要根据疾病的类型和手术方式决定。

(三)出院后注意事项

出院后,继续加强膝关节功能锻炼。向医护人员详细了解患肢负重时间、负重时的注意事项、完全自如运动时间及方法。遵医嘱按时服用药物,并定期进行复查随访。

(徐敏　叶柯芬　胡友莲)

第五节 各类肩部手术前后共性注意事项

肩关节由肱骨头与肩胛骨的关节盂构成,是典型的球窝关节,也是人体活动范围最大的关节,可完成外展、内收、上举、前屈、后伸、外旋、内旋及环形等活动。运动、暴力、劳损均为肩关节损伤的常见原因。常见疾病包括肩袖损伤、肩峰撞击综合征、肩关节不稳、冻结肩、肱骨外科颈骨折等,常采用关节镜及切开复位内固定术来治疗。

麻醉方式:常选择全身麻醉、臂丛神经阻滞麻醉或复合麻醉等。

一、术前注意事项

1.心理调适

患者可能因疼痛、担心预后而有恐惧和焦虑情绪,需要增加对手术的认识和信心,积极主动地配合手术,以达到预期的治疗效果。

2.完善检查

配合医护人员测量各项生命体征,完善各项检查,积极控制基础疾病,向医护人员提供详尽的用药史、过敏史、既往史。

3.饮食管理

适量摄入高蛋白、高维生素、富含纤维素的食物,改善营养状况。术前8～12小时禁食,4～6小时禁饮,避免麻醉引起呕吐而导致误吸和窒息。

4.适应训练

(1)呼吸功能训练:进行深呼吸及有效咳嗽排痰,避免术后肺部感染。

(2)辅助用具训练:根据个体情况,在医护人员指导下选择合适的肩关节外固定支具,并学习佩戴方法。

5.术前准备

(1)皮肤准备,包括术前1天沐浴、剪指(趾)甲,手术日当天再次清洁手术区域皮肤。

(2)充分休息,保证良好的睡眠。

(3)女性手术应避开月经期。

二、术后注意事项

1.体位

根据麻醉方式和手术要求,去枕平卧4~6小时。如出现恶心、呕吐等不适,立即将头偏向一侧,家属及时清理呕吐物。

2.病情观察

如出现患肩肿胀,患肢末梢血运、感觉受损等情况,应警惕血管、神经损伤的可能,及时联系医护人员。

3.冰敷

术后可在医护人员指导下进行肩关节间断冰敷,有助于减少疼痛、出血及减轻肿胀,但要注意局部情况,避免冻伤。

4.固定

术后可用肩袖包或用前臂吊带悬吊固定(见图17-34),保持屈肘90°,在肘与胸之间放一软枕,使肩关节保持15°~30°外展。

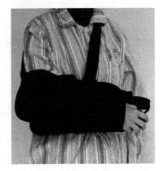

图17-34　肩袖包悬吊固定

5.疼痛控制

应使用疼痛评分工具准确地告知医护人员疼痛部位、程度、性质及伴随症状,以指导医生正确选择镇痛药物及非药物镇痛方法。有条件的情况下应用镇痛泵以减轻疼痛,应用时注意有无恶心、呕吐等不良反应,及时联系医护人员。

6.功能锻炼

由医护人员或康复师根据患者的自身情况、手术方式选择个体化功能锻炼方案。一般术后第2天即开始进行肩部周围肌肉的收缩锻炼,肘关节、腕关节及各手指同时进行功能活动。术后1周开始辅助进行肩关节的被动活动,并循序渐进地加大关节的被动活动度,逐渐过渡到肩部钟摆运动。术后3～4周后,根据X线片复查结果,决定是否可以主动活动肩关节。

三、出院后注意事项

坚持康复锻炼是出院后的主要注意事项。在专科康复师的指导下,进行循序渐进、个体化的康复锻炼。定期复诊。如有异常,应及时就诊。

(徐敏 叶柯芬 胡友莲)

第六节 关节镜下肩袖修补术个性注意事项

肩袖又称旋转轴,由冈上肌、冈下肌、小圆肌和肩胛下肌等的肌腱组成,参与肩关节外展、外旋、上举等活动。大部分损伤发生在冈上肌肌腱部位,好发于中青年运动员、运动爱好者、体力劳动者及老年人。对于中青年,肩袖损伤多由创伤引起,对劳动力的影响较大;对于中老年,肩袖退变大多存在,在此基础上稍加外力即有可能损伤肩袖。

肩关节镜是目前微创关节外科手术的主要治疗工具之一。手术时,肩关节镜通过5mm的皮肤切口进入肩关节,通过光学镜头将肩关节内的组织结构投射到高清显示器上,可以更加明确地诊断肩关节内的病变,并进行有针对性的治疗。

麻醉方式:同肩部手术前后共性注意事项。

一、术前注意事项

同肩部手术前后共性注意事项。

二、术后注意事项

肩袖修补术后,并不意味着肩关节功能就能恢复。肩关节功能的恢复以修复组织的可靠愈合为基础,取决于严格的康复锻炼。因此,患者应在医护人员及康复师的指导下进行康复锻炼。

1.第一阶段

手术后0～6周,为保护期。患肩需严格使用肩关节支具制动,禁止行肩关节主动外展活动。手术当天麻醉消退后,开始活动手指、腕关节;在活动肘关节时,用健手扶持患肢上臂以制动患肩,行肘部屈伸。在康复师指导下做被动活动(见图17-35),可活动至前屈120°～150°,手臂在体侧时外旋40°,外展60°,每次20～30下,每天2～3次,直至术后6周。

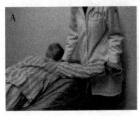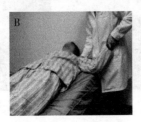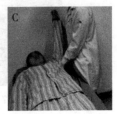

图17-35　肩袖修补术后保护期被动活动

2.第二阶段

术后7~12周,早期功能锻炼和肌力增强期。在康复师指导下进行被动运动和非抗阻力下的主动助力活动,同时进行姿势训练。训练过程要循序渐进,以主观感受为依据,完成肩关节活动前屈140°~160°、外旋40°~60°、外展60°~90°。

(1)屈肘展肩(见图17-36):以上臂为转动轴,前臂沿水平位尽量内收、外展,一收一展为1组,每次12~30组,每天3次。

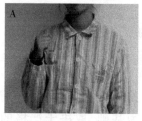
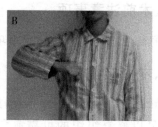

图17-36　屈肘展肩

(2)内收探肩(见图17-37):患肢屈肘,用健肢扶托患肢肘部,使患肢内收,患侧手尽量探摸健侧肩部,并逐渐向后擦拭健侧肩膀的肩胛部,还原复位后重复上述动作,每次12~30下,每天3次。

(3)外展指路(见图17-38):患肢伸直向前抬起至水平位,然后外展90°后复原,每次12~30下,每天3次。

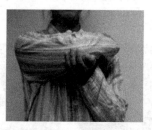
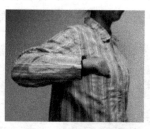

图17-37　内收探肩　　　　图17-38　外展指路

（4）爬墙练习（见图 17-39）：面墙站立，患侧手扶墙面，手指向上攀爬，循序渐进。每次 10～20 个往返，每天 3 次。

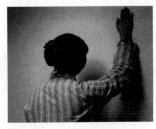

图 17-39　爬墙练习

3. 第三阶段

术后 13 周及以后，为后期肌力强化期。在前面训练的基础上，增加肩关节主动活动范围、肌力训练。通过弹力带锻炼（图 17-40）强化康复和技巧训练，并注重肩关节的灵活性和协调性训练。

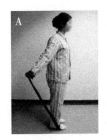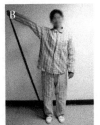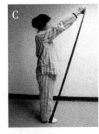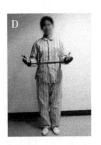

图 17-40　弹力带锻炼

（1）弹力带锻炼（见图 17-40）：在手上系一根松紧弹力带，利用其松紧弹力作用进行内外旋锻炼，以增加肩关节内外旋范围。

（2）划船动作或游泳动作练习：通过此动作可以把内收、外展、内旋、外旋、前屈、后伸及上举等联合起来活动肩关节。每次 20 分钟，每天 3 次。

（3）哑铃锻炼：患肢持 2～3kg 的哑铃行肩关节外展、上举练习，可以随着音乐的节奏进行锻炼，8 节为一组，每天 1 次或 2 次。

三、出院后注意事项

（1）肩关节功能的全面康复需要 6～12 个月，所以出院后的康复锻炼尤为重要。应主动与医生沟通，并制订行之有效的康复计划。家属参与监督。

（2）补充维生素有益于肌腱愈合。日常注意肩关节的保暖。

（3）运动前应先充分做好准备。不要做引起关节扭伤的动作。

（4）定期检查、随访。

（徐敏　叶柯芬　胡友莲）

第十八章

骨肿瘤手术

第一节　骨软骨瘤手术前后，应该注意什么

骨软骨瘤（见图18-1）是一种常见的、软骨源性的良性肿瘤，是位于骨表面的骨性突起物，顶面有软骨帽，中间有髓腔，多见于青少年，随机体发育而增大，在骨骺线闭合后，其生长也停止。骨软骨瘤可分为单发性和多发性两种。单发性骨软骨瘤也称为外生骨疣；多发性骨软

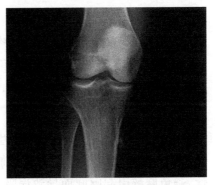

图18-1　骨软骨瘤

骨瘤常合并骨骼发育异常，并有遗传性，故又称遗传性多发性骨软骨瘤。约有1‰的单发性骨软骨瘤可恶变，多发性骨软骨瘤恶变概率较单发性高。生长于盆骨、胸骨、四肢长骨、脊柱等容易恶变部位的骨软骨瘤，建议手术治疗。对于未发育完全的青少年或不容易恶变的骨软骨瘤，建议继续观察随诊。

麻醉方式：因肿瘤部位的不同而采取不同的麻醉方式，上肢常采用臂丛阻滞麻醉或全身麻醉，下肢常采用脊髓硬膜外阻滞麻醉。

一、术前注意事项

1.心理调适

可向医护人员了解肿瘤的特点。若肿瘤为良性,则生长缓慢,症状较少,手术后预后良好。若肿瘤为恶性,则后续还需进行大块瘤段切除、人工关节置换、异体骨与关节移植等大手术,这可能给患者带来巨大的心理压力。医护人员会向患者介绍同病种的成功案例,和家属一起给患者鼓励和心理支持,使患者尽量保持情绪稳定。患者应知晓治疗措施对延长生命、改善生活质量、防止复发和转移的重要意义,积极配合治疗。

2.疼痛控制

在医护人员指导下正确应用疼痛评分工具。如疼痛较轻,可应用非药物镇痛方法,如冷敷、听音乐分散注意力等;对于中、重度疼痛,遵医嘱使用三阶梯镇痛药物,以减轻痛苦,提高生活质量。

3.饮食管理

进食高热量、高蛋白、富含维生素及粗纤维食物,增强机体抵抗力及组织修复愈合能力。术前8~12小时禁食,4~6小时禁饮,避免麻醉引起呕吐而导致误吸和窒息。

4.患肢体位和活动

使患肢保持于舒适功能位,避免局部受压。患肢局部避免热敷、拍打、按摩,以免肿瘤扩散。在无障碍环境中活动,避免患肢负重,以防病理性骨折和关节脱位。

5.做好适应训练

(1)床上大小便训练:养成在床上排大小便的习惯,避免术后便秘及尿潴留。

(2)呼吸功能训练:进行深呼吸及有效咳嗽排痰,避免术后肺部感染。

(3)辅助用具训练:结合自身具体情况,将助行器调节至合适高度,并开始练习使用,为术后下床做准备。

6.其他生理准备

(1)术前1天,沐浴、剪指(趾)甲;手术日当天,再次清洁手术区域皮肤。

(2)充分休息,保证良好的睡眠。

(3)吸烟者术前2周戒烟。女性手术避开月经期。

二、术后注意事项

1.体位

术后抬高患肢,侧卧时取健侧卧位,将上肢屈肘固定于胸前,下肢术后膝关节屈曲15°,距小腿(踝)关节屈曲90°,使其处于功能位。下地时,注意患肢不能负重,以免引起病理性骨折和脱位。

2.病情观察

医护人员会关注患者的生命体征,远端血运、活动情况,肢体肿胀、疼痛程度,皮肤色泽,体温变化,创面有无渗液、渗血及其量和性质。上肢手术后,观察桡动脉搏动;下肢手术后,观察足背动脉搏动。若留置切口引流管,应妥善固定,防止其折叠、扭曲、脱落,记录引流液的量和性状。

3.疼痛控制

术后切口疼痛可影响患者生命体征的稳定、饮食及睡眠等,从而影响切口的愈合。在医护人员指导下应用科学的疼痛评分工具——数字分级法(NRS),用0~10的数字代表不同程度的疼痛(0为无痛,10为最剧烈疼痛)。圈出一个最能代表其疼痛程度的数字,让医护人员知晓疼痛程度。可应用分散注意力等非药物方法缓解疼痛。若疼痛不能控制,应按医嘱应用镇痛药物,尽可能减少痛苦,以便较轻松地度过治疗过程,促进康复。

4.功能锻炼

麻醉苏醒后即可开始肌肉的等长收缩锻炼,以改变血液循环,避免深静脉血栓形成。如骨缺损较多,则稳定性差,不宜早期下床活动。如为骨良性肿瘤行局限性切除,骨缺损不大或已用骨水泥填塞而无须外固定,则建议根据手术情况在医护人员指导下尽早下床活动并进行功能锻炼,避免出现关节僵硬、肌肉萎缩等并发症。

三、出院后注意事项

注意休息,合理安排生活,加强营养。按医嘱合理服用药物。如有支具或石膏固定,出院后应注意观察患肢末梢血运、感觉、活动情况,避免边缘、坚硬处长时间受压而引起压疮。继续进行功能锻炼,防止肌肉萎缩、关节强直和静脉血栓形成,避免早期负重及剧烈运动。注意定期随访。

(徐敏　叶柯芬　胡友莲)

第二节　骨巨细胞瘤手术前后,应该注意什么

骨巨细胞瘤是一种起源于骨松质的溶骨性肿瘤,临床上较常见,属潜在恶性肿瘤。发病年龄多在20～40岁,女性高于男性。发病部位可在任何骨骼,多侵犯长骨,以股骨下端、胫骨上端、桡骨下端、肱骨上端最为多见。骨巨细胞瘤具有较强的侵袭性,对骨质的溶蚀破坏作用大,极少数有反应性新骨生成及自愈倾向,可穿过骨皮质形成软组织包块,刮除术后复发率高,少数可出现局部恶性变或肺转移(即所谓良性转移)。

麻醉方式:因肿瘤部位不同采用不同的麻醉方式,对上肢常

采取臂丛阻滞麻醉或全身麻醉,对下肢常采用脊髓硬膜外阻滞麻醉。

一、术前注意事项

1.心理调适

患者可能有怀疑、恐惧心理,主要是对所患疾病的性质、预后和手术治疗缺乏正确的认识,可向医护人员了解有关骨巨细胞瘤手术治疗的相关知识。家属的关心、鼓励有助于调动患者的治疗积极性,积极与医护人员配合,提高手术效果。

2.术前准备

若手术在血供较为丰富的部位,术中出血量较多,医护人员会做好备血,以补充术中的大量出血。

3.其他

其余注意事项同骨软骨瘤手术术前注意事项。

二、术后注意事项

1.体位

医护人员会指导并协助患者取舒适卧位。绝对卧床休息,尽量避免搬动,同时避免患肢内外旋转,造成手术失败,导致病理性骨折。抬高患肢30°,以促进血液循环。保持足尖向上,避免肢体外旋时间过久,发生腓总神经损伤,造成足下垂。

2.病情观察

医护人员会关注患者的生命体征,远端血运、活动情况,肢体肿胀、疼痛程度,皮肤色泽,体温变化。上肢手术后,观察桡动脉搏动;下肢手术后,观察足背动脉搏动。若留置切口引流管,应妥善固定,防止其折叠、扭曲、脱落,并记录引流液的量和性状。若伤口有渗血、渗液,应立即通知医生以便更换敷料。

3. 疼痛控制

术后切口疼痛可影响患者生命体征的稳定、饮食及睡眠等,从而影响切口的愈合。患者应在医护人员指导下,应用科学的疼痛评分工具,让医护人员知晓疼痛程度。可使用分散注意力等非药物方法缓解疼痛,若疼痛不能控制,可按医嘱应用镇痛药物,尽可能减少痛苦,以便较轻松地度过治疗过程,促进康复。

4. 饮食护理

由于手术创伤大,所以应加强营养,进食高蛋白、高热量、富含维生素且易消化食物,多食富含粗纤维素的新鲜蔬菜和水果。少食多餐。

5. 功能锻炼

术后麻醉苏醒后即开始肌肉的等长收缩锻炼,以改变血液循环,避免深静脉血栓形成。如骨缺损较多,则其稳定性差,不宜早期下床活动。建议根据手术情况在医护人员指导下尽早下床活动并进行功能锻炼,避免出现关节僵硬、肌肉萎缩等并发症。

三、出院后注意事项

注意休息,合理安排生活,加强营养。按医嘱合理服用药物。继续进行功能锻炼,防止肌肉萎缩、关节强直和静脉血栓形成,避免早期负重及剧烈运动。由于骨巨细胞瘤复发性高并有恶变倾向,所以要定期随访,以便了解肿瘤切除部位骨修复情况,及时发现病情变化,及时治疗。

(徐敏　叶柯芬　胡友莲)

第三节 骨肉瘤手术前后,应该注意什么

骨肉瘤是最常见的骨组织原发性恶性肿瘤,是源于间叶组织的恶性肿瘤,以能产生骨样组织的梭形基质细胞为特征,多发于少年或青壮年时期。其恶性程度高、复发转移率高、致死率高,是临床治疗的难点。骨肉瘤外科治疗的目的已从挽救生命发展到最大限度地保存患肢功能。截肢术是早期骨肉瘤的一个重要治疗手段。对于破坏广泛和辅助治疗无效的恶性骨肿瘤,截肢术是一种不得已却有效的治疗方法。随着新辅助化疗支持下的保肢综合治疗在临床的普及,人工假体置换术的不断成熟,保肢保功能治疗方案越来越受推崇,其具有肿瘤切除彻底、关节活动恢复时间短、创伤小等优势,可对骨缺损及膝关节活动功能进行重建,提高患者生活质量。

麻醉方式:因肿瘤部位不同而采用不同的麻醉方式,常采用硬膜外阻滞麻醉、腰麻、全身麻醉。

一、术前注意事项

1.心理护理

患者及其家属在心理上可能难以承受突如其来的严重打击,而对生活失去信心,悲观厌世。患者可在医护人员的帮助下获取有关骨肉瘤相关知识,并与同病种患者及其家属相互交流,获得战胜疾病的信心,在家属的关心、鼓励下,重新鼓起生活的勇气和信心。

2.化疗相关护理

(1)术前,患者可能因辅助化疗而出现呕吐,影响进食。应少量多餐,进食前后1小时内不饮水,易多食高热量、高蛋白、高维生

素、低脂肪、易消化食物。及时补充水分,减少胃液丢失。一旦出现恶心反应,可通过如下方法缓解:放松,做深呼吸;嚼冰片,直到恶心的症状消失;吃少量饼干、面包;喝少量苏打水;必要时按医嘱应用药物减轻胃肠道反应(准确提供身高、体重,以便医生准确按体表面积计算用药量)。恶心过后,如感觉好转,应逐渐增加饮食。

(2)每次化疗前要常规进行肝肾功能、血尿常规及心电图检查,以保证化疗的安全性,应配合医护人员进行。

(3)保持口腔清洁,避免发生口腔黏膜破溃。

(4)各种化疗药物对造血功能都有不同程度的抑制作用,主要表现为白细胞、中性粒细胞、血红蛋白、血小板的减少。按医嘱定期复查肝肾功能、血常规。当白细胞计数低于 $1.0 \times 10^9/L$ 时,按医嘱采取保护性隔离措施,谢绝探视。保持病室通风,必要时,医护人员会采取紫外线空气消毒,每天 2 次。观察牙龈、口鼻腔黏膜有无出血情况,若发现异常应及时报告医生,便于进行对症处理。

(5)化疗药物对血管刺激性强,易导致静脉炎,表现为轻度红斑、局部疼痛,血管变硬、变细,一旦药液外渗则引起水肿、疼痛,重者可致局部组织坏死、溃疡。因此,化疗中中心静脉导管的应用非常重要,能有效预防静脉炎的发生,并减轻痛苦。

3.术前准备

若病灶侵犯骨盆部位,则术前应配合医护人员进行肠道准备。

4.其他

其余注意事项同骨软骨瘤手术的术前注意事项。

二、术后注意事项

1.体位

术后抬高患肢20°～30°,保持中立位,以防止外旋压迫腓总神经,并促进血液循环,减轻肢体肿胀。侧卧时取健侧卧位,上肢屈肘固定于胸前,下肢术后膝关节屈曲15°,距小腿(踝)关节屈曲90°,使其处于功能位。下地时注意患肢不能负重,以免引起病理性骨折和脱位。

2.病情观察

医护人员会关注患者的生命体征,远端血运、活动情况,肢体肿胀、疼痛程度,皮肤色泽,体温变化,创面有无渗液、渗血及其量和性质。上肢手术后,观察桡动脉搏动;下肢手术后,观察足背动脉搏动。

3.疼痛控制

术后切口疼痛可影响患者生命体征的稳定、饮食及睡眠等,从而影响切口的愈合。患者应在医护人员指导下,应用科学的疼痛评分工具进行疼痛评分,让医护人员知晓疼痛程度。可使用分散注意力等非药物方法缓解疼痛。若疼痛不能控制,则按医嘱应用镇痛药物,尽可能减少痛苦,以便较轻松地度过治疗过程,促进康复。

4.引流管护理

骨肉瘤保肢术中,由于瘤段切除时软组织损伤大,术中出血较多,所以术后易引起手术切口反应性出血。应注意观察伤口渗血情况,防止引流管扭曲、受压、折叠,使引流管保持在位、通畅,观察引流液的性质、量及颜色。

5.饮食护理

术后禁食6小时后进食易消化、半流质饮食,避免食用引起腹胀的食物(如牛奶、豆浆及甜食等)。伤口愈合、组织修复需要增加营养物质,术后1天后应正常进食。若因癌性疼痛、手术创伤、术中失血、伤口渗出等引起食欲不振和营养不良,则可按医嘱经静脉补充营养物质,以满足身体需要。

6. 功能锻炼

肿瘤型假体置换术后,功能锻炼应遵循个体化和循序渐进原则。对于儿童和青少年,家属也应掌握训练方法和步骤,以确保出院后持续进行良好的功能锻炼,防止关节僵硬。

三、出院后注意事项

注意休息,合理安排生活,加强营养。按医嘱合理服用药物。继续进行功能锻炼,防止肌肉萎缩、关节强直和静脉血栓形成,避免早期负重及剧烈运动。注意安全防护,避免病理性骨折的发生。要定期随访,按医嘱予以进一步放化疗等辅助治疗,及时发现病情变化,及时治疗。

(徐敏　叶柯芬　胡友莲)

第四节　截肢手术前后,应该注意什么

截肢术是指将没有生命和功能或因局部疾病严重威胁生命的肢体截除的手术。其中包括截骨(肢体截除)和关节离断(从关节分离)两种。对某些就诊较晚,肿瘤已侵犯范围较广,或保肢手术后复发且不能继续保肢,或由于肿瘤造成肢体无功能者,截肢手术仍为四肢肿瘤的一种行之有效的治疗方法。

麻醉方式:因肿瘤部位不同而采用不同的麻醉方式,常采用硬膜外阻滞麻醉、腰麻、全身麻醉。

一、术前注意事项

1.心理调适

患者可能有复杂的心境变化过程,否认、焦虑、恐惧、接受、悲观、绝望等。对手术治疗方法和预期效果的正确认识有利于患者调动良性情绪。家属的关怀和鼓励有助于患者缓解焦虑。有倾诉的途径,如加入病友会,并看见同样病例的患者康复或拥有良好生活质量,能使患者较大程度地建立战胜疾病的信心。

2.术前准备

(1)如需下肢截肢,应训练床上大小便。

(2)戒除不良生活习惯,如戒烟、禁酒,做好卫生准备。

二、术后注意事项

1.心理支持

截肢术后,身体外观的变化对心理打击极大。家属应给予心理和精神上的支持。应注意仪表修饰,积极参加社会活动。

2.病情观察

注意观察有无伤口出血、残端渗血等情况,有无水肿、发红、皮肤坏死、并发感染等征象。

3.防止关节挛缩

要将残端固定于功能位,给予沙袋压迫,防止屈曲。为防止关节挛缩,大腿或小腿截肢术后可使用石膏或者夹板将髋或膝关节固定于伸直位,但时间不宜长,以利于早期功能锻炼。

4.幻肢疼痛

幻肢疼痛是指患者感到已切除的肢体仍然有疼痛或其他异常感觉。可对残肢端进行热敷(温度50~60℃,时间15~20分钟),适当进行患肢运动。在感到疼痛时,可自己轻轻敲打残肢端,从空间和距离的确认中慢慢消除幻肢感,从而消除幻肢痛的主观感觉。必要时可使用镇静剂、止痛药。对于长期的顽固性疼痛,可行神经阻断手术。

三、出院后注意事项

出院后还需对残端进行按摩、拍打,用残端蹬踩,并逐步增加残肢的负重,以强化残破面的韧性及肌肉力量,促进新血管形成。一般残肢于2～3个月可缩至原来肢体的大小,可合适穿戴假肢。假肢的分类和安装注意事项见"知识链接"。

知 识 链 接

假肢的分类和安装

1.假肢的分类

假肢可按截肢部位、结构、截肢后康复时间阶段和安装目的分类。

(1)按截肢部位:上肢假肢(见图18-2)和下肢假肢(见图18-3)。

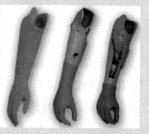

图18-2 上肢假肢

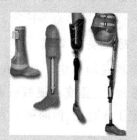

图18-3 下肢假肢

(2)按结构:壳式假肢和骨骼式假肢。

(3)按截肢后康复时间阶段:临时假肢和正式假肢。

(4)按安装目的:装饰性假肢、功能性假肢和专用假肢。

2.安装前准备

(1)改善残肢上位关节活动区域,消除挛缩和增强肌力。

(2)增强残肢皮肤强度,用护肤液按摩残肢。

(3)消除残肢浮肿,可用弹性绷带包扎。

3.安装后注意事项

(1)保持适当的体重:一般体重增减超过3kg就会引起接受腔的过紧或过松,使接受腔变得不适合。

(2)残肢的保护:①避免残肢碰伤。若残肢有伤,应立即停止使用假肢。②注意接受腔的适配,如果发现疼痛并伴有皮肤异常发红,则应立即修整接受腔。③注意残肢皮肤瘢痕,尽量避免瘢痕部位受压和摩擦。④防止残肢肌肉萎缩,对残肢远端已被截除的关节进行用力屈曲和背伸的肌肉收缩运动。⑤防止残肢肿胀及脂肪沉积。只要配戴和使用假肢,在不穿戴假肢时就一定要缠绕弹力绷带,这是防止残肢肿胀及脂肪沉积的好方法。⑥保持残肢皮肤清洁与健康,每天要清洗残肢,要经常清洗残肢袜套。

(徐敏　叶柯芬　胡友莲)

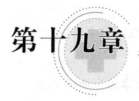

第十九章

四肢骨折手术

第一节　锁骨骨折手术前后，应该注意什么

　　锁骨位于皮下，位置较为表浅，较易因外力作用而发生骨折。因各种原因导致的锁骨各个部位骨折统称为锁骨骨折。一般行锁骨骨折切开复位内固定术。

　　麻醉方式：首选臂丛神经阻滞麻醉＋颈丛神经阻滞麻醉。如手术时间较长，或者臂丛＋颈丛神经阻滞麻醉效果差，则可选择全麻。

一、术前注意事项

1.体位

　　休息时，尽量取低半卧位或平卧位，不用枕头，避免侧卧位。在患侧胸背侧方及肩胛区垫一软枕，防止患肢肘部及上臂下坠，使上臂及肘部与胸部保持平行（见图19-1）。离床活动时加用前臂吊带，将患肢悬挂胸前（见图19-2）。

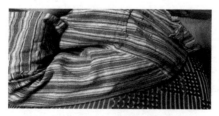

图19-1　肩胛区及患侧胸背侧方垫枕

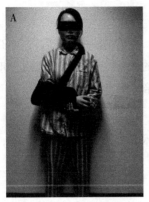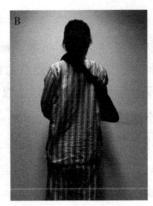

图 19-2 前臂吊带

2.心理调适

虽然上述卧位能使骨折端保持良好的复位位置,但时间太久患者会感到不舒适,容易产生急躁情绪;面临手术,也可能产生恐惧、焦虑等不良情绪。首先,患者应获得家属支持,达到家庭共识和共同目标,精神上获得支持、安慰、疏导、关爱、尊重;其次,多听医护人员的建议。医护人员会根据患者具体情况,使用通俗易懂的语言,说明治疗的方法、固定时间、注意事项及手术和非手术的利弊;另外,医护人员会适当介绍同种病例手术成功的患者,患者之间可以进行沟通交流,慢慢地消除不良情绪,获得战胜疾病的信心,从而积极地配合治疗。

3.饮食管理

在饮食上多选择高蛋白、高维生素、高钙及粗纤维的食物,同时可增加新鲜蔬菜和水果的摄入量。手术前12小时禁食,术前4~6小时禁饮。

4.床上大小便训练

在护士指导下,术前1~2天训练使用便盆在床上解大小便,以适应术后卧床需要,防止术后因体位不习惯而致尿潴留及便秘。

5.咳嗽训练

在护士指导下进行咳嗽训练,在深吸一口气后屏气3~5秒,身体前倾,进行2~3次短促有力的咳嗽,张口咳出痰液。咳嗽时,收缩腹肌或用自己的手按压上腹部,帮助咳嗽。

6.个人卫生

手术前晚将,手术肢体或手术范围区皮肤清洗干净,修剪指(趾)甲。

7.睡眠

应保证良好的睡眠,如无法安睡,应通知医护人员。医护人员会根据患者的情况,给予适量的安定类药物以促进睡眠。

二、术后注意事项

1.体位

卧位时,去枕,在肩胛区及患侧胸背侧方垫枕。半卧位以及站立时,用前臂吊带将患肢悬挂于胸前,并且位置不能低于心脏。根据不同的体位将患肢固定在良好、舒适的位置,可以有效减轻疼痛感,帮助患肢恢复。

2.功能锻炼

首次功能锻炼在医护人员示范下进行。术后当天麻醉消失后,进行握拳伸掌(见图19-3)、捏小球(见图19-4)、伸指、分指运动,每组30次,每天3组。术后第1天,下地进行轻微的活动,进行手腕以及前臂训练,如腕关节的屈伸(见图19-5)及桡尺偏(见图19-6)和旋转活动,肘关节的屈伸动作(见图19-7),每组30次,每天3组。术后第2天,继续进行患肢握拳活动及肘关节屈伸运动,进行肩关节外展、外旋和后伸运动(见图19-8),每组30次,每天3组。术后1周后,如伤口愈合良好,可在医护人员指导下进行肩关节活动,每组30次,每天3组。术后2周,进行主动肘关节及肩关节活动,每组30次,每天3组。

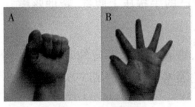

图19-3　握拳伸掌

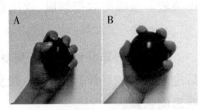

图19-4　捏小球

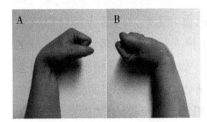

图19-5　腕关节的屈伸

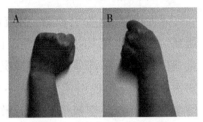

图19-6　腕关节的桡尺偏

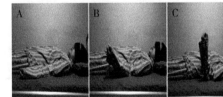

图19-7　肘关节的屈伸动作

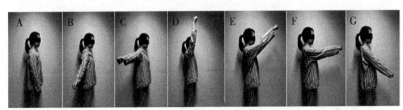

图19-8　肩关节外展、外旋和后伸运动

3.咳嗽训练

在护士指导下进行咳嗽训练,直至熟练掌握。在深吸一口气后屏气3～5秒,身体前倾,进行2～3次短促有力的咳嗽,张口咳出痰液。咳嗽时收缩腹肌,或用自己的手按压上腹部,帮助咳嗽。

4.翻身

护士会指导并协助患者翻身,患者及其家属应知晓要领。术后应采取健侧卧位翻身方法,避免因术后翻身造成二次损伤而影响患侧恢复。

5.留置管路护理

术后偶有留置引流管,引流积血、积液。应保持切口引流管通畅、在位,避免其扭曲、折叠。医护人员会经常来察看引流液的量、性状,以及引流管的安置情况。如有下列异常情况,应及时告知医护人员:出现引流管引流不畅或可疑阻塞;引流液的量骤然增多,颜色鲜红;引流管拔出后敷料渗血等。至于如何处理,请听取医护人员的指导。

6.饮食护理

饮食以高蛋白、高钙及维生素丰富的易消化食物为主。多吃水果和蔬菜,少食刺激性食物,避出现便秘的情况。

三、出院后

1.锻炼

保持患侧肩部及上肢的有效固定位。根据医护人员的指导示范,坚持肩关节及肘关节循序渐进的功能锻炼。既不能怕疼而不锻炼,又不能操之过急、力量过猛而造成肩关节周围软组织再损伤。

2.复查

定期门诊复查骨折愈合情况,即术后1个月、2个月、6个月复查X线片,以了解骨折愈合情况。如出现患肢麻木、手指颜色改变、温度低,或切口处红肿、疼痛等情况,需及时到医院就诊。

3.饮食营养

饮食以高蛋白、高钙及维生素丰富的易消化食物为主。多吃水果和蔬菜,少食刺激性食物,避出现便秘的情况。

(陈莺　庄著)

第二节　肱骨干骨折手术前后,应该注意什么

肱骨干骨折是指肱骨外科颈远端2cm以下至肱骨内外髁上2～3cm处的骨折,好发于骨干中部,上部最少。肱骨中下1/3骨折易合并桡神经损伤;下1/3骨折易发生骨不连,即骨折不愈合。

麻醉方式:选用臂丛麻醉或全麻。

手术体位均选用半卧沙滩椅位。

一、术前注意事项

1.体位

患肢在术前一般用"U"形石膏托固定。固定时可取平卧位,患肢用软枕垫起,高于心脏水平,以利于静脉、淋巴回流,减轻肿胀;站立位时,用前臂吊带将患肢悬挂于胸前。尽量避免搬动患肢;若需搬动时,协助者用双手平托患者患肢,勿单手抬、拉,以免造成疼痛或骨折移位。

2.心理调适

肱骨干骨折,特别是伴有桡神经损伤时,患肢有伸腕、伸指功能障碍,皮肤感觉减退,容易使患者产生悲观情绪;面临手术,患者也可能在术前产生恐惧、焦虑等不良情绪。首先,患者应获得家属支持,达到家庭共识和共同目标,在精神上获得支持、安慰、

疏导、关爱、尊重;其次,多听从医护人员的建议,医护人员会根据患者的具体情况,使用通俗易懂的语言,说明治疗的方法、固定时间、注意事项、手术和非手术的利弊,以及神经损伤修复的特殊性(治疗时间长)。另外,医护人员会适当向患者介绍同种病例手术成功的患者,患者之间可以沟通交流,慢慢地消除不良情绪,获得战胜疾病的信心,从而积极地配合治疗。

3.饮食管理

进食高蛋白、高维生素、富含钙质和铁质、易消化的食物,如肉类、鱼类、牛奶、新鲜蔬菜、水果等,以增进营养,促进骨折愈合。术前12小时禁食,术前4～6小时禁饮。

4.个人卫生

手术前晚,将手术肢体或手术范围区皮肤清洗干净,修剪指(趾)甲。

5.睡眠

应保证良好的睡眠。如无法安睡,应通知医护人员。医护人员会根据患者的情况,给予适量的安定类药物以促进睡眠。

6.床上大小便训练

在护士指导下,在术前1～2天训练使用便盆在床上解大小便,防止术后因体位不习惯而致尿潴留及便秘。

7.咳嗽训练

在护士指导下进行咳嗽训练。在深吸一口气后屏气3～5秒,身体前倾,进行2～3次短促有力的咳嗽,张口咳出痰液。咳嗽时收缩腹肌,或用自己的手按压上腹部,帮助咳嗽。

二、术后注意事项

1.体位

在内固定术后,患者体位以半卧位为宜。平卧位时,在患肢下垫一软枕,使之与躯体平行,从而促进血液回流,减轻肿胀。若为局部麻醉手术,则术后即可下地活动,患肢用前臂吊带制动。

2.病情观察

如有下列异常情况,应及时告知医护人员处理:患肢青紫、胀痛、剧痛;骨折处远端皮肤苍白、皮温低、前臂肿胀严重,皮肤发紫、湿冷;剧烈疼痛且进行性加重;伤口有渗血、渗液或有臭味等。至于如何处理,请听取医护人员的指导。

3.功能锻炼

首次功能锻炼在医护人员示范下进行。指、掌、腕关节活动:在患肢固定后即可做伸屈指、掌、腕关节活动,患肢做主动肌肉收缩活动,如握拳伸掌(见图19-3)、腕关节的屈伸(见图19-5)及腕关节桡尺偏(见图19-6)等。练习强度和频率以不感到疼痛和疲劳为主。肩、肘关节的活动:患肢固定后第1天即可做肩、肘关节活动。①肩肘前屈(见图19-9)、后伸(见图19-10):用健手托住患肢腕部,做肩、肘前屈、后伸。②肩关节旋转运动(见图19-11):身体向患侧倾斜,肘关节屈曲90°以上,用健手握住患侧手腕部,做肩关节旋转动作。③肩关节外展、外旋和后伸运动(见图19-8):上臂外展、外旋,练习的幅度和频率以不感到疼痛和疲劳为主。

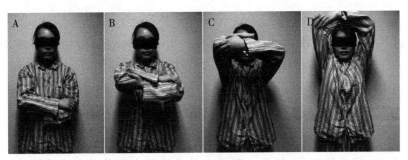

图19-9　肩肘前屈

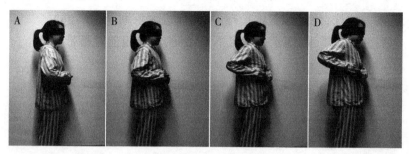

图 19-10　肩肘后伸

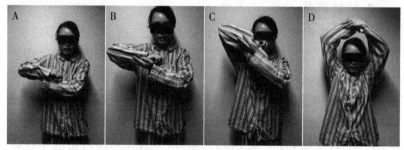

图 19-11　肩关节旋转运动

4.咳嗽训练

在护士指导下进行咳嗽训练,直至熟练掌握。在深吸一口气后屏气 3～5 秒,身体前倾,进行 2～3 次短促有力的咳嗽,张口咳出痰液。咳嗽时收缩腹肌,或用自己的手按压上腹部,帮助咳嗽。

5.翻身

护士会指导并协助患者翻身。患者及其家属应知晓要领。术后应采取健侧卧位翻身方法,避免因术后翻身造成二次损伤而影响患侧恢复。

6.留置管路护理

术后放置引流管,以引流积血、积液。保持切口引流管通畅、在位,避免其扭曲、折叠。医护人员会经常来察看引流液的量、性状,以及引流管的安置情况。如有下列异常情况,应及时告知医护人员:出现引流管引流不畅或可疑阻塞;引流液的量骤然增多,颜色鲜红;引流管拔出后敷料渗血等。至于如何处理,请听取医护人员的指导。

7. 饮食护理

术后6小时可进流食或半流食,如稀饭、鱼汤等。并逐渐过渡到普食,以高蛋白、高热量、高维生素、富含铁质和钙质的食物为宜,以补充足够的营养,促进骨折愈合及机体恢复。多食富含纤维素的食物,多饮水,以促进排便,防止便秘。

三、出院后注意事项

1. 锻炼

出院后根据医护人员的指导示范坚持功能锻炼。活动幅度和力量要循序渐进,以利于关节功能恢复。患肢避免提重物;待复查显示骨折愈合后,方可负重锻炼。

2. 复查

定期门诊复查骨折愈合情况,即术后1个月、2个月、6个月复查X线片,以了解骨折愈合情况。如出现患肢麻木、手指颜色改变、温度低等,或切口处红肿、疼痛等情况,需及时就诊。

4. 饮食营养

饮食以高蛋白、高热量、高维生素、富含铁质及钙质的食物为宜,多食富含纤维素的食物,多饮水,以促进排便,防止便秘。

（陈莺　庄茗）

第三节 尺桡骨骨折手术前后，应该注意什么

尺桡骨骨折是一种可出现重叠、成角旋转或侧方移位畸形的骨损伤，是常见的临床病症，易发于青少年和儿童，主要表现为患者的尺骨干和桡骨干同时发生骨折。一般行尺桡骨骨折切开复位内固定术。

麻醉方式：首选臂丛神经阻滞麻醉。如手术时间较长或者臂丛神经阻滞麻醉效果差，可选择全麻。

一、术前注意事项

1.体位

功能位石膏托固定后，将患肢保持在肘关节屈曲90°，前臂中立位。此时，骨间隙最大，骨周围肌肉及上下骨间膜和斜索均处于等张位，有利于骨折的稳定，是理想的固定体位。仰卧位时，将患肢抬高，高于心脏水平，以利于静脉、淋巴回流，减轻肿胀；站立位时，用前臂吊带将患肢悬挂于胸前。尽量避免搬动患肢；若需搬动，协助者用双手平托患肢，勿单手抬、拉，以免造成疼痛和骨折移位。

2.心理调适

由于前臂具有旋转功能，骨折后患肢手的协调性及灵活性差，给生活造成极大不便，容易使患者产生焦虑和烦躁情绪；患者也可能对手术缺乏信心或害怕术中疼痛。首先，患者应获得家属支持，达到家庭共识和共同目标，在精神上获得支持、安慰、疏导、关爱、尊重；其次，多听从医护人员的建议，医护人员会根据患者的具体情况，使用通俗易懂的语言，说明治疗的方法、固定时间、注意事项及手术和非手术的利弊。另外，医护人员会适当向患者介绍同种病例手术成功的患者，患者之间可以沟通交流，慢慢地

消除不良情绪,获得战胜疾病的信心,积极地配合治疗。

3.饮食管理

戒烟戒酒,少饮浓茶和咖啡,常饮牛奶、豆浆。每天牛奶量宜在500mL以上。注意食物营养搭配,宜食用补益肝肾的食品;保证进食充足的粗纤维和水分,每天饮水量在2000mL以上;适当补充维生素和微量元素。如合并糖尿病,应低糖饮食;如合并高血压或高血脂,则要低盐、低脂饮食。术前12小时禁食,术前4~6小时禁饮。

4.个人卫生

手术前晚,将手术肢体或手术范围区皮肤清洗干净,修剪指(趾)甲。

5.睡眠

应保证良好的睡眠。如无法安睡,应通知医护人员。医护人员会根据患者的情况,让患者服用适量的安定类药物促进睡眠。

6.床上大小便训练

在护士指导下,术前1~2天训练使用便盆在床上解大小便,以适应术后卧床需要,防止术后因体位不习惯而致尿潴留及便秘。

7.咳嗽训练

术前在护士指导下进行咳嗽训练。在深吸一口气后屏气3~5秒,身体前倾,进行2~3次短促有力的咳嗽,张口咳出痰液。咳嗽时收缩腹肌,或用自己的手按压上腹部,帮助咳嗽。

二、术后注意事项

1.体位

术后患肢通过石膏托外固定维持在肘关节屈曲90°、前臂中立位。适当抬高患肢,以促进静脉回流,减轻肿胀。患肢摆放应舒适。保持石膏外观清洁、干燥。在石膏未干前,不可在石膏上覆盖被毯。冬季注意患肢的保暖。

2.病情观察

前臂高度肿胀或外固定包扎过紧,或组织肿胀加剧造成外固定包扎相对过紧,可导致骨筋膜室综合征。应密切观察患肢情况,如有下列异常情况,需及时告知医护人员:患肢持续性剧烈疼痛,皮肤苍白,皮温升高,肿胀明显,感觉麻痹,不能活动,被动伸指时疼痛加剧,动脉搏动减弱或消失等。至于如何处理,请听取医护人员的指导。

3.功能锻炼

功能锻炼的目的是改善局部血液循环,为骨组织提供更多营养,促进骨质的形成和生长,保持并恢复肌肉关节的灵活性,同时预防并发症的发生。骨折复位后,必须按循序渐进的原则尽早进行功能锻炼。首次由医护人员示范。从复位固定后开始2周内可进行前臂和上臂肌肉收缩活动。

(1)第1天:用力握拳伸掌(见图19-3),充分屈伸拇指,对指、对掌(见图19-12)。

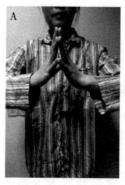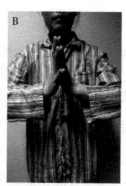

图19-12　对指对掌

（2）第4天：开始用健肢帮助患肢做肩肘前屈（见图19-9）、后伸（见图19-10）及肩关节旋转运动（见图19-11）。

（3）第7天：进行手指的抗阻练习，如捏橡皮泥、拉橡皮筋或弹簧等。

（4）第15天：做肩关节前屈、后伸、外展、内收运动（见图19-13）。3周内，禁忌做前臂旋转活动，以免干扰骨折固定，影响骨折愈合。

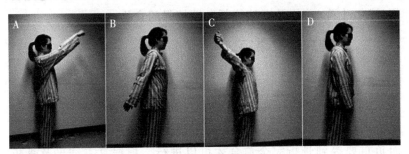

图19-13　肩前屈、后伸、外展、内收

4.咳嗽训练

在护士指导下进行咳嗽训练，直至熟练掌握。在深吸一口气后，屏气3～5秒，身体前倾，进行2～3次短促有力的咳嗽，张口咳出痰液。咳嗽时收缩腹肌，或用自己的手按压上腹部，帮助咳嗽。

5.翻身

护士会指导并协助患者翻身。患者和家属应知晓要领。术后应采取健侧卧位翻身方法。侧卧位时，抬高头肩部，患肢垫枕与躯干平行，避免因术后翻身造成二次损伤而影响患侧恢复。

6.留置管路护理

术后放置引流管，引流积血、积液。应保持切口引流管通畅、在位，避免其扭曲、折叠。医护人员会经常来观察引流液的量、性状和引流管的安置情况，如有下列异常情况，应及时告知医护人员：引流管引流不畅或可疑阻塞；引流液的量骤然增多，颜色鲜红；引流管拔出后敷料渗血等。至于如何处理，请听取医护人员的指导。

7.饮食护理

术后根据麻醉情况禁食4～6小时。术后早期尽量食用清淡的食物，如面条、米粥等。在病情稳定的情况下，饮食通常以高蛋白饮食为主，如鸡蛋、蔬菜、瘦肉、牛奶、水果及排骨汤等，避免食用油腻、生冷、煎炸及辛辣等刺激性较强的食物。

三、出院后注意事项

1.锻炼

出院后继续进行功能锻炼，要有充分的思想准备，持之以恒，最大限度地恢复患肢功能，但必须遵循"早活动、晚负重"的原则。而负重要等到骨折完全愈合才可以进行。根据复查结果及骨折愈合情况，由不负重向逐步负重过渡。

2.复查

在骨折后1个月、3个月、6个月复查X线片，术后拍片复查应包括上下尺桡关节，了解骨折的愈合情况以便及时调整固定，防止畸形愈合。如有无脉、疼痛、苍白、感觉异常、麻痹等异常情况，应及时到医院就诊。至于如何处理，请听取医护人员的指导。

3.饮食营养

宜进食高蛋白、高热量、富含钙质且易消化的食物，多食用蔬菜及水果。

（陈淑英　庄茗　袁欣华）

第四节 骨盆骨折手术前后，应该注意什么

骨盆骨折是一种严重外伤。在躯干骨折损伤中，骨盆骨折的发生率仅次于脊柱损伤，常合并静脉丛和动脉大出血，及骨盆内脏器的损伤。一般行骨盆骨折切开复位内固定术。

麻醉方式：一般选择全麻。

一、术前注意事项

1.体位

对于不影响骨盆环完整的骨折，可取仰卧位与侧卧位交替，侧卧位时健侧在下，严禁坐位，伤后1周可取半卧位；对于影响骨盆环完整的骨折，伤后应平卧硬板床，且应减少搬动。必须搬动时，应在护理人员的指导下由多人平拖，以免引起疼痛、增加出血。骨盆骨折患者卧床时间久，体位固定，易导致受压皮肤出现压疮。应尽量使用气垫床，定时按摩受压部位。保持床单平整、无皱褶、干燥，不可拖拽。排便后及时清洗、擦干。骨盆骨折急性期疼痛较明显，放置便盆较困难。每次放便盆时，应将床头稍摇高，将臀部平托后再放置便盆，这样可减轻排便排尿疼痛。

2.心理调适

骨盆骨折常为毫无思想准备下所受的损伤，常常引起严重的合并症，如休克，尿道、膀胱及直肠等损伤。因此患者可能有复杂的心理，内心充满恐惧与焦虑，担心生活不能自理、大小便失控等，这种负性情绪对骨折愈合及生活质量有一定影响。首先，患者应获得家属支持，达到家庭共识和共同目标，获得精神上支持、安慰、疏导、关爱和尊重；其次，多听从医护人员的建议，医护人员会根据患者的具体情况，使用通俗易懂的语言，向患者介绍治疗

的方法、注意事项、手术和非手术的利弊，以及手术的目的、麻醉方法、术中注意事项，介绍骨科手术的先进设备和医师丰富的临床经验。另外，医护人员会适当向患者介绍同种病例手术成功的患者，患者之间可以沟通交流，慢慢地消除不良情绪，获得战胜疾病的信心，从而积极地配合治疗。

3.饮食管理

术前加强饮食营养，宜进食高蛋白、高维生素、高钙、高铁、粗纤维及果胶成分丰富的食物，以补充失血过多导致的营养失调。食物应易消化，且根据受伤程度决定膳食种类。若合并有直肠损伤或有腹胀腹痛，则应根据医护人员的意见禁食，必要时接受静脉高营养治疗。术前12小时禁食，术前4~6小时禁饮。

4.个人卫生

手术前1晚，最大限度地清洁身体。外阴、肚脐等在手术切口上下左右20cm区域内，需做彻底清洗去污，必要时剪短阴毛至小于1cm。去除过长的汗毛和污垢，修剪指（趾）甲，以此减少细菌的感染，预防切口感染。

5.睡眠

应保证良好的睡眠。如无法安睡，应通知医护人员。医护人员会根据患者的情况，给予适量的安定类药物以促进睡眠。

6.床上大小便训练

在护士指导下，训练在床上使用便盆解大小便，以适应卧床需要，防止因体位不习惯而致尿潴留及便秘。其方法有以下两种：①协助者先将患者的腰部抬高，再把便盆放下去，宽的一头朝头；②协助者先帮患者侧翻，把便盆扣在臀部，然后将患者连便盆一起放平。

7.咳嗽训练

为防止肺部并发症，术前在护士指导下进行咳嗽训练。在深吸一口气后,屏气3～5秒,身体前倾,进行2～3次短促有力的咳嗽,张口咳出痰液。咳嗽时收缩腹肌,或用自己的手按压上腹部,帮助咳嗽。医护人员会为患者定时拍背。如痰液黏稠而不易咳出,可用超声雾化吸入的方法帮助咳出痰液。

二、术后注意事项

1.体位

尽量减少大幅度搬动,防止内固定断裂、脱落。在搬运至病床时,注意保护双下肢。尽量使用气垫床。术后6小时后,在他人协助下翻身。

2.翻身

护士会指导并协助患者翻身。患者和家属应知晓要领。术后6小时背部垫枕,侧卧45°,缓解背部皮肤压力;健侧卧位及平卧位交替,每2小时更换1次。注意皮肤护理,每次翻身后都需要仔细检查骨突出部位的皮肤,必须保持皮肤清洁干燥;经常按摩受压部位;情况允许时,也可以将臀部向上抬起以便于通风减压,从而改善血液循环。同时,保持床单清洁干燥、平整;足跟悬空,避免直接受力,防止压疮的发生。

3.病情观察

如有腹痛、腹胀、呕吐、血尿、排尿困难、少尿、无尿等异常情况,应及时告知医护人员。以上情况提示患者可能出现了腹膜后血肿或膀胱、尿道的损伤。至于如何处理,请听取医护人员的指导。

4.功能锻炼

首次功能锻炼由医护人员示范,患者应熟练掌握。

(1)麻醉过后,即可行远端肢体活动,如足趾活动、踝关节背伸跖屈运动(见图19-14)、被动按摩患肢小腿肌肉等,以促进血液循环。

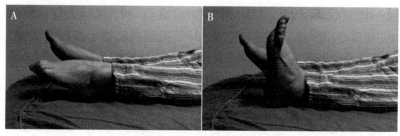

图19-14　踝关节背伸跖屈运动

(2)术后2~3天,进行下肢股四头肌静态舒展收缩运动(见图19-15)、小腿三头肌锻炼及足跖屈背伸运动。绷紧腿部肌肉10秒后放松,再绷紧、放松,以此循环,每天3~5次。行膝关节的屈伸活动,1组5~10次,先被动、后主动,每天6~10组,以不感到疲劳为宜,循序渐进。卧位时,膝关节用软枕稍垫高,使下肢抬高10°~20°。

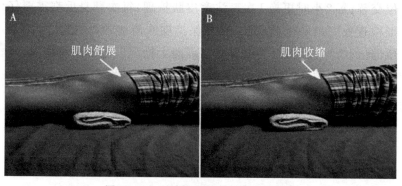

肌肉舒展　　　肌肉收缩

图19-15　下肢肌肉静态舒展收缩运动

(3)术后第5天,可练习屈膝抬臀(见图19-16)。具体方法:取仰卧位,双腿屈曲,双上肢平放于身体两侧,以脚掌及肩部支撑,靠臀肌及盆腔肌的力量将臀部抬起离床,持续5秒左右后还原,重复10~20次(1组),每天早、中、晚各运动1组,要求术后第1天反复抬臀50次,第2天可酌情增加至100次。

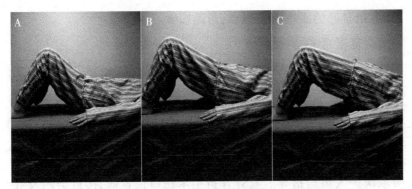

图19-16　屈膝抬臀

（4）术后1～2周，行直腿抬高运动及屈髋屈膝运动（见图19-17），注意各关节的活动范围不宜过大。

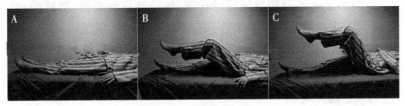

图19-17　屈髋屈膝运动

（5）术后6～8周开始扶拐，患肢不负重行走；10周后，患肢可部分负重；12～14周，患肢可完全负重。

（6）在功能锻炼期间，避免过度的及不适当的活动。早期适当锻炼可减少静脉血栓等并发症的发生。

5. 咳嗽训练

在护士指导下进行咳嗽训练，直至熟练掌握腹式呼吸、吹气球及有效咳嗽训练，以增强呼吸肌的收缩力和抗疲劳能力，增大肺通气量，改善肺功能。如痰液黏稠，可配合雾化吸入，有利于排痰。咳嗽训练方法：在深吸一口气后屏气3～5秒，身体前倾，从胸腔进行2～3次短促有力的咳嗽，张口咳出痰液。咳嗽时收缩腹肌,或用自己的手按压上腹部,帮助咳嗽。

6.留置管路护理

(1)保持创面及手术切口处负压引流通畅,以便及时引流出伤口积血;避免引流管扭曲、折叠、移位。医护人员会经常来观察引流液的量、性状和引流管的安置情况。如有下列异常情况,应及时告知医护人员:引流管引流不畅或可疑阻塞;引流液的量骤然增多,颜色鲜红;引流管拔出后敷料渗血等。至于如何处理,请听取医护人员的指导。盆骨骨折手术伤口位置低,接近会阴及肛门部位,因此每次大小便后需清洗干净并观察伤口部位有无被污染。若发现有污染及敷料被渗透,应及时向医护人员汇报,医护人员会根据情况及时换药。

(2)加强尿道口和导尿管的护理,保持导尿管通畅,勿折叠,勿使其受压或扭曲,并妥善固定于床旁以防脱落。尿袋应低于引流口。护理人员会定时更换导尿管及尿袋。保持会阴部的清洁卫生,用温开水冲洗会阴部以防止感染。多饮水,以利排尿。

7.饮食护理

饮食以易消化、营养丰富、高蛋白、高钙及维生素丰富的食物为主。多吃些水果和蔬菜,少食刺激性食物,避免出现便秘的情况。

三、出院后注意事项

1.锻炼

根据医护人员的指导示范及康复计划,循序渐进地进行功能锻炼,预防肌肉萎缩和关节僵硬。在X线片显示骨折愈合前不负重。

2.复查

按时复诊,及时了解骨折愈合情况。一般复诊时间为出院后1个月、2个月、3个月。术后3个月,行X线片和CT检查;术后6个月后,每半年复查1次。如出现切口处红肿、疼痛、流脓等情况,需及时到医院复诊。复诊时带上门诊病历,以便医生更好地了解情况。

3.饮食营养

多吃富含植物有机活性碱的食品,多补充含钙的食品,促进肢体康复。

（陈淑英　庄茗）

第五节　股骨干骨折手术前后,应该注意什么

股骨干骨折是指股骨粗隆下2cm至股骨髁上5cm之间的股骨位置发生的骨折,是目前临床骨科中较为常见的一种疾病。

麻醉方式:一般选择椎管内麻醉或气管内插管全身麻醉。另外,股神经阻滞复合喉罩全身麻醉作为一种全新的麻醉方式,已经在临床手术治疗中得到了广泛的应用。

一、术前注意事项

1.体位和运动

取平卧位,用低软枕抬高患肢,以利于消肿。一般为维持患肢于外展中立位,并用石膏托固定。术前在护士指导下进行踝关节绕环运动(见图19-18)、背伸跖屈(见图19-14)等踝泵运动,锻炼时以不引起疼痛和疲劳为宜。

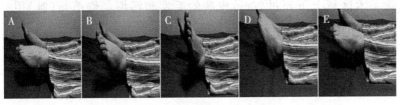

①侧面

②正面

图19-18 踝关节绕环运动

2.心理调适

因生活不能自理,担心预后差,患者常会产生焦虑、恐惧、烦躁不安和悲观消极情绪。首先,患者需获得家属支持,达到家庭共识和共同目标,在精神上获得支持、安慰、疏导、关爱和尊重;其次,多听取医护人员的建议,医护人员会根据患者的具体情况,用通俗易懂的语言来说明治疗的方法、固定时间、注意事项、手术和非手术的利弊、麻醉方法及术中注意事项,介绍骨科手术的先进设备和医师丰富的临床经验。另外,医护人员会适当向患者介绍同种病例手术成功的患者,患者之间可以沟通交流,慢慢地消除不良情绪,获得战胜疾病的信心,从而积极地配合治疗。

3.饮食管理

在饮食上多选择高蛋白、高维生素、高钙及粗纤维的食物,同时可增加新鲜蔬菜和水果的摄入量,以补充营养,增强机体抵抗力。术前12小时禁食,术前4~6小时禁饮。

4.个人卫生

手术前1天,最大限度地清洁身体,做好手术区皮肤准备:去除手术区域上下超过20cm皮肤的毛发和污垢。修剪指(趾)甲,以减少细菌,预防切口感染。

5.睡眠

应保证良好的睡眠。如无法安睡,应通知医护人员。医护人员会根据患者的情况,给予适量的安定类药物以促进睡眠。

6. 床上大小便训练

在护士指导下,训练使用便盆在床上解大小便,以适应卧床需要,防止因体位不习惯而致尿潴留及便秘。使用方法有以下两种:①协助者先将患者的腰部抬高,再把便盆放下去,宽的一头朝头。②先帮患者侧翻,把便盆扣在臀部,然后将患者连便盆一起放平。

7. 咳嗽训练

为防止肺部并发症,术前在护士指导下进行咳嗽训练。在深吸一口气后屏气3~5秒,身体前倾,从胸腔进行2~3次短促有力的咳嗽,张口咳出痰液。咳嗽时收缩腹肌,或用自己的手按压上腹部,帮助咳嗽。医护人员会为患者定时拍背。如痰液黏稠而不易咳出,可超声雾化吸入。

二、术后注意事项

1. 体位

术后采取平卧位,将床尾微微抬高,或用低软枕抬高患肢,以利于消肿。足尖向上,膝盖略弯曲,大腿部向外展20°左右。

2. 功能锻炼

首次功能锻炼在医护人员示范下进行,患者应熟练掌握。

(1)术后早期功能锻炼:术后2周内,麻醉清醒后即可进行双下肢踝泵运动,背伸、跖屈及下肢股四头肌静态舒展收缩运动(见图19-15),使双下肢膝盖部位主动向床面压下。锻炼强度测试:手心向着床面,手背紧贴患肢膝部,能感觉到进行功能锻炼时肌肉的强度。每个动作维持5~10分钟,每组动作20~30分钟,循序渐进,每隔2小时进行1组动作,从而达到消肿止痛的目的,保持患肢功能位。

(2)术后中期功能锻炼:术后2～3周,骨折局部肿胀、疼痛已基本消失,此时进行膝关节活动训练、患肢直腿抬高运动与足部蹬床练习;术后4～7周,可拄拐下床活动,患肢不负重;术后8～11周,可部分负重行走;术后12周,可自行行走。

(3)术后晚期功能锻炼:术后6个月,骨折已达至临床愈合期,此时可进行负重训练。若训练早期足踝部位有青紫、肿胀情况,可暂停训练,卧床休息并将患肢抬高,按摩肿胀部位;待足踝部恢复正常后,可继续进行负重训练,至关节活动恢复至正常。

3.咳嗽训练

继续加强术前指导的咳嗽训练,加强排痰,预防肺部感染。若痰液较为黏稠,则可采用超声雾化的方法,以达到对痰液进行稀释的目的。

4.翻身

护士会指导并协助患者翻身。患者和家属应知晓要领。术后6小时,背部垫枕,侧卧45°,缓解背部皮肤压力;健侧卧位和平卧位交替,每2小时更换1次。注意皮肤护理,每次翻身后都需要仔细检查骨突出部位的皮肤,必须保持皮肤清洁干燥。经常按摩受压部位,情况允许时也可以将臀部向上抬起以便通风减压,从而改善血液循环。同时,保持床单清洁干燥、平整。足跟要悬空,避免直接受力以防止褥疮的发生。

5.留置管路护理

术后放置引流管,引流积血、积液。保持切口引流管通畅、在位,避免其受压、扭曲、折叠。医护人员会经常来观察引流液的量、性状和引流管的安置情况,如有下列异常情况,应及时告知医护人员:引流管引流不畅或可疑阻塞;引流液的量骤然增多,颜色鲜红;引流管拔出后敷料渗血等。至于如何处理,请听取医护人员的指导。

6.饮食护理

术后早期(1～2周),食用富含粗纤维的清淡饮食,以利于大便通畅。术后中期(2周后),是骨痂形成时期,应进食富含钙与维生素的食物,如动物的肝脏、瘦肉、红枣、桂圆等。多食乳制品、豆制品、新鲜的水果和蔬菜,忌食油腻、酸辣食物。

三、出院后注意事项

1.后续治疗

按医嘱定时口服出院所带药物。

2.锻炼

根据医护人员的指导示范及康复计划,循序渐进地进行功能锻炼,预防肌肉萎缩和关节僵硬。在骨折愈合前,患肢禁止负重。由医生根据骨折类型、稳定性、X线片结果及骨质疏松情况,决定从不负重到完全负重行走的时间。

3.复查

按时复诊,及时了解骨折愈合情况。一般复诊时间为出院后1个月、2个月、3个月。复诊时带上门诊病历,以便医生更好地了解情况。如出现切口处红肿、疼痛流脓等情况,需及时到医院复诊。医护人员会根据患者在家能否坚持功能锻炼、方法是否正确、有无肌肉萎缩、关节僵硬和下肢功能恢复情况,进行再指导及示范。

4.饮食营养

进食高蛋白、高钙、易消化食物,如鸡蛋、牛奶、瘦肉等。多进食新鲜蔬菜、水果。

(王燕 庄茗)

第六节 胫腓骨骨折手术前后，应该注意什么

胫腓骨骨折是临床上常见的疾病，它是指胫骨平面以下至踝以上部分发生的骨折。该类型骨折占四肢骨骨折的首位，占全身各类骨折的13％～17％。

麻醉方式：采取腰硬联合麻醉或全身麻醉均可达到较好的麻醉效果，但是腰硬联合麻醉的不良反应相对较少，安全性更高。

一、术前注意事项

1.体位和运动

取平卧位。患肢抬高45°～50°，一般在术前用石膏托固定。保持石膏托固定、松紧适度，防止因伤后肢体肿胀而致固定过紧，造成压迫而引起血液循环障碍。24小时内对患肢进行2～3次冷敷，每次10～15分钟，并使足保持于中立位，踝两侧用海绵垫固定，从而促进静脉血液回流，以利于肿胀消退。术前进行踝关节背伸跖屈运动。

2.病情观察

医护人员会评估患者患肢的疼痛、麻木情况及足趾的背伸跖屈情况，以判断是否有神经受损。如有下列异常情况，应及时告知医护人员：患肢持续性剧烈疼痛、皮肤苍白、皮温升高、肿胀明显、感觉麻痹、不能活动、被动伸趾时疼痛加剧、动脉搏动减弱或消失等，提示可能存在骨筋膜室综合征。至于如何处理，请听取医护人员的指导。

3.心理调适

上述体位能使骨折端保持良好的复位位置，但若体位保持时间太久，患者还是会感到不舒适，容易产生急躁情绪；面临手术，患

者也会在术前产生恐惧、焦虑等不良情绪。因此,患者首先需获得家属支持,达到家庭共识和共同目标,在精神上获得支持、安慰、疏导、关爱和尊重;其次,多听从医护人员的建议,医护人员会根据患者的具体情况,用通俗易懂的语言,说明治疗的方法、固定时间、注意事项及手术和非手术的利弊。另外,医护人员会适当向患者介绍同种病例手术成功的患者,患者之间可以沟通交流,慢慢地消除不良情绪,从而获得战胜疾病的信心,积极地配合治疗。

4.饮食管理

宜进食高蛋白、高维生素、高钙、粗纤维及果胶成分丰富的易消化食物。品种多样化,色香味俱全。术前6～8小时禁食,4～6小时禁饮。

5.个人卫生

手术前晚,最大限度地清洁身体。手术区皮肤准备:去除手术区域上下超过20cm皮肤的毛发和污垢。修剪指(趾)甲,以减少细菌的感染,预防切口感染。

5.睡眠

应保证良好的睡眠。如无法安睡,应通知医护人员。医护人员会根据患者的情况,给予适量的安定类药物以促进睡眠。

6.床上大小便训练

在护士指导下,训练在床上使用便盆解大小便,以适应卧床需要,防止因体位不习惯而致尿潴留及便秘。使用方法有两种:①协助者先将患者的腰部抬高,再把便盆放下去,宽的一头朝头。②先帮患者侧翻,再把便盆扣在患者臀部,然后将患者连便盆一起放平。

7.咳嗽训练

为防止肺部并发症,术前在护士指导下进行咳嗽训练。深吸一口气后屏气3～5秒,身体前倾,从胸腔进行2～3次短促有力的咳嗽,张口咳出痰液。咳嗽时收缩腹肌,或用自己的手按压上腹部,帮助咳嗽。护士会定时给患者拍背。如痰液黏稠不易咳出,可超声雾化吸入。

二、术后注意事项

1.体位

去枕取平卧位6～8小时,将患肢垫高20°～30°,以利于静脉回流,减轻肿胀。如伤口渗出液多,应及时向医护人员汇报并更换敷料及床单,以防皮肤受损。

2.功能锻炼

功能锻炼首次由医护人员示范,患者应熟练掌握。

(1)术后早期功能锻炼:术后麻醉清醒后即可开始进行患肢踝关节背伸跖屈(见图19-14)、绕环运动(见图19-18)及下肢股四头肌静态舒展收缩运动(见图19-15)。术后2周内,主要锻炼股四头肌等长收缩,髌骨的被动运动,踝关节背伸跖屈运动,每天300次。

(2)术后中期功能锻炼:术后2周后除进行患肢肌肉锻炼外,可逐渐活动骨折下关节,但动作要轻。主要做直腿抬高运动和屈髋屈膝运动(见图19-17)。

(3)术后晚期功能锻炼:术后6～8周进行全面的肌肉及关节活动,加大活动量及范围,逐步练习行走,必要时理疗按摩。

3.咳嗽训练

继续加强咳嗽训练,加强排痰,预防肺部感染。咳嗽时用手轻按压切口,可减轻疼痛感。若痰液较为黏稠,则可采取超声雾化的方法,以达到稀释痰液的目的。

4.翻身

护士会指导并协助患者翻身。患者和家属应知晓要领。注意皮肤护理,定时翻身,每次翻身后都需要仔细检查骨突出部位的皮肤,必须保持皮肤清洁干燥。经常按摩受压部位,情况允许时也可以将臀部向上抬起以便于通风减压,改善血液循环。同时,保持床单清洁、干燥、平整,营造舒适的休息环境。如翻身不便,可用防褥疮气垫将可能发生褥疮的部位垫高,避免直接受力,从而防止褥疮的发生。

5.留置管路护理

术后放置引流管,引流积血、积液。保持切口引流管通畅、在位,避免其扭曲、折叠或受压。医护人员会经常来观察引流液的量、性状和引流管的安置情况。如有下列异常情况,应及时告知医护人员:引流管引流不畅或可疑阻塞;引流液的量骤然增多,颜色鲜红;引流管拔出后敷料渗血等。至于如何处理,请听从医护人员的指导。

6.饮食护理

戒酒,禁食辛辣食物,以防伤口感染。多食易消化,富含纤维素、维生素、钙质和蛋白质的食物,如奶制品、鱼类、蛋类或骨头汤等,以促使骨折愈合。

三、出院后注意事项

1.后续治疗

按医嘱定时口服出院带药。

2.锻炼

根据医护人员的指导示范及康复计划,循序渐进地进行功能锻炼,预防肌肉萎缩和关节僵硬。在骨折愈合前,患肢禁止负重。从不负重到完全负重行走的时间由医生根据骨折类型、稳定性,X线片结果及骨质疏松情况决定。

3.复查

按时复诊,及时了解骨折愈合情况。一般复诊时间为出院后1个月、2个月、3个月。复诊时带上门诊病历,以便医生更好地了解情况。如出现切口处红肿、疼痛、流脓等情况,需及时到医院复查。医护人员会根据患者在家能否坚持功能锻炼、方法是否正确、有无肌肉萎缩、关节僵硬和下肢功能恢复情况,进行再指导及示范。

4.日常生活和饮食营养

自我调整,保持心态平和、生活规律、睡眠充足。宜进食高钙、高维生素饮食,以促进骨折愈合。

(王燕　庄茗)

第七节　踝骨骨折手术前后,应该注意什么

踝关节由胫骨、腓骨下端的内外踝和距骨组成。这些部位的骨折,就叫踝骨骨折。一般行踝部切开复位内固定术。

麻醉方式:一般选择椎管内麻醉,患者手术时间长或者特殊情况下选择全麻。

一、术前注意事项

1.体位和活动

患肢用石膏托固定。仰卧位时,将患肢用抬腿架抬高,或者将床单位尾部抬高,使患肢高于心脏水平,以利于静脉、淋巴回流,减轻肿胀。如不增加疼痛感,可在护士指导下做小腿肌肉收缩运动及踝关节背伸跖屈运动(见图19-14)等功能锻炼,促进循

环,消除肿胀。

2.心理调适

因为疼痛,活动功能障碍,患者可能容易产生急躁情绪;面临手术,患者也会在产生恐惧、焦虑等不良情绪。首先,患者需获得家属支持,达到家庭共识和共同目标,在精神上获得支持、安慰、疏导、关爱和尊重;其次,多听从医护人员的建议,医护人员会根据患者具体情况,用通俗易懂的语言,说明治疗的方法、固定时间、注意事项及手术和非手术的利弊。另外,医护人员会适当向患者介绍同种病例手术成功的患者,患者之间可以沟通交流,慢慢地消除不良情绪,获得战胜疾病的信心,从而积极地配合治疗。

3.饮食管理

进食高蛋白、高维生素、富含钙质和铁质、易消化的食物,如肉类、鱼类、牛奶、新鲜蔬菜、水果等,以增进营养,促进骨折愈合。术前6～8小时禁食,4～6小时禁饮。

4.个人卫生

手术前晚,将手术肢体皮肤清洗干净;如有行动能力,可进行全身沐浴。

5.睡眠

应保证良好的睡眠。如无法安睡,应通知医护人员。医护人员会根据患者的情况,给予适量的安定类药物以促进睡眠。

6.床上大小便训练

在护士指导下,训练在床上使用便盆解大小便,以适应卧床需要,防止因体位不习惯而致尿潴留及便秘。使用方法有两种:①协助者先将患者腰部抬高,再把便盆放下去,宽的一头朝头。②先帮患者侧翻,再把便盆扣在患者臀部,然后将患者连便盆一起放平。

7.咳嗽训练

术前在护士指导下进行咳嗽训练，在深吸一口气后屏气3～5秒，身体前倾，从胸腔进行2～3次短促有力的咳嗽，张口咳出痰液。咳嗽时收缩腹肌，或用自己的手按压上腹部，帮助咳嗽。

二、术后注意事项

1.体位

术后仍将患肢用抬腿架抬高，促进血液循环以利消肿，或者将床单位尾部抬高制动。体位调整时，可以将患肢平放于床单位。

2.术后锻炼

首次锻炼在医护人员示范下进行，患者应熟练掌握。

(1)早期：在手术之后的1～2周，患肢经常会疼痛、肿胀，骨折端容易出现移位，且很不稳定。在这个阶段，锻炼应以踝关节背伸跖屈运动、下肢股四头肌静态舒展收缩运动(见图19-15)为主，这样不仅能够更好地稳定骨折部位，而且还有利于帮助消肿，促进血液循环。

(2)中期：手术2周之后，疼痛感会慢慢减轻，肿胀会逐渐消退，骨折端纤维连接，容易出现骨痂，骨折部也逐渐稳定。在这个阶段应当加强肌肉舒缩运动，在医护人员的指导下慢慢地进行患肢上下膝髋关节的主动活动，股四头肌肌力的锻炼，比如直腿抬高运动，逐渐地由过去的被动活动转为主动活动。

(3)后期：在临床的愈合期，应当重视进行负重锻炼与患肢关节的相关活动，如踝关节背伸跖屈、绕环等踝泵运动，确保各关节能够尽早地恢复到正常的运动范围。

3.咳嗽训练

根据术前护理人员的示范和指导，继续进行咳嗽训练，加强排痰，预防肺部感染。

4.翻身

可采取健侧卧位翻身方法,尽量避免患肢长时间受压。

5.留置管路护理

因踝部手术术中止血困难,术后渗血较多,故应及时更换敷料,保持创面及手术切口处负压引流通畅,以便及时引流出伤口积血。保持切口引流管通畅、在位,避免其扭曲、折叠或受压。医护人员会经常来观察引流液的量和性状、引流管的安置情况及敷料渗血情况。如有下列异常情况,应及时告知医护人员:引流管引流不畅或可疑阻塞;引流液的量骤然增多,颜色鲜红;引流管拔出后敷料渗血及疼痛等。至于如何处理,请听从医护人员的指导。

6.饮食护理

术后6小时可进流食或半流食,如稀饭、鱼汤等,以后过渡到普食。饮食以高蛋白、高热量、高维生素及富含铁质和钙质的食物为主,以补充足够的营养,促进骨折愈合及机体恢复。多食富含纤维素的食物,多饮水,以促进排便,防止便秘。

三、出院后注意事项

1.锻炼

保持患肢抬高至肿胀完全消退。根据医护人员的指导示范及康复计划,进行功能锻炼,术后8～12周可慢慢过渡至完全负重行走。早中晚有计划分组运动,防止出现肌肉萎缩,关节粘连、僵硬。要坚持早活动、晚负重的原则,应循序渐进,不能超负荷锻炼,防止骨折端移位。

2.复查

术后2周拆线。定期门诊复查,即术后1个月、2个月、6个月复查X线片,以了解骨折愈合情况。如出现患肢切口处发红、流脓、疼痛等情况,随时复诊。复诊时带上门诊病历,以便医生更好地了解情况。

3.饮食营养

饮食以高纤维、高维生素,高蛋白、高热量、富含铁质及钙质的食物为主,多饮水,以促进排便,防止便秘。

(戴秦秦 庄茗)

第八节 髌骨骨折手术前后,应该注意什么

髌骨位于膝关节前方,包埋于股四头肌肌腱内,为三角形的扁平骨,是人体最大的籽骨,参与膝关节的构成。对于髌骨横断骨折移位超过2mm的或粉碎骨折移位的,应考虑手术治疗,一般行髌骨骨折切开复位内固定术。

麻醉方式:一般选择椎管内麻醉;患者手术时间长或者在特殊情况下,选择全麻。

一、术前注意事项

1.体位和活动

抬高患肢并将患肢保持于关节的功能位,即抬高患肢30°、屈膝10°。术前做踝关节绕环运动(见图19-18)及背伸跖屈(见图19-14)等踝泵运动,每次5~10分钟,每天5~8次,有利静脉回流,减轻肿胀。早期可局部冷敷,尽量避免下床行走,下地须扶拐,离床活动应有人陪护。

2.心理调适

由于起病急,突如其来的疼痛及肢体活动受限,患者容易产

生急躁情绪;面临手术,患者也会产生恐惧、焦虑等不良情绪。首先,患者应获得家属支持,达到家庭共识和共同目标,在精神上获得支持、安慰、疏导、关爱、尊重;其次,多听从医护人员的建议,医护人员会根据患者具体情况,使用通俗易懂的语言,说明治疗的方法、固定时间、注意事项及手术和非手术治疗的利弊。另外,医护人员会适当向患者介绍同种病例手术成功的患者,患者之间可以沟通交流,慢慢地消除不良情绪,获得战胜疾病的信心,从而积极地配合治疗。

3.饮食管理

进食高热量、高蛋白质食物,同时可增加新鲜蔬菜和水果的摄入量。要求品种多样,色香味俱全,且易消化。术前6~8小时禁食,4~6小时禁饮。

4.个人卫生

手术前晚将手术肢体或手术范围区皮肤清洗干净,修剪指(趾)甲。

5.睡眠

应保证良好的睡眠。促进睡眠的方法包括听轻音乐、喝牛奶。如无法安睡,应通知医护人员。医护人员会根据患者的情况,给予适量的安定类药物以促进睡眠。

6.床上大小便训练

在护士指导下,训练在床上使用便盆解大小便,以适应卧床需要,防止因体位不习惯而致尿潴留及便秘。方法有以下两种:①协助者先将患者腰部抬高,再把便盆放下去,宽的一头朝头。②先帮患者侧翻,再把便盆扣在患者臀部,然后将患者连便盆一起放平。

7.咳嗽训练

术前在护士指导下进行咳嗽训练。在深吸一口气后屏气3～5秒,身体前倾,从胸腔进行2～3次短促有力的咳嗽,张口咳出痰液。咳嗽时收缩腹肌,或用自己的手按压上腹部,帮助咳嗽。

二、术后注意事项

1.体位

去枕平卧位6～8小时。如手术麻醉方式为全麻,头应偏向一侧,多做深呼吸。在患侧肢体膝下垫软枕,抬高50°～60°,以利于术后消肿,减少出血;还可以每1～2小时冷敷10～15分钟,以减轻局部充血。肢体感觉恢复后即可活动踝关节,进行踝泵运动。

2.术后锻炼

首次术后锻炼在医护人员示范后进行,患者应熟练掌握。

(1)术后6小时:即可做踝关节绕环运动等踝泵运动,即让患者的脚上下活动及绕圈,每小时10次。

(2)手术后第1天(引流管拔除后):在护肢托固定下开始做直腿抬高运动,要求足跟抬离床面10cm以上,空中停顿维持5～10秒,每天2组,每组10～15次。

(3)术后第2～3天:可开始床上坐起,两手撑床面使臀部离床,即两上肢支撑下臀部起落运动,每天2组,每组15次,每次5～10秒。做下肢股四头肌静态舒展收缩运动(见图19-15),每天2组,每组15次。

(4)手术后第4～7天:继续进行床上活动练习。①直腿抬高运动:使伸膝后直腿抬高至足跟离床10～15cm处,停留保持5～10秒,再缓慢放下,每组10～15次,每天2～3组。②坐位膝关节屈曲锻炼(见图19-19):坐于床边,膝至床下,将健肢交叉于患肢踝上,屈健侧帮助患肢屈曲,每次30分钟,每天2次。

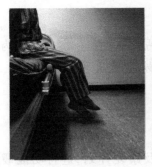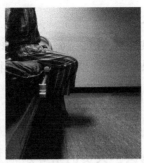

图19-19　膝关节屈曲锻炼

（5）手术第8天至拆线：在骨折内固定恢复稳定的前提下，可以在医师指导下进行膝关节被动或主动伸屈功能锻炼。功能锻炼要因人而异，循序渐进，避免求成心切而造成的二次损伤。

3.咳嗽训练

根据术前护理人员的示范指导，继续进行咳嗽训练，加强排痰，预防肺部感染。

4.翻身

护士会指导并协助患者翻身。患者和家属应知晓要领，术后尽量采取健侧卧位翻身方法，避免切口处受压，影响患侧恢复。

5.留置管路护理

保持创面及手术切口处负压引流通畅，以便及时引流出伤口积血。保持切口引流管通畅、在位，避免其扭曲、折叠或受压。医护人员会经常来观察引流液的量和性状、引流管的安置情况及敷料渗血情况。如有下列异常情况，应及时告知医护人员：出现引流管引流不畅或可疑阻塞；引流液的量骤然增多，颜色鲜红；引流管拔出后敷料渗血及疼痛；因患肢包扎太紧，出现肢体远端苍白、厥冷、发紫、疼痛、感觉减退及麻木等。至于如何处理，请听取医护人员的指导。

6.饮食护理

饮食以易消化、高蛋白、高钙及维生素丰富的食物为主。多吃些水果和蔬菜,少食刺激性食物,避免出现便秘。

三、出院后注意事项

1.锻炼

根据医护人员的指导示范及康复计划,进行功能锻炼。可加强患肢关节的主动活动和不负重锻炼,扶单拐下床活动,每天2次,每次30分钟。避免剧烈运动,逐渐过渡至完全负重行走,全方位恢复关节活动。如骨折延期愈合,关节内有骨折片,或患有损伤性关节炎,则不宜进行功能锻炼。

2.复查

定期门诊复查,即术后1个月、2个月、6个月复查X线片,以了解骨折愈合情况。如出现切口处红肿、疼痛、流脓等情况,随时复诊。复诊时带上门诊病历,以便医生更好地了解情况。

3.饮食营养

饮食以易消化、高蛋白、高钙及维生素丰富的食物为主。多吃些水果和蔬菜,少食刺激性食物,避免出现便秘。

（戴秦秦　庄茗）

第二十章

手足疾患手术

手有五指,即拇指、示指、中指、环指和小指。手是运动器官,在生活和劳动中最易遭受创伤。手术是修复运动和感觉损伤,促进功能恢复的有效方式。常见手部手术的方式包括神经血管肌腱探查术、断指再植术、骨折内固定术、周围神经嵌压松解术、皮瓣成形术、创面修复术。

麻醉方式:常规采取臂丛神经阻滞麻醉;在患者情况不允许采取臂丛神经阻滞麻醉时,采取全麻。

一、术前注意事项

1.心理调适

怕痛是术前最常见的心理特征,患者可能产生焦虑、恐惧和紧张心理,继而导致机体应激反应。应学会主动表达内心感受,宣泄恐惧、焦虑等不良情绪。家属的耐心倾听,可增强患者对治疗的信心,正确认识自己的病情,提高认知和应对能力,积极配合治疗和护理。多咨询医生和护士,了解疾病、手术的相关知识及术后用药的注意事项,逐步掌握术后配合技巧及康复知识,对手术的风险及可能出现的并发症有足够的认识及心理准备。

2.饮食管理

进食高蛋白、高维生素、高热量、高钙和高铁的食物,多饮水。增加晒太阳时间,以增加骨中钙和磷的吸收,促进骨折修复。在不能到户外晒太阳时,要注意补充鱼肝油滴剂、维生素D片、牛奶和酸奶等。术前12小时禁食,6～8小时禁饮,防止麻醉或手术过程中呕吐物误吸入气管而引起窒息或吸入性肺炎。

3.个人卫生

(1)洗浴:于手术前1天下午或晚上清洗皮肤。因手部细菌栖居密度较高,术前可用氯已定(洗必泰)反复清洗。若皮肤上有胶布粘贴的残迹,则可用松节油或75％乙醇溶液擦净。

(2)皮肤准备:对于手术区域,若毛发细小,可不必剃毛;若毛发影响手术操作,术前应剃除。手术区皮肤准备范围包括切口周围至少15cm的区域。应修剪指甲,卸去指甲油。

4.睡眠

消除造成不良睡眠的诱因,创造安静舒适的环境,学会放松技巧,促进睡眠。必要时服用镇静安眠药。

5.大小便训练

(1)排除外界因素对床上排便的影响,如增设遮挡屏风及无关人员回避等。

(2)在病情允许的情况下,将床头抬高,在家属协助下坐在便器上。排便时,应双腿屈膝协助用力。病情较重者勿用力排便;在排便时深呼吸,注意病情变化。

(3)术前排便训练的重点是家属或护工学会使用大小便器,掌握放置和取出便器的方法。在手术时间较长时,应遵医配合留置导尿管。

(4)如直肠有粪便硬块或便秘,则可应用润滑剂(开塞露)通便;若无效,则可通知医护人员处理。

6.咳嗽训练

在医护人员指导下进行咳嗽训练。缓慢深呼吸数次(吸气时腹肌上抬),屏气3秒,然后张口,通过腹肌用力爆破性咳嗽2～3声。停止咳嗽,缩唇将余气尽量呼出。再缓慢深吸气,重复以上动作。在连续做2～3次后,休息和正常呼吸几分钟,然后重新开始,必要时结合拍背。

7.特殊准备

(1)如患有高血压,则术前2周停用利血平等降压药,改用钙通道阻滞剂(如氨氯地平、硝苯地平)或β-受体阻滞剂(如美托洛尔)等合适的降压药以控制血压。

(2)在急性心肌梗死发病后6个月内,不宜手术;如6个月以上无心绞痛发作,则可在良好监护下施行手术。如有心力衰竭,则应在心力衰竭控制3～4周后再施行手术。

(3)如患有糖尿病,则易发生感染,术前应积极控制血糖及相关并发症。一般在实施手术前将血糖水平控制在正常或轻度升高状态(5.6～11.2mmol/L),尿糖以＋～＋＋为宜。

(4)如在使用影响凝血功能的药物,则应监测凝血功能。如长期服用阿司匹林或非甾体抗炎药(如罗索洛芬、塞来昔布、布洛芬),则应在术前7日停药;如用华法林抗凝,则术前4～7天停用华法林。

二、术后注意事项

1.病房环境

保持室温20～25℃(避免冷空气刺激),相对湿度50％～60％,安静,明亮,空气新鲜。病室内禁止吸烟。减少人员探视。

2.体位

患者取平卧位或健侧卧位。用楔形枕头、托板或悬吊架抬高

患肢,使患肢略高于心脏位置,以利于静脉回流,减轻肢体肿胀和疼痛,使手部尽快消肿,防止新生纤维组织形成,防止关节活动受限。

3.疼痛控制

在术后麻醉药效消退后,患者可能感到一定程度的疼痛。根据疼痛的程度,可遵医嘱适当应用镇痛剂,这样既可以止痛,又可以保持血管扩张,防止血管痉挛。在功能锻炼前30分钟口服镇痛药物,能减轻因疼痛而不敢进行患指功能锻炼的恐惧心理。也可以通过阅读书报、杂志、听音乐或与病友交谈等方法,分散对患手的注意力,减轻机体对疼痛的敏感性,从而减轻疼痛感。

4.肢体保暖

术后肢体保暖,保障血液循环正常,遵医嘱使用40~60W的烤灯24小时持续照射,照射距离为30~40cm,一般照射7~10天。但在患肢血液循环较差的情况下不宜照射,以免增加局部组织代谢。

5.下床活动

坐位、立位时,用绷带或三角巾将患肢悬吊于胸前,勿下垂或随步行而甩动。

6.病情观察

(1)观察手部血液循环情况,主要观察手指末端及皮瓣中心暴露区皮肤的颜色、温度、弹性等情况。相邻的手指用纱布隔开,以免出汗而发生糜烂。抬高患肢以减轻肿胀;肿胀明显时,应通知医生,通过放松绷带减压。

(2)如出现敷料松动,渗液浸湿纱布或有异味,伤口肿胀,疼痛加重,体温升高等异常情况,应及时通知医护人员。

(3)若原有神经损伤,则应观察失去神经支配的区域感觉是否有所恢复,麻木区的范围有无缩小,手指肌力及活动功能有无改善,以确定神经损伤修复后的功能。

(4)对术后创面封闭式负压引流(vacuum sealing drainag,VSD)做好导管护理。应将引流瓶放置于创面20～30cm以下,妥善固定管道,注意保持引流管通畅,防止其折叠、扭曲、受压。注意观察引流液的颜色、性状及量。若引流管内有血性液体持续流出,1小时内超过100mL,则应及时报告给医护人员以便处理。注意观察封闭式负压引流材料是否塌陷,透明薄膜是否紧贴于皮肤上。如创面敷料隆起、有液体积聚,引流管内无液体流动,则提示引流管堵塞,应立即通知主管医生或责任护士。同时,避免长时间停止负压吸引,以防造成堵管。

7.药物治疗

(1)术后常使用抗生素预防感染,医生会根据患者的病情选择相应的抗生素。保持伤口敷料清洁干燥。术后3～5天,如切口疼痛加重,体温升高,局部红肿,压痛明显,应及时向医护人员汇报。

(2)在联合应用抗凝、解痉药物过程中,应密切观察全身及局部出血倾向。加强口腔护理,选用软毛牙刷且刷牙动作轻柔。保持大便通畅,密切观察大小便颜色。如发现大便带血,身上有出血点等,应及时向医护人员汇报。

8.专科注意事项

(1)术后需要严格禁烟。因为尼古丁可以引起吻合血管痉挛与栓塞,降低血液中的含氧量,导致手术失败。

(2)术后如需石膏固定,则在石膏干固前,患者需卧硬板床,并用软枕妥善垫好石膏。因肢体肿胀消退可导致石膏失去固定作用,必要时重新更换。

(3)如经克氏针固定,则克氏针外露部位应每天用酒精消毒2次,并用无菌纱布覆盖,不可浸湿。

(4)在神经损伤后,此神经所支配的局部有感觉消失、运动麻木、营养障碍等改变,日久可发生组织萎缩、温度降低、皮肤干枯等。因此,对神经损伤的肢体要注意保护,避免擦伤、烫伤及冻伤,并进行适当的被动活动。

9.早期功能锻炼

(1)术后第3天开始(1～3周)进行患指功能锻炼(断指再植术除外),不能主动锻炼的用健手帮助患指被动练习,不断按摩,活动患指,或在他人协助下进行。

(2)皮瓣移植术后7天内限制活动,对非限制区关节行主动、被动功能锻炼。7天后,如皮瓣顺利成活,则各关节可行伸、屈、对掌活动。对于带蒂皮瓣移植术,在皮肤移植愈合后3周左右,在局部皮肤无感染的情况下,可行断蒂手术。断蒂后应多下床活动,并逐步练习肩关节外展、旋转,肘关节屈伸,腕关节、手指各关节活动,促进其功能恢复。

(3)肌腱断裂修复术后第2天,在石膏保护下行被动锻炼。如伸肌腱断裂,则行主动屈、被动伸功能锻炼;如屈肌腱断裂,则行主动伸、被动屈功能锻炼。

(4)在石膏固定期间进行肌肉舒缩和指关节运动。健指行伸、屈活动;患指以被动活动为主,疼痛减轻后逐渐转为主动活动。如病情允许,应早期下床活动,以减少术后并发症。

(5)如有神经损伤,在神经功能恢复前,肢体不能主动活动,可进行物理疗法、伤肢按摩与关节被动活动;在神经功能恢复后,可进行正确的功能锻炼。

(6)断指再植术后绝对禁止早期活动;术后1周,手指成活后,其他手指在换药时给予锻炼。

10.饮食护理

根据麻醉消退、意识恢复的情况,合理饮食。进食高热量、高蛋白、高维生素、低脂肪饮食,忌食辛辣食品,多吃新鲜水果和蔬菜。注意调节食物的色、香、味。在骨折软组织损伤恢复期和骨病期,应多食滋补肝肾的食品,如猪肝、羊肝、排骨、鳖等。还可多食饴糖、大枣、红糖水,或经常用枸杞子泡水代茶饮,以强壮筋骨,加速骨折愈合。

三、出院后注意事项

1.手功能康复

手功能康复是手外伤治疗的重要阶段,是功能恢复的重要保证,应遵循以循序渐进、主动锻炼为主的原则。术后3周内为软组织愈合期,应以患肢肌肉的舒张收缩活动为主。按摩理疗可促进血液循环,消除肿胀,防止肌肉萎缩。如无骨折,可做患肢屈伸、握拳运动;如有骨折,应从术后4～6周开始患肢屈伸、握拳运动,以防止关节僵硬、肌肉萎缩和粘连。术后6～8周,骨折已愈合,无论术前有无骨折,都应以促进神经功能恢复及软化瘢痕为主,加强患肢活动和感觉训练,同时可配合理疗及药物。

手的功能分为非精密操作功能和精密操作功能。非精密操作功能是指由除拇指以外其他各指参与的动作,可以利用握力器或小哑铃进行锻炼。手的精密操作功能是指需拇指和其他手指共同参与才能完成的、能将小物体固定的动作。如指对球的动作(掌捏)、拇指指腹与示指(食指)相对的动作(侧捏)、拇指和示指间捏较细小物体的动作(掐捏)。通过这些训练可以逐步改善手的精密操作功能。

2.复查

手术后10～14天拆线。功能位包扎固定时间依修复组织的不同而定,肌腱缝合后固定3～4周,神经修复4周,关节脱位3周,骨折4～6周。组织愈合后应到医院复查并尽早拆除外固定,医生会评估患者的功能恢复情况,指导患者开始主动和被动功能锻炼,并辅以物理治疗,以促进功能早日恢复。对于妨碍功能锻炼的内固定钢针,宜在骨折临床愈合后及早拔除(术后6～8周)。如果出现指端肿胀,疼痛明显加重,指端感觉麻木,石膏或外固定器松动等,应立即到医院复查。如伴有神经损伤,手术后3周应进行肌电图检查,此后间隔3个月复查一次;如伴有肌腱损伤,手术后3周复查,此后在1、3、5、6个月复查。

3. 营养

进食高热量、高蛋白、高维生素、高铁、粗纤维食物,并注意多饮水,禁食辛辣、刺激性食物。戒烟酒。保证充足睡眠。冬季注意保暖,防止冻伤。

(陈燕　王婧楠　倪舒芳)

第二节　开放性手外伤手术前后,应该注意什么

开放性手外伤由外伤性因素引起。致伤因素多种多样,如物体砸伤、刀伤、玻璃割伤、机器砸伤和爆炸伤等都可以引起开放性手外伤。伤口类型主要包括以下几种。①刺伤:如钉、针、竹尖、木片刺伤等。其特点是进口小,损伤深(可伤及深部组织),并可将污物带入深部组织内,从而导致常见异物存留,腱鞘或深部组织感染。②锐器伤:如日常生活中刀、玻璃、罐头切割伤等,劳动中的切纸机、电锯伤。伤口一般较整齐,污染较轻,出血较多。伤口深浅不一,所致的组织损伤程度亦不同。常造成重要的深部组织(如神经、肌腱、血管等)切断伤,严重者导致指端缺损、断指或断肢。③钝器伤:钝器砸伤引起组织挫伤,可致皮肤裂伤,严重者可导致皮肤撕脱,肌腱、神经损伤和骨损伤。重物的砸伤可造成手指或全手各种组织严重毁损;高速旋转的叶片,如轮机、电扇的

叶片等,常可造成断肢和断指。④挤压伤:门窗挤压可仅引起指端损伤,如甲下血肿、甲床破裂、远节指骨骨折等;车轮、机器滚轴挤压则可导致广泛的皮肤撕脱,甚至手皮肤脱套伤,多发性开放性骨折和关节脱位,以及深部组织严重破坏。有时,手指毁损伤(见图20-1)和全手毁损伤(见图20-2)需行截指(肢)。⑤火器伤:如鞭炮、雷管爆炸伤和高速弹片伤。伤口极不整齐,损伤范围广泛,常致大面积皮肤及软组织缺损和多发性粉碎性骨折。这种损伤污染严重,坏死多,容易发生感染。

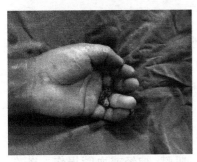
图20-1　手指毁损伤

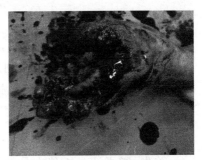
图20-2　全手毁损伤

　　手部手术的方式包括神经血管肌腱探查术、断指再植术、骨折内固定术、周围神经嵌压松解术、皮瓣成形术、创面修复术等。

　　麻醉方式:常规采取臂丛神经阻滞麻醉;在不能采取臂丛神经阻滞麻醉时采取全麻。临床上臂丛麻醉的入路常有锁骨上法、肌间沟法、腋部入路法和锁骨下血管旁法等。如果存在多个肢体的损伤,或者计划实施其他部位的皮瓣或组织瓣转位手术,或者患者是小儿(不能配合麻醉),则可以考虑实施全身麻醉。

一、术前注意事项

1.心理调适

手外伤多为意外伤。面对突然的打击,尤其是重伤后,患者可能产生一些特殊的心理变化，如焦虑、紧张、恐惧等。担心致残、治疗费用高等切身问题而流露出烦躁不安、焦急、期望值过高等心理。因此，要正确认识和科学评估自己的伤、病、残程度，克服消极心理，积极配合医护人员的治疗和护理。

2.饮食管理

择期手术者应于术前12小时禁食，6小时禁饮。急诊手术者应立刻禁食、禁饮。如饱腹，则应如实告知医护人员，医护人员会根据进食时间等具体情况来调整手术时间。

3.疼痛控制

手部创伤常伴有明显疼痛，剧烈的疼痛会引起血管痉挛，还可引起情绪、凝血机制等一系列的变化。因此，如疼痛剧烈，需及时向医生汇报。医护人员会根据疼痛程度为患者使用止痛药镇痛治疗。

4.检查治疗

首先，需弄清是否伴有骨关节、肌腱、神经或血管损伤。若有活动性出血，则可先用纱布加压包扎止血。如疑有骨关节损伤，则伤指需拍片检查，包括标准的侧位和斜位片，必要时还需进行磁共振检查。因此，对于医生开出的检查单，应及时配合检查。

其次，医生会根据患者的出血情况和生命体征情况，为患者快速建立静脉通道，补充血容量。患者应积极配合术前准备及进行手术治疗。

5.皮肤准备

（1）择期手术：术前2天用温水浸泡洗手，每天2次，每次30分钟。术前1天剪指（趾）甲，将手术范围内的汗毛剃净。清洗备皮区的皮肤。

（2）急诊手术：因手外伤多在劳动或者生活中发生，伤口内常被草叶、锯末、铁屑、机油、泥沙等污染，其他生活中外伤造成的伤口也会被皮肤上的大量致病菌污染,所以冲洗是消除部分细菌的有效措施。一般用无菌生理盐水冲洗创面,再用洗必泰浸泡创面3分钟。若为铁器所伤或者手术距受伤时间较长,则用过氧化氢溶液进行冲洗,降低厌氧菌感染的机会。简单清创后纱布包扎,待进入手术室进一步处理。

二、术后注意事项

1.体位与制动

患者取平卧位,患手高于心脏,有利于血液回流,减轻肿胀。尽快使患手消肿,可减少新生纤维组织生成,防止关节活动受限。制动有利于术后骨折、肌腱、神经和血管的愈合。固定的时限需根据骨折、肌腱、神经和血管愈合的要求而定,如血管吻合术后固定时间为2周,肌腱缝合术后为3～4周,神经修复术后为4～6周,关节复位术后为3周,骨折术后为4～6周。

2.饮食护理

由于手术后需长期卧床,加上早期肠胃功能尚未恢复,较容易发生便秘,因此术后早期应流质饮食,少量多餐;待肠胃功能恢复后,再从流质饮食过渡到半流质饮食,最后过渡到普通饮食。食物的选择应根据病情和经济状况来定。适当增加鱼、蛋、奶等高蛋白、高营养食物的摄入,有利于伤口的恢复;同时多食用新鲜水果、蔬菜,以保证正常的排便功能。如发生便秘,可遵医嘱口服轻泻剂。多饮水,每天饮水约2500～3000mL。

3.局部保暖

应用60～100W照明灯,距离30～40cm照射局部,将室温保持在22～25℃(在室温接近30℃时可免用烤灯),使局部血管扩张,改善末梢血液循环。术后3～4日内持续照射,以后可以在早晨、夜间室温较低时照射,术后1周即可停用。

4.禁烟

创造无烟环境。断指再植者除了戒烟外还需远离二手烟。病房内不点蚊香,不喷空气清新剂,以免因这些气味刺激引起血管痉挛,造成血管栓塞,影响断指再植的成活。

5.用药

了解自己每天所用药物的作用及副作用,如解痉、活血、抗凝等药物。例如,罂粟碱、右旋糖酐可以降低红细胞之间的凝集作用和对血液的附着作用,并可增加血容量,降低血液的黏稠度,有利于血液的流通及伤口的愈合。在用药过程中,如出现恶心、呕吐、皮肤出血点等药物不良反应,应及时向医生和护士汇报。

6.石膏固定

石膏固定后,护士会随时来观察所固定肢体的末梢血液循环,患者应配合护士检查。如有疼痛或麻木等异常感觉,应及时汇报,以便调整石膏固定的松紧度,保持石膏固定的有效性。同时,石膏固定压力要均匀。石膏凹凸不平或变形,内衬物不平整等,都可使石膏内壁对肢体某部位造成固定的压迫,进而形成压疮。因此,在石膏未完全干透时,不要用手指支托石膏、压出凹陷,或将石膏放在硬物上,以免造成石膏变形。如感觉皮肤某处持续疼痛,应及时向医护人员汇报,以便取下石膏托观察皮肤。

7.病情观察

观察手指末端皮肤颜色、温度、感觉、毛细血管充盈时间、有无肿胀及肿胀程度。如皮肤苍白或发绀,皮温下降,说明有血液循环障碍,应及时向医生报告,以便处理。注意疼痛的程度及生命体征的变化。

三、出院后注意事项

1.功能锻炼

坚持功能锻炼,但需避免过度用力,以防损伤神经或导致肌腱断裂。

(1)手部骨折术后:手部骨折和关节脱位复位后,一般用石膏或铝板固定4～6周。固定期间,应进行未受累指、腕、肘和肩的主动活动;患指做肌肉静力收缩锻炼,疼痛减轻后,可在健手的协助下被动屈伸。4周后拆除外固定,可做屈伸掌指关节和指间关节的主动运动,抓空增力运动,以促进手的功能恢复。

(2)肌腱修复术后:术后3周内即固定期,可做未被牵涉固定的手指及近端肩、肘关节的主动和被动运动,禁止做引起修复肌腱张力增高的主动或被动运动。不能活动患指,因过早的肌腱活动可能影响肌腱的愈合,甚至有肌腱断裂的风险。术后3～4周,肌腱愈合、外固定去除后,开始关节活动、肌腱活动及肌力锻炼。患指被动和主动屈伸活动的力量由小到大,直至患指屈伸活动正常。若肌腱粘连,则应考虑做肌腱松解术。

(3)神经修复术后:神经无张力位固定3～4周,进行早期康复治疗,尽早进行瘫痪肌肉电刺激。停止外固定后继续进行电刺激。在恢复关节活动时,注意避免牵拉修复的神经。

2.复查

神经损伤修复后,手术后3周进行肌电图检查,此后每隔3个月复查一次,观察神经功能恢复情况,同时测试患指的感觉和运动情况;肌腱损伤修复后,出院后3周复查,此后1.5个月、3个月、6个月复查。

3.其他

(1)讲究卫生,及时修剪指甲,保持伤口周围皮肤清洁干燥。

（2）注意增加营养的摄入，宜高热量、高蛋白饮食，以利于神经、血管的修复。

（陈燕　钟娜儿）

第三节　断指再植手术前后，应该注意什么

断指再植是指采用显微外科技术将完全断离或不完全断离（见图20-3）的肢体进行清创、血管吻合、骨骼固定、肌腱和神经修复，使其存活并最大限度地恢复功能（见图20-4）。

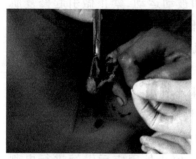
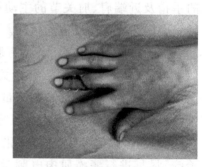

图20-3　手指不完全离断　　　　图20-4　断指再植术后

适应证：在全身情况良好、断指比较完整、离断时间不长的情况下，均应行断指再植；严重碾锉的断指不宜再植。多个断指，应先再植拇指、示指、中指，然后再植环指（无名指）、小指。如实在不能全部再植，小指可不再植。拇指断离应尽可能再植。如同时有拇指及其他手指离断又不能全部再植时，应将次要的手指移位再植于拇指处。对于挤压、撕脱伤断指，组织损伤重，再植不易成活，即使成活，感觉与运动功能的恢复也常受影响。对于这种情况，在做好清创的基础上争取再植，功能恢复虽不如切割伤者，但

仍可获得再植成功。

麻醉方式:大部分手术麻醉方式为臂丛神经阻滞麻醉。针对有区域阻滞禁忌、不愿采取区域阻滞或儿童不配合手术的,采用全身麻醉。

一、术前注意事项

1.心理调适

断指大多为意外伤导致的。突然面对身体的严重伤害,患者很容易出现恐惧、紧张的心理。可主动与护理人员交流,以了解断指再植的具体方法以及预期效果;了解以往治疗成功的同类病例,缓解担心的情绪;认真听取医护人员的宣教,知晓手术中的正确配合方法以及手术后的一些注意事项,并以良好心态接受治疗。

2.损伤控制及断指处理

(1)保护好伤口,创面用清洁敷料包紧,严密止血并抬高患肢。控制断指的出血情况,进行时间的记录,间隔1小时松解止血带1次,1次放松15分钟。对于断指,原则上不做任何无菌处理,禁忌冲洗、涂药或浸泡。应对断指进行干燥冷藏,用无菌敷料或清洁布类将断指包好后放入塑料袋内,再将其放入加盖的容器中,四周加放冰块。切忌让冰块与断指直接接触,以免冻伤。有条件的情况下,将断指放于4℃的冰箱中干燥保存待用。到医院后,立即将断指交由医生处理。

(2)如果失血过多,患者可能出现失血性休克,应配合护理人员建立静脉通路,以便随时进行输液或输血。

3.饮食管理

受伤后应禁食、禁饮,以减少术前等待时间,尽快进行手术,保障手术效果。断指再植手术越早进行,断指的成活率越高。通常,断指8小时以后再进行手术的成活率要明显低于8小时之内。

4.个人卫生

在护理人员的指导下进行手术区皮肤的清洁及皮肤表面的污垢清除,去除身上的所有饰品、义齿、内衣裤等,更换手术衣裤,必要时修剪指甲。

5.大小便训练

术前认真练习并学会在床上使用便盆排尿和排便,这对于术后的康复非常重要。男性应学会在床上使用尿壶。

6.咳嗽训练

术前学习并掌握深呼吸、有效咳嗽及排痰等方法。具体方法:排痰前,先轻轻咳几次,使痰松动,再深吸一口气后,用力咳嗽,使痰顺利排出。

三、术后注意事项

1.体位

绝对卧床休息7～14天,尽可能保持平卧位。患指平或略高于心脏水平15cm,患肢外展20°～30°,局部制动,保持功能位。避免卧向患侧,尽量减少不必要的翻身。在床上进食、排解二便,防止发生血管危象。

2.床上锻炼

保持有效的石膏固定,术后5天可主动进行轻柔的、保护性的腕部屈伸活动、健指指间关节与掌指关节活动。如果已做好骨科外固定,可以开始进行再植平面以近关节的被动活动。

3.下床活动

下地活动时将患肢用绷带或三角巾固定在胸前功能位,以防坠积性瘀血。

4.饮食护理

术后饮食宜清淡,忌食过酸、过辣的等刺激性食物;因需补充大量的蛋白质来促进伤口愈合,补充维生素、铁、钙来纠正贫血,增加抵抗力,促进骨折愈合,故应多吃鸡、鱼、肉、蛋及豆制品、新鲜蔬菜、水果等。禁酒、禁烟,不进食含有咖啡因的食物,如咖啡、咖啡糖、浓茶等。多饮水,保持大小便通畅。

5.专科注意事项

(1)环境要求:在条件允许的情况下,可住单间病房;调节室温至23~25℃,相对湿度50%~60%,避免冷空气刺激;病室内禁止吸烟;保持病室内安静,谢绝或减少探视人员;用紫外线循环风进行消毒,每天2次。

(2)吸氧:持续吸氧;有条件的情况下进入高压氧舱内进行氧疗。

(3)再植指维护:用40~60W的烤灯持续照射再植指,距离30~40cm,一般7~10天;在敷料渗血明显时,应告知医生以便及时更换,防止敷料渗血后变干燥,压迫局部静脉而造成静脉血流障碍,使患指肿胀,颜色变暗,从而导致静脉危象、手术失败。

(4)疼痛的自我管理:疼痛可导致血管痉挛,使患指再植坏死,在成手术失败。术后镇痛尤为重要,必须按医嘱按时口服止痛药;当疼痛加剧时要及时、正确地表达疼痛感受,不要强忍,必要时医生会给予肌注哌替啶(杜冷丁)等止痛治疗;多与医护人员、家人交流,或通过听音乐、看书等方式转移注意力,帮助缓解轻度疼痛。

(5)血管危象的自我观察:在自然光下观察再植指的皮肤颜色、温度、毛细血管的充盈时间、肿胀及指腹弹性情况,至少每小时观察1次,5天后若情况良好,可改为每2小时评估1次。若再植指颜色由红润变为苍白、浅灰色或花斑状,皮温下降,指腹扁平、弹性消失、张力减低,毛细血管充盈反应消失,动脉搏动消失,则可能出现了动脉危象;若再植指颜色由红润变为暗红、暗紫,皮温逐渐下降,毛细血管充盈时间小于1秒,指腹张力逐渐增高,严重时出现水疱,那么可能出现了静脉危象。一旦发生血管危险,应立即告知医护人员,以便及时处理。夜间和凌晨是血管危象的高发时段。因这段时间最易忽略再植指的正确体位,加上血液循环减慢、迷走神经兴奋,小血管易发生痉挛。应提高警惕,及时纠正不正确体位,杜绝夜间发生血管危象。

(6)放血疗法的配合:对张力高、颜色暗的患指,医生会根据病情采取针刺、拔指甲或小刀切口等措施进行放血疗法,以此来定时观察血流快慢和血色。动脉血色鲜红,血流较快;静脉血色较暗,血流较缓。据此可判断动脉、静脉是否通畅。放血切口用1:125的肝素生理盐水湿敷,以防止切口血块凝固。在湿敷棉球干燥时,应及时更换。

(7)输液注意事项:输液过程中一旦发现瘙痒、皮疹、发热、寒战等输液反应,应立即向医护人员汇报,停止输液,并更换输液器及液体,避免输液反应引起四肢末梢血管收缩。另外,给予异丙嗪、地塞米松及其他药物抗过敏治疗。

三、出院后注意事项

1.锻炼

避免再植指用力过度,影响功能恢复,3个月内避免重体力劳动,在康复师的指导下进行功能锻炼。术后3周内为康复期,应进行红外线或超短波理疗,以改善血液循环,减轻肿胀。未制动的关节可做轻微屈伸活动,肩、肘关节做主动活动,以免因长期制动而影响其他关节的活动范围。术后4~6周为无负荷功能恢复期,应以主动锻炼为主,进行患肢上举,患指屈伸、握拳,拇指对掌等缓慢运动。术后6~8周为功能恢复期,在骨折愈合、克氏针拔出后,为促进神经功能恢复,应加强运动和感觉的训练,如进行对指活动,并可根据自己的爱好选择握握力器、捏球、写字等动作,由简单到复杂,逐渐增大活动度,以期取得最佳的功能恢复。

2.复查

出院后第2、4、8周定期复查,了解锻炼进程及再植指功能恢复情况。学会再植指的自我观察及护理,包括再植指末梢颜色、温度、知觉、运动等,如有异常,应及时就诊。

3.后续治疗

组织愈合后应尽早拆除外固定。为保持骨连接,一般约2个月后拔出克氏针。注意保护再植指,防止意外伤害,注意局部保暖。

4.饮食营养

可进食瘦肉、鱼、蛋黄、虾等有助于伤口愈合的高蛋白、高钙、高热量食物,使体内产生骨胶质。骨胶质有利于骨折两端黏合,有利于组织的修复与骨痂的形成。

（陈燕　陈密密）

第四节　肘管综合征手术前后,应该注意什么

肘管综合征(见图20-5)又称肘部迟发性尺神经炎,是指尺神经在肘部通道内受压而产生的综合征。

适应证:反复屈肘工作的中年人,肘外伤后畸形、先天性畸形、骨关节炎、结核、

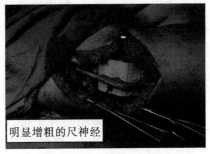

明显增粗的尺神经

图20-5　肘管综合征

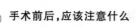

类风湿性关节炎患者等。

麻醉方式:肘管综合征手术绝大多数可在臂丛神经阻滞麻醉下完成;对有区域阻滞禁忌证及不愿行区域阻滞的患者,可选择全身麻醉。

一、术前注意事项

1.改变加重疾病的生活习惯

屈肘会使尺神经受牵拉,肘管内压力升高,并造成尺神经受摩擦,从而使疾病加重。因此,应尽量使肘部保持伸直状态,避免反复屈肘动作,如伏案工作、展肩、屈肘、将手垫于枕下的不良睡眠姿势等。同时还需注意肘部保暖,以防寒冷刺激,加重病情。吸烟者应戒烟。

2.保持良好的心态

肘管综合征会不同程度地影响患者的生活和工作。患者可能既希望早日手术,又担心手术预后,因此存在一定的焦虑情绪。可及时与医护人员沟通,了解手术的安全性、术中需配合的事项及术后可改善的临床症状,以积极的心态配合手术及治疗。

3.做好充分的术前检查及准备

导致肘管综合征的主要原因肘部囊肿、畸形等。术前需行感觉功能检查、屈肘试验、患肢肘关节的小线检查和肌电图检查,以明确病因及病变部位,彻底清除病灶,防止复发。

二、术后注意事项

1.体位

术后将患肢高于心脏水平放置并制动,可使用三角吊带将患肢置于胸前。按摩患侧各手指,以改善血液循环,减轻水肿。如出现手指红肿或苍白、感觉活动异常、包扎敷料渗血、渗液等情况,应及时告知医生以便处理。

2.饮食护理

术后当天进食清淡半流质饮食,之后应进食高蛋白、高维生素、粗纤维食物,避免生冷、辛辣刺激性食物。

3.疼痛控制

分散注意力,如用听音乐、交谈等方法缓解紧张情绪。不可用吸烟来分散注意力,因烟草中的尼古丁可降低血液中的含氧量,影响血液循环而加剧疼痛。因此,术后必须禁烟。疼痛敏感者可根据医嘱服用止痛药物,或术后携带止痛泵,可有效缓解疼痛。

4.功能锻炼

(1)早期功能锻炼(术后2周内):术后抬高患肢,轻柔地、向心性按摩手术部位以下的肌肉,每天数次,并适当被动活动关节。

(2)中期功能锻炼(第2周至第3周):这个时间段的训练项目主要是患肢的被动运动,如屈伸运动。这项运动可以随时随地做,运动时要借助健康肢体,时间为1周。经常性地活动关节可防止关节挛缩,为后期的功能锻炼打好基础。不断牵拉肌肉锻炼,有利于改善失去神经支配的肌肉的血液循环,维持肌肉的正常代谢,防止失用性萎缩。在受创神经恢复后,肌肉能正常地发挥作用。

(3)后期功能锻炼(术后第4周至4个月内):为石膏拆除时间,此阶段锻炼的目的是逐渐恢复肘关节和手指的日常活动能力。具体方法:在肘关节全范围活动的基础上开始逐渐进行患肢的一些负重锻炼。刚开始几天内,可以手握500g左右的物体(如一瓶矿泉水)进行患肢肘关节运动,每天3次,每次5~10分钟,之后逐日加量,至术后4个月基本恢复患肢的日常活动。同时,此阶段继续进行手部精细功能锻炼,以促进手指功能的恢复及手部畸形的康复。

三、出院后注意事项

一般于术后10~12天拆线。如出院时尚未拆线,则应隔天至门诊换药。如患者的肘管综合征是由外伤、骨性关节炎、长期屈肘、睡眠姿势不良等引起的,则应避免外伤,保护患肢,避免患肢受凉,避免长时间屈肘(如开车、伏案工作、上网)及肘部用力(如和面)的动作,以防止肘管综合征的复发。术后每月门诊随访,评价感觉、运动能力和肌力的恢复情况;术后6个月复查肌电图,以明确神经功能恢复情况。一旦发现症状复发,应及时就诊。

(陈燕　李明敏)

第五节　腕管综合征手术前后,应该注意什么

腕管综合征(见图20-6)是由于腕管内容积减少或压力增高,使正中神经在管内受压而形成的综合征,其以桡侧3~4个手指麻木、疼痛为主要表现(夜间或清晨症状较明显,疼痛有时放射到肘),有时拇指外展、对掌无力、动作不灵活。

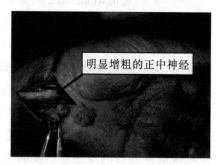

明显增粗的正中神经

图20-6　腕管综合征

适应证:非手术治疗无效者,疑有新生物压迫者,骨折脱位且有骨块突出于腕管内者,慢性腱鞘炎腱鞘增厚者。

麻醉方式:绝大多数腕管综合征手术可在臂丛神经阻滞麻醉下完成;对有区域阻滞禁忌证及不愿行区域阻滞的患者,可选择全身麻醉。

一、术前注意事项

对疾病治疗和护理的要求可及时与医护人员沟通，了解手术的安全性、术中需配合的事项及术后可改善的临床症状，以积极的心态配合手术及治疗。做好充分的术前检查及准备，如胸片、心电图、血常规、大生化、凝血功能等。

二、术后注意事项

1.体位

将患肢放置于高于心脏水平的位置，如患肢末梢出现红肿、苍白、肿胀明显、活动及感觉异常，应及时告知医生处理。

2.饮食护理

多食高蛋白、富含维生素的食物，以增加神经营养，促进神经恢复。

3.疼痛控制

通过分散注意力的方法，如听音乐、交谈等来缓解紧张情绪。必要时根据医嘱使用止痛药物，或术后携带止痛泵，可有效缓解疼痛。

4.预防感染

保持伤口敷料清洁干燥。如术后3～5天出现手术部位疼痛加重、体温升高、局部红肿、压痛明显，应及时告知医生以便处理。

5.功能锻炼

术后应尽早进行手部主动锻炼，发挥手部正常作用。以下各种运动每组练习15～20次，每天3～5组，频率不宜过高。本病的康复主要依靠主动、长期的肌力练习，锻炼过程单调、艰辛，肌力的增长较缓慢，需要有一定的恒心和毅力。

（1）手抓空锻炼：反复用力握拳、释拳，握拳一定要用力，伸指张开时手指一定要伸直,尽可能张开达最大限度。

(2)分次合指法:打开手掌,一次用力合上一根手指。

(3)拇指锻炼法:进行拇指屈曲、背伸、内收、外展、对掌运动练习和拇指的旋转环绕锻炼;拇指指间分别与食、中、环、小指各指指尖反复对捏,以锻炼手指对指功能。针对大鱼际肌萎缩,该方法可改善肌肉功能,加强肌肉力量。

(4)腕关节屈伸法:用力握拳,反复做腕关节的掌屈和背伸活动。

(5)手腕旋转法:顺时针、逆时针旋转手腕。

(6)肘关节伸屈法:屈前臂、伸前臂。

三、出院后注意事项

出院后若仍有疼痛,可根据医嘱口服镇痛药,并服用可促进神经功能恢复的药物,如甲钴胺、维生素 B_{12} 等。养成良好的生活卫生习惯和饮食习惯,宜进食瘦肉、豆制品、纤维素丰富的新鲜蔬菜和水果,以及含不饱和脂肪酸较多的植物油。出院后2~4周门诊复查。若局部疼痛明显,或经积极的功能锻炼后肌肉萎缩无改善,应及时就诊。

(陈燕 李明敏)

第六节 皮瓣移植手术前后,应该注意什么

皮瓣由具有血液供应的皮肤及其附着的皮下脂肪组织所形成。在皮瓣形成与转移过程中,必须有一部分与本体(供皮瓣区)相连,此相连的部分称为蒂部,以保持血液供应。皮瓣在转移到另一创面后(受皮瓣区),暂时仍由蒂部血液供应营养,等受皮瓣

区创面血管长入皮瓣,建立新的血运后,再将蒂部切断,完成皮瓣转移的全过程,故又名带蒂皮瓣。但在局部皮瓣或岛状皮瓣转移后不需要断蒂。皮瓣移植(见图20-7~图20-9)是整形外科最基本也是最常用的操作技术之一,有着广泛的用途。

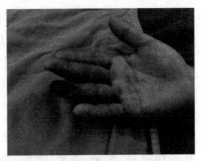

图20-7 术前指间皮肤缺损

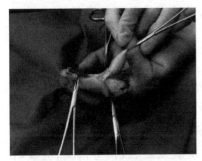

图20-8 术中皮瓣转移

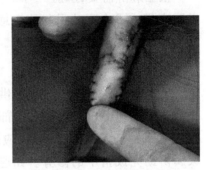

图20-9 皮瓣移植术后

适应证:有深层重要组织、器官暴露的创面,局部血运差的创面,可能需要二期对深层组织器官进行再手术的创面,全部缺损的创面,器官再造等。

麻醉方式:手外科手术绝大多数可在臂丛神经阻滞麻醉下完成;对有区域阻滞禁忌证及不愿行区域阻滞的患者或不配合手术的儿童,可选择全身麻醉。

一、术前注意事项

1.心理调适

手外伤常突然发生,受伤后如患者的身心处于紧张、恐惧状态,可导致术中、术后皮瓣蒂部血管痉挛,从而可能导致皮瓣坏死、手术失败。对此,家属的耐心开导有助于增强患者治愈疾病的信心。可以在术前向医生及护士了解手术方法、目的,可能出现的并发症,手术后的注意事项等,并且积极参与到手术前、手术后的护理中,调整心态,积极配合。

2.饮食管理

术前进食富含营养、易消化的食物。如无饮食禁忌,根据喜好多食蔬菜、水果、肉禽、蛋类、奶类等,注意食物的色、香、味。

根据麻醉需要,术前12小时开始禁食、术前6小时开始禁饮,以防麻醉或术中呕吐引起的窒息或吸入性肺炎。急诊手术时应立即严格禁食、禁饮。

3.个人卫生

手术前晚对手术区皮肤及供皮区皮肤进行清洁。可在家属协助下用肥皂毛巾轻轻擦拭局部皮肤,以清除皮肤表面的污垢,再用清水冲洗干净。擦拭时,应避免过度用力,以免擦破皮肤。家属协助完成指甲的修剪。如遇皮肤发红、破损等情况,应及时告诉医生。

4.睡眠

创造安静舒适的环境。睡前可用温水泡脚,喝杯热牛奶,以保证充足的休息和睡眠时间。如睡眠紊乱,则可根据医嘱使用镇静安眠药物。

5.大小便训练

因皮瓣移植后大多需卧床1周,为适应床上排尿和排便,术前应练习在床上使用便盆。男性需学会在床上使用尿壶。

6.咳嗽训练

术前在护士指导下进行咳嗽训练并掌握深呼吸、有效咳嗽和排痰等的方法。在排痰前,先轻轻咳几次,使痰松动,再深吸一口气后,用力咳嗽,使痰顺利排出。如有吸烟习惯,应戒烟。

7.专科注意事项

在做手术区皮肤准备时,应避免损伤皮肤而增加感染的机会。注意保护供区与受区血管,不能在供区、受区的浅表静脉输液,以保证皮瓣移植时血管的质量,同时应注意供区皮肤无皮肤病、无瘢痕等。配合医护人员对受区创面彻底清创,积极配合医生进行分泌物细菌培养及药敏试验,告知医护人员有无药物的不良反应。

二、术后注意事项

1.体位

术后绝对卧床1周,通常取平卧位,可采取自认为舒适的体位,每2小时变换一次,避免过度频繁变换体位。将手术的肢体抬高,高于心脏10~15cm。体位放置原则:①严格执行各种麻醉后的体位要求;②皮瓣处不能受压;③不要影响皮瓣血运;④有利于伤口引流;⑤避免皮瓣血管吻合处发生扭曲和张力。

2.床上锻炼

术后1周内手术部位禁止进行功能锻炼。术后1周后,家属可在护士指导下帮患者按摩患肢肌肉,可行被动关节伸、屈运动,促进皮瓣血液循环,减轻肿胀。如肿胀明显,应立即告诉医生,并在医生指导下做向心性按摩。待肿胀减轻后,开始行被动关节的屈伸运动。锻炼时注意避免牵拉皮瓣,动作幅度以不引起局部疼痛为限。

3.咳嗽训练

皮瓣移植后需卧床休息1周,有效的咳嗽、咳痰是预防术后肺部感染、肺不张及坠积性肺炎的有效措施。术后可进行深而慢的呼吸,在吸气末屏气3~5秒,然后用腹部的力量,爆发性咳嗽,用力将痰液从肺部咳出。如痰液黏稠、不易咳痰,应告诉护士,遵医嘱使用化痰药物。

4.拍背祛痰

家属应协助患者拍背排痰。方法:手掌弯曲呈空心状,腕部弯曲,轻轻叩击胸背部,使黏稠的痰液脱落,从而使痰液容易咳出。

5.留置导管护理

术后有带回引流管时,取合适体位,避免引流管受压、折叠,切勿拽拉管路;将引流管固定在身体不会压迫、折叠的位置,改变体位时给导管预留出足够的长度,防止管道滑脱。将引流袋放置在低于伤口的位置,以便更好地引流。随时观察引流液的颜色、性质及流量,引流液一般为血性或淡血性液体。如果引流袋内有血性液体持续流出,且流出量在1小时内超过100mL,应及时报告医生。如有留置导尿管,应保持尿道口及尿管清洁。家属每天用清水擦拭会阴部及尿道口,及时倾倒尿袋内尿液。多饮开水,定时夹放导尿管。将尿袋悬挂于床边,不得高于耻骨联合,以防止尿液逆流而引起尿路感染。

6.饮食护理

术后的营养支持非常重要,多进食富含维生素、高蛋白、易消化、刺激性小、清淡的饮食,以增强机体的抵抗力,促进伤口的愈合。多吃新鲜蔬菜、水果,预防便秘的发生。

7.专科注意事项

(1)术后持续吸氧,及时用棉签清理鼻腔内分泌物。

(2)保持病房无烟环境。香烟中的尼古丁易造成吻合血管痉挛与栓塞,降低血液中的含氧量,从而导致手术失败。病房内禁烟,不点蚊香,不喷空气清新剂。

(3)疼痛可使机体释放5-羟色胺等疼痛介质(具有强烈的缩血

管作用),从而导致血管腔闭塞或血栓形成。可通过热敷、按摩等物理措施减轻疼痛。疼痛剧烈时,应告知护士,按医嘱使用止痛药物。

(4)保持室温在25～28℃,相对湿度55%～60%。若温度和湿度达不到要求,则用60W烤灯持续照射皮瓣局部1周,灯距35～45cm;用加湿器加湿或勤擦拭地面,以保证局部温湿度恒定,但同时要避免温度过高而烫伤,避免地面湿滑而摔倒。

(5)观察皮瓣血运。术后大部分血管危象发生于术后48小时。血管痉挛、血管蒂扭转、吻合口栓塞、血肿压迫、皮瓣缝合过紧、包扎卡压等都可能导致皮瓣血管危象。术后48小时内至少每2小时观察指端血运1次,血运差时每20～30分钟观察1次。患肢的皮温应保持在33～35℃,可稍高于正常皮温1～2℃。如皮瓣温度低于健肢皮温2℃,则提示动脉血流不畅;如皮瓣温度突然下降3℃及以上,则提示动脉栓塞。正常的皮瓣颜色红润、温暖,毛细血管充盈时间正常,动脉搏动可触及,无明显肿胀。如皮瓣苍白,则提示动脉痉挛或栓塞;如皮瓣发紫或暗红,则提示静脉回流受阻;如皮瓣出现大片或全部暗紫红色,提示静脉完全栓塞,应立即告诉医生、护士。皮瓣移植术后,皮瓣可有轻微肿胀,3天后逐渐消退。如肿胀明显,应立即告诉医生,否则可能造成皮瓣坏死。毛细血管充盈时间检查方法:用消毒棉签压迫皮瓣让皮肤呈苍白后立即移开棉签,记录皮瓣颜色由苍白转为红润的时间,即为毛细血管的充盈时间。毛细血管充盈时间正常为1～2秒;如延长,则提示有血液障碍发生。

三、出院后注意事项

1.功能锻炼

在医生指导下,根据伤情和全身情况制订功能锻炼计划。

(1)早期:术后1周。锻炼的目的是保证皮瓣成活及预防切口感染。此期可轻微地被动活动,但幅度宜小,以不引起切口疼痛、不牵拉皮瓣为原则。早期功能锻炼既可促进血液循环,又可避免发生血管痉挛。

(2)中期:术后2周。皮瓣与周围组织逐渐建立血液循环,血运状况较稳定,可以进行以主动活动为主、被动活动为辅的功能锻炼。活动范围由小到大,时间由短至长,仍以不造成伤口疼痛和不增加皮瓣张力为原则,防止关节僵硬。

(3)后期:皮瓣成活拆线后就可以开始逐渐进行无阻力训练及阻力训练,使皮瓣承受一定的阻力和压力。在该阶段,移植皮瓣痛觉、触觉、温觉迟钝。3个月内应避免外伤、磨损及冷热刺激。

2.复查

一般于术后2周、4周复诊,以了解皮瓣情况和锻炼进程。观察皮瓣区皮肤的颜色变化,如有异常,应及时就诊。

3.后续治疗

对于带蒂皮瓣移植术,在皮肤移植愈合后3周左右,在局部皮肤无感染的情况下可行断蒂手术。断蒂后可多下床活动,并逐步练习肩关节外展、旋转,肘关节屈伸,腕关节、手指各关节活动,促进其功能恢复。

4.饮食营养

戒除烟酒,多食用高蛋白、富含维生素和粗纤维的易消化食物及饮品,禁食辛辣刺激性食物。这有利于增强机体抵抗力,以利于组织修复。

(陈燕 郁舒容)

第七节　足部手术前后共性注意事项

每只足有26块骨(不包括籽骨),由韧带、关节连接成一个整体。在足底,由骨和关节形成内纵弓、外纵弓和前面的横弓,这是维持身体平衡的重要结构。足弓还具有弹性,可吸收震荡,承受较大的压力,完成行走、跑、跳等动作。若足部疾病破坏了这一结构,则可引起严重功能障碍。因此,足部疾病手术的治疗目的是尽可能恢复正常的解剖关系和生理功能。

手术适应证:内踝、外踝、足舟骨、第5跖骨基底处骨折;足部骨折比较严重(如骨折移位明显),通过手法复位很难将错位的骨头恢复到原处;明显的开放性骨折,多块骨头和多条韧带都出现损伤。

麻醉方式:足踝外科手术绝大多数可在周围神经阻滞麻醉与椎管内麻醉下完成;对有区域阻滞禁忌证及不愿行区域阻滞的患者或不配合手术的儿童,可选择全身麻醉。

一、术前注意事项

1.心理调适

患者可能因病程长、致残率高、治疗费用昂贵而存在不同程度的紧张、惧怕、焦虑等负面性心理,患者应乐观地面对现实,积极配合医生治疗,保持心理上的平衡和良好的心理状态,主动战胜疾病。

2.饮食管理

应加强蛋白质、粗纤维、多种维生素、钙等物质的摄入,以促进伤口愈合。如患者年老体弱、创伤后失血量大,则应根据白蛋白、血红蛋白等生化指标,遵医嘱进行药物治疗,必要时输血。如患有糖尿病,则需严格糖尿病饮食,将血糖控制到接近正常水平。术前12小时开始禁食、术前6小时开始禁饮,以防麻醉或术中呕吐引起窒息或吸入性肺炎。

3.局部处理

(1)闭合性创伤:在早期24～48小时内对患肢进行冰敷,能使毛细血管通透性降低,减少渗出,减轻肿胀,减轻疼痛。如有张力性水疱或者血液渗出等异常情况,应及时告知医师。保持皮肤的完整性,避免抓挠而导致感染,影响手术的顺利进行。

(2)开放性创伤:①对于未感染创面,应使用无菌敷料保护创面,减少患足不必要的搬动,防止损伤加重。遵医嘱注射破伤风抗毒素(tetanus antitoxin,TAT)和使用抗生素。②对于已感染创面,应使用有效抗生素对症治疗。

4.个人卫生

足部皮肤护理对于预防术后感染是十分关键的。手术前1天进行手术区皮肤的清洁及皮肤表层的污垢清除,修剪趾甲;手术当日备皮,范围为膝关节以下至足尖。

5.睡眠

对因疾病导致的不适和疼痛,应及时予以对症处理。创造安静舒适的环境,保证休息和睡眠。如睡眠形态明显紊乱,则可遵医嘱使用镇静药物。

6.大小便训练

术前应练习在床上使用便盆。男性应学会在床上使用尿壶。

7.咳嗽训练

如有吸烟习惯,则应术前2周停止吸烟,防止呼吸道分泌物过多,影响呼吸道通畅。术前进行咳嗽训练并掌握深呼吸、有效咳嗽和排痰等方法。

8.专科注意事项

(1)疼痛控制:学会疼痛评估方法。如疼痛程度较轻,则可采用听音乐等方法转移注意力;如疼痛程度较重,则应遵医嘱应用镇痛药物。

(2)石膏固定:①抬高患肢,以利于静脉血液及淋巴的回流。②注意观察石膏固定肢体的肢端血液循环,如发现皮肤发绀、发冷、肿胀、麻木或疼痛,应及时向医师报告,以便处理。③石膏未干时应用手掌托,禁用手捏,避免在石膏上形成凹陷而使肢体形成局限性压疮。④如有伤口,应观察伤口渗血情况。为明确伤口是否继续渗血,应在石膏上沿血迹做一个标记,并不断观察。如有明显继续出血现象,应及时向医师报告以便处理。⑤进行石膏内的肌肉收缩运动,预防肌肉萎缩。在病情允许的条件下,可下床活动。⑥禁止用硬物抓挠石膏内皮肤,以防皮肤损伤。⑦保持石膏的整洁,避免污染。对严重污染者,应及时更换石膏。⑧石膏拆除后可做肌肉按摩,并加强功能锻炼。

(3)牵引:①注意观察肢端皮肤颜色。如皮肤颜色变深、温度下降、动脉搏动减弱、被动活动时有疼痛,则提示发生了血液循环障碍,应及时告知医生。若有包扎过紧、牵引重量过大等情况,也要及时告知医生。②牵引的重锤应悬空,不可着地或靠于床架上,滑轮应灵活。不可随意去掉重量或放松绳索。③牵引绳应与被牵引的肢体长轴形成一条直线。牵引绳不可脱离滑轮。被服、用物不可压在牵引绳上,以免影响牵引力量。④保持反牵引力量。在行下肢牵引时应垫高床尾,不可随便改变患者自身的位置。如需向床头搬移,则必须由一人拉住牵引绳,方可取下重量。⑤预防感染。骨牵引时应保持骨牵引针眼处的清洁与干燥,用75%乙醇溶液每天2次点滴针孔处,直至拔除骨牵引针。

(4)克氏针(斯氏针)固定:根据骨折部位不同,通常需克氏针固定4~6周。从观感上来说,外露的克氏针尖端是一种不良刺激,患者可能常因惧怕克氏针划伤自己或碰撞牵拉克氏针引起的疼痛而不能安心睡眠,因此可剪取静脉采血针上的软管并套于外露的克氏针尖端,妥善固定克氏针,防止其脱出、倾斜。保持克氏针针道处皮肤清洁、干燥,如发现渗出液,应及时换药。

二、术后注意事项

1.体位

(1)根据麻醉方式安置体位:①在全身麻醉尚未清醒时,患者应平卧,头偏向一侧,使口腔分泌物或呕吐物易于流出,避免误吸入气管;全身麻醉清醒后,根据需要调整体位。②如手术麻醉方式为蛛网膜下腔麻醉,则应去枕平卧12小时,防止脑脊液外渗而导致头痛。

(2)可用支架、枕头、抬腿架等抬高足部,以利于静脉血液回流,并注意将患肢保持于功能位。注意观察肢端颜色、皮温、血运、活动、感觉、肿胀情况并做好记录。

2.功能锻炼

(1)床上锻炼:麻醉观察期结束后,应尽早开始适量活动,避免造成患肢的压迫而阻碍血液循环。术后第1~2天开始做主动和被动运动,原则是动静结合、局部运动和全身运动相结合,以不感到疲劳为宜,逐渐增加运动强度。主要包括下肢肌肉等长收缩锻炼及非固定关节的主动或被动活动,如坐起、抬腿等。每天2~3次,每次15~20分钟。这些锻炼可促进血液循环,消除患肢肿胀,防止下肢肌肉萎缩、关节僵硬,促进皮肤伤口愈合,减少并发症。

(2)下床活动:术后第3天可下床进行患足不负重活动,如可扶拐不负重行走,但要把握活动时间,注意休息。少弹跳,预防跌倒。

3.拍背、翻身

在患者自行咳痰前,护士会为患者拍背。方法:将手弯曲成叩杯状,腕部弯曲,轻轻叩击胸背部,使黏稠的痰液脱落,咳嗽时容易咳出。术后勤翻身,以防压疮的发生。

4.外固定支架

要注意保护外固定支架,防止外力碰撞,不能自动拆卸或松动固定支架的螺丝钉,以免引起支架松脱,导致骨折移位、畸形。保持针孔周围皮肤清洁、干燥。

5.饮食护理

术后24小时内,饮食应以清淡为主,适当多饮水。术后24小时后,应食用含钙、铁丰富的食物(如动物肝脏),以促进骨骼的愈合。多食水果、蔬菜,禁忌饮酒,禁忌刺激性食物。术后应避免吸烟,防止小血管痉挛造成伤足缺血缺氧。

三、出院后注意事项

1.功能锻炼

术后3～6周,在关节活动范围内开展关节活动训练;术后6～8周,开始部分负重功能锻炼(患肢适当用力,必要时需使用助行工具);3个月内,开始完全负重功能锻炼(患肢完全着力,不借助任何助行工具)。注意锻炼时选择舒适轻便的鞋子。

2.复查

术后半个月门诊复查伤口愈合情况,在医师指导下进行后续功能锻炼。术后2～3个月进行X线检查。在医师许可下方可恢复一般的体育活动及体力劳动。

3.饮食营养

可以吃些营养丰富的食物(如瘦肉、鱼、蛋黄、虾等),以助于伤口愈合,因高蛋白、高钙、高热量食物可使体内产生骨胶质,而骨胶质有利于骨折两端黏合,有利于组织的修复与骨痂的形成。在恢复期要多吃含钙、磷、维生素D较多的食品,以利于骨骼的恢复。

(陈燕　王天璐　俞丽英)

第八节 糖尿病足手术前后,应该注意什么

糖尿病足是指糖尿病合并神经病变以及各种不同程度末梢血管病变所导致的下肢感染、溃疡形成和(或)深部组织的破坏。

糖尿病足按照 wagner 分级,分为以下 6 级:①0 级,有发生足溃疡的危险因素,目前无溃疡(见图 20-10)。②1 级,表面溃疡,临床上无感染(见图 20-11)。③2 级,较深的溃疡,常合并软组织炎,无脓肿或骨的感染(见图 20-12)。④3 级,深度感染,伴有骨组织病变或脓肿(见图 20-13)。⑤4 级,局限性坏疽(趾、足跟或前足背)(见图 20-14)。⑥5 级,全足坏疽(见图 20-15)。

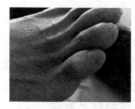

图 20-10 糖尿病足 wagner 0 级

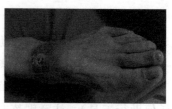

图 20-11 糖尿病足 wagner 1 级

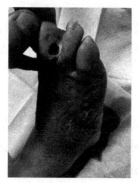

图 20-12 糖尿病足 wagner 2 级

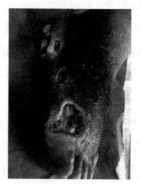

图 20-13 糖尿病足 wagner 3 级

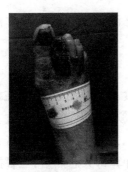 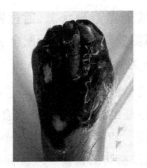

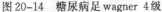
图20-14　糖尿病足wagner 4级　　图20-15　糖尿病足wagner 5级

　　对糖尿病足患者,一般行清创联合封闭式负压引流(VSD)术、皮瓣成形术、截肢(趾)术、植皮术及残端修整术。根据溃疡局部深度、面积大小、渗出多少以及是否合并感染,决定对溃疡创面的局部处理:局部应用过氧化氢溶液冲洗,然后清创除去慢性陈旧性肉芽组织。对于难治性足溃疡,局部采用自体皮瓣转移或移植,将足背或足底的皮瓣反转移植到糖尿病足前端的缺损区域以促进局部结构重建。这适用于中等面积大小的皮肤溃疡,要求患者无慢性感染或感染已被完全控制,未累及骨骼并且无其他严重疾病 。截肢(趾)的适应证:进展性坏疽;严重感染破坏足部,威胁患者生命;足量的镇痛药不能控制的疼痛。截肢包括小截肢、大截肢:小截肢是指踝关节及以下水平的截肢;大截肢是指踝关节水平以上的截肢。

　　麻醉方式:足踝外科手术绝大多数可在周围神经阻滞麻醉或蛛网膜下腔麻醉下完成;对有区域阻滞禁忌证及不愿行区域阻滞的患者或不配合手术的儿童,可选择全身麻醉。

一、术前注意事项

1.心理调适

　　因糖尿病足病程长、难治愈、致残率高,患者可能有沉重的精神负担,加上治疗费昂贵,可能存在紧张、惧怕、焦虑等负性心理。

患者应调整心理状态,通过咨询了解治疗糖尿病足的方法及步骤,消除急躁情绪,主动配合手术治疗。

2.饮食管理

遵循糖尿病饮食原则:①按时进食。②控制总热量,在保持总热量不变的情况下,保证饮食平衡。③严格限制各种甜食。④控制体重。应严格、长期执行饮食计划,进低糖、高蛋白、富含维生素、适量脂肪的饮食。应按标准体重计算每天总热量,三餐按1/5、2/5、2/5的比例定量、定时、定餐。多吃蔬菜及富含粗纤维的食物,以防便秘。戒烟酒,避免刺激性食物。对老年人或营养不良者适当给予营养支持,适当增加蛋白质的摄入。

3.个人卫生

若要进行植皮手术,供皮区应无炎症、无抓痕、无过敏和皮疹。对供皮区,应预防感染,确保完好,勿用刺激性强的洗浴用品清洁皮肤。

4.睡眠

对因疾病导致的不适和疼痛,应及时予以对症处理。创造安静舒适的环境,以促进休息和睡眠。如有失眠症状,可适当应用安眠药物。

5.大小便训练

术前应练习在床上使用便盆。男性应学会在床上使用尿壶。

6.咳嗽训练

如有吸烟习惯,术前2周应停止吸烟,防止呼吸道分泌物过多而影响呼吸道通畅。术前进行咳嗽训练并掌握深呼吸、有效咳嗽和排痰等的方法。在排痰前,先轻咳几次,使痰松动,再深吸一口气后,用力咳嗽,使痰顺利排出。

7.血糖控制

血糖控制不良会影响手术伤口愈合,应将血糖控制到正常水平或接近正常水平。合理饮食控制,每天监测血糖,尽可能将血糖控制在空腹血糖水平低于7.8mmol/L,餐后2小时血糖水平低于10.0mmol/L。注射胰岛素或口服降糖药物的时间、剂量一定要准确。注射胰岛素后,若出现饥饿、心慌、大汗淋漓、疲乏无力、面色苍白等现象,可饮少量糖水,严重者及时送医。

二、术后注意事项

1.体位

(1)截肢术后:行小腿、大腿截肢术者,术后24～48小时内取仰卧位,不可抬高患肢,以免造成髋或膝关节屈曲挛缩。

(2)清创及截趾术后:术后早期将患肢抬高20°～30°,以利于静脉回流。

2.功能锻炼

(1)床上锻炼:在床上活动残肢,加强翻身,预防压疮的发生。如行单侧VSD治疗,则可行单腿蹬车运动、下肢逐渐抬高旋转运动等;若行双侧VSD治疗,则只训练上肢伸展运动。术后6小时即开始肌肉训练,如肌肉等长收缩、直腿抬举等,每天3～4次,每次10～20分钟。股四头肌等长收缩运动:取仰卧位,髌骨向头侧移动,膝关节向下用力,每次持续5～10秒。臀肌收缩运动:取俯卧位,双腿伸直,收缩臀肌,使臀部夹紧,持续5～10秒后放松。

(2)下床活动:根据不同截肢平面进行各关节功能锻炼。早期扶拐行走,准备安装假肢。假肢的安装时间须在残端软组织收缩已定型时,一般在手术后6个月左右。

3.咳嗽拍背

有效咳嗽、咳痰的目的是预防术后肺部感染、肺不张及坠积性肺炎。术后因长期卧床易发生肺部感染,所以呼吸道分泌物的清除对于肺部感染的预防是极为重要的。拍背能促使分泌物沿气管向上移动,并有效地排出,从而提高血氧饱和度,纠正缺氧。

4.饮食护理

饮食以糖尿病饮食为主,增加膳食纤维的摄入,预防便秘。

三、出院后注意事项

1.功能锻炼

(1)在患肢足部伤口愈合后的几周内,需细心护理足部皮肤,减少行走,且步行时要缓慢而小步。应根据创面部位,选择合适的解压鞋垫、糖尿病足鞋等专业支具,以防止溃疡再次形成。每天进行被动锻炼,以免下肢肌肉萎缩,并进行下肢足部酒精按摩,以促进下肢血液循环。

(2)体育锻炼时不宜空腹。适当步行锻炼,坚持每天散步30分钟,以不感觉足部疼痛为宜,尽可能定时、定量。避免双腿盘坐,平时抬高患肢,以改善下肢血液循环。可从趾尖开始向上轻柔按摩下肢至膝关节,早、中、晚各1次,每次10分钟。并配合适当的运动,如甩腿运动和坐椅运动。甩腿运动:将一只足垫高2cm左右,手扶椅子靠背,前后甩动另一只足,10次1组,更换对侧。坐椅运动:双臂在胸前交叉,坐下,起立,重复10次。长期有规律的运动可使体重保持稳定,血糖平稳,对胰岛素的敏感度提高,脂质代谢得到改善,对降低并发症的发生率起着极其重要的作用。运动的方式有散步、慢跑、广播操、太极拳、乒乓球、游泳、滑冰等,可根据自己爱好选择。

(3)下肢截肢术后,安装的假肢必须具备承重和行走的能力。配备假肢后的平衡能力和跌倒风险会对患者的日常活动能力造成直接影响。超过50%的下肢截肢者每年至少跌倒1次。应早期使用临时假肢来训练防跌倒、绊倒及平衡能力。坐位平衡和站立位平衡训练:穿戴假肢后,进行垫上坐位训练和平衡板上坐位训练;取站立位,以不同角度投掷Bobath球。在医护人员的指导下或在家属陪同下,循序渐进地训练下肢的肌力和本体感觉,以更好地控制假肢。

2.复查

每年至少进行1次双下肢神经、血管检查。若出现以下情况,应及时就医:足部有小伤口或水疱,尤其合并感染时;下肢出现麻木、刺痛、感觉消失;脚感发凉、趾头变色、疼痛等。

3.日常足部护理

早期自我足部护理是预防糖尿病足坏死的关键。糖尿病足如缺乏保护,则截肢的危险率大大增加。

(1)做好居家自我监测,包括空腹血糖和餐后2小时血糖,每3个月至半年复查1次糖化血红蛋白。

(2)由于足部感觉迟钝或障碍,患者不能清楚地感知疼痛、冷热、压迫感等,因此要养成每天检查足部的习惯:检查足背动脉的搏动、弹性;细致检查足部每一处皮肤(包括足底、足趾以及趾缝),注意皮肤色泽及温度,以及任何异样或受伤之处,如水疱、划伤及皮肤发红、发硬、坏损等。如有异常,及时就医。

(3)保持足部清洁卫生。坚持每晚用温水洗脚,水温不超过37℃。洗脚时不可用力揉搓,避免擦伤皮肤。洗后用柔软、吸水性强的布擦干,特别注意足趾间的皮肤。足部干燥者可涂植物油等润滑剂,轻轻按摩,防止干裂。

(4)正确修剪趾甲。临床上,因修剪趾甲不当造成足部损伤而导致的糖尿病足并不少见。因此,应精心护理趾甲,最好在洗完足并擦干后再行趾甲的修剪。修剪趾甲的正确方法:沿趾甲缘一字形修剪趾甲,不要剪得太短,以免损伤甲沟皮肤,引起甲沟炎。修剪后趾甲的长度应与趾尖平行,可用趾甲锉将趾甲尖锐的两边锉光滑。如果患者的视力不佳,那么不要自行修剪,请他人代剪。如伤及皮肤,应立即到医院处理。

(5)选择合适的鞋袜。穿鞋不当是导致糖尿病足部溃疡的主要原因。合适的鞋子可以减轻足部异常压力,减少溃疡,防止足外伤。选用的鞋子应够长、够宽、够深,给双足以宽松的空间,便于空气流通。避免穿过紧、前面开口或露出脚趾的鞋及高跟鞋。即使再好的鞋也不可一次连续穿5小时,应轮流穿鞋使脚的重力重新分配,从而减少损伤。穿鞋前应检查鞋内有无异物。袜子应选择吸汗作用强又透气的棉质袜,松紧要适宜。

(6)预防足外伤。预防足溃疡发生的根本措施是减少受伤和感染的危险因素。积极预防足外伤应从日常生活中每件与脚有关的事情做起,应注意洗脚水的温度、沐浴露的选择、所穿鞋袜、走路等环节,严禁赤足行走。除在早、晚起床时使用拖鞋外,平时不要穿拖鞋。禁用热水袋、电热毯、火炉等,以免烫伤。

(7)改善局部血液循环。长期卧床者应注意变换体位,尤其双下肢多做屈伸运动,并经常抬高下肢以促进静脉回流;每天按摩足部数次,动作轻柔,应从趾尖开始向上按摩,以促进患肢血液循环。每天适量运动,如散步、打太极拳等,不可过劳,避免外伤。

(8)尽量避免长时间站立,避免远距离持重行走。足是下肢的末端,供血供氧较其他组织少。尤其在血糖控制不良时,长时间站立或远距离持重行走会使足部微循环发生障碍,供血供氧明显减少,从而造成糖尿病足。

4.饮食营养

根据体重、年龄及活动量计算每天饮食量,定时、定量进食,一日三餐合理分配,一般按1/5、2/5、2/5或1/3、1/3、1/3的比例,避免饱餐。提倡选择粗制米、面和适量杂粮,忌食葡萄糖、蔗糖、蜜糖及其制品,少食胆固醇含量高的食物(如动物肝脏、蛋黄等)。

(陈燕　曹灵丽)

第九节　跖外翻手术前后，应该注意什么

跖外翻也称大脚骨病，是指跖趾向外偏斜超过正常生理角度的一种足部畸形，是目前最常见的足病之一。女性发病多于男性，男女比例约为 $1:9\sim1:15$。一般跖趾的外翻角大于 $15°$，可诊断为跖外翻（见图20-16）。

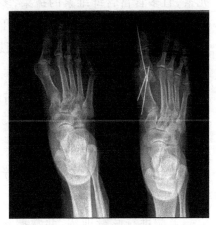

图20-16　右足跖外翻术前术后对比

手术适应证：跖外翻角大于 $15°$，第1跖骨与第2跖骨夹角大于 $9°$；第1跖趾关节内侧有骨赘形成，严重者可产生骨性关节炎；足跖的跖趾关节轻度脱位。

治疗跖外翻的手术方式有200种以上，主要分为以下几类：①软组织手术，包括 Silver 术式、McBride 术式；②跖指截骨手术，如 Akin 截骨术；③第1跖骨远端截骨手术，如 Chevron 截骨术；④第1跖骨骨干截骨手术，如 Ludloff 截骨术；⑤第1跖骨基底截骨手术，如 Juvara 截骨术；⑥第1跖趾关节手术，如 Keller 成形术、融合术、置换术。

麻醉方式：蛛网膜下腔麻醉或者全身麻醉，首选蛛网膜下腔麻醉。

一、术前注意事项

1.心理调适

了解病情、治疗方案，以及手术中、术后可能存在的问题和预防措施，解除心中疑惑，自我调适，减轻或消除不良情绪，积极配合治疗。

2．饮食管理

食物品种宜多种多样，且易消化。积极补充锌、铁、锰等微量元素，宜多食富含纤维素的蔬菜，多吃香蕉、蜂蜜等促进排便。

根据麻醉需要，术前12小时开始禁食，术前6～8小时开始禁饮，以防麻醉或术中呕吐引起的窒息或吸入性肺炎。

3．皮肤准备

手术前1天对手术区皮肤进行清洁，清除皮肤表面的污垢，并完成指(趾)甲的修剪。

4．大小便训练

学会床上使用便盆。男性应学会在床上使用尿壶。

5．咳嗽训练

术前进行咳嗽训练，并掌握深呼吸、有效咳嗽和排痰等的方法。在排痰前，先轻咳几次，使痰松动，再深吸一口气后，用力咳嗽，使痰顺利排出。如有吸烟习惯，则应戒烟。

二、术后注意事项

1．体位

根据麻醉方式安置体位。如手术麻醉方式为全身麻醉，则患者在尚未清醒前应取平卧位，头偏向一侧，使口腔分泌物或呕吐物易于流出，避免误吸入气管；全身麻醉清醒后，根据需要调整体位。如为蛛网膜下腔麻醉，应去枕平卧12小时，防止脑脊液外渗导致的头痛。可用支架、枕头、抬腿架等抬高足部，以利于静脉回流。

2．功能锻炼

(1)床上锻炼：麻醉观察期结束后，不要长期卧床，应尽早开始适量活动，频繁更换体位，避免患肢受压而阻碍血液循环。术后第1～2天,开始做主动和被动运动,原则是动静结合、局部运动和全身运动相结合,以不感到疲劳为度,逐渐增加运动强度。所做的功能锻炼主要包括下肢肌肉等长收缩锻炼及非固定关节的主动或被动活动,如坐起、抬腿等。每天2～3次,每次15～20分钟。这些锻炼可促进血液循环,消除患肢肿胀,防止下肢肌肉萎缩、关节僵硬,促进皮肤伤口愈合,减少并发症。

(2)下床活动:术后第3天可下床扶拐,进行患足不负重活动,但要把握时间,注意休息,少弹跳。

3.饮食护理

术后24小时内,饮食应以清淡为主,适当多饮水。术后24小时后,应食用含钙、铁丰富的食物(如动物肝脏),以促进骨骼的愈合。多食水果、蔬菜,禁忌饮酒,禁忌刺激性食物。术后应避免吸烟,防止小血管痉挛而造成伤足缺血缺氧。

三、出院后注意事项

1.功能锻炼

(1)术后1～3周,可进行踝关节屈伸活动及踝关节环绕运动,每天4～5次,每次2～3分钟。

(2)术后4～6周,进行患者股四头肌等长收缩锻炼并逐渐延长锻炼时间,每天2次,每次的时间不少于20分钟。运动强度以次日肌肉略感酸胀、手术部位水肿不加重为宜。

(3)术后7～12周,训练足趾外展内收屈伸肌群:①滑动第一跖趾关节。②在沙土上赤足行走,用足趾反复夹取放在地面上的毛巾或布,每天重复2～3次。③将小玻璃球放在地上,用足趾夹取并放到器皿中,每天2～3次。④单足站立,足跟抬起,保持片刻后放下,反复进行。

(4)术后2周以后,根据医嘱继续加强患肢功能锻炼,训练足趾外展内收屈伸肌群,加强足趾跖屈训练。

2.复查

一般于术后2周拆线,术后4周复诊,术后4~6周取克氏针,如有不适,应及时就诊。

3.日常护理

(1)选择合适的鞋子,鞋头宜宽,鞋跟不宜太高(一般不高于30cm)。

(2)保持术区敷料清洁干燥,定期给切口换药。

(3)为预防骨质疏松,可每天到户外晒太阳1小时,或补充鱼肝油、牛奶、酸奶等。

4.饮食营养

进食营养丰富的食物,如瘦肉、鱼、蛋黄、虾等。高蛋白、高钙、高热量食物可使体内产生骨胶质,而骨胶质有利于骨折两端黏合,有利于组织的修复与骨痂的形成。在恢复期要多吃含钙、磷、维生素D较多的食品,以利于骨骼的恢复。术后4周后,补肝肾壮筋骨,进食养血、舒筋、壮骨、调节脏腑的食物,促进骨痂生长。

(陈燕　朱巧君)

第十节　足部骨折手术前后,应该注意什么

足部骨折是指发生于足部距骨、跟骨、跖骨及趾骨部位的骨折。跟骨骨折如图20-17和图20-18所示。

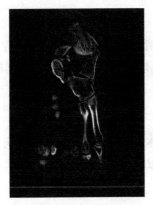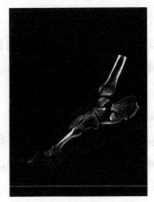

图20-17　跟骨骨折横断位　　图20-18　跟骨骨折矢状位

手术适应证:内踝、外踝、足舟骨、第五跖骨基底处骨折;足部骨折比较严重(如骨折移位明显),通过手法复位很难将错位的骨头恢复到原处;明显的开放性骨折,多块骨头和多条韧带都出现损伤。

麻醉方式:足踝外科手术绝大多数可在周围神经阻滞麻醉与椎管内麻醉下完成;对有区域阻滞禁忌证及不愿行区域阻滞的患者或不配合手术的儿童,可选择全身麻醉。

一、术前注意事项

1.心理调适

了解病情、治疗方案,以及手术中、手术后可能存在的问题和预防措施,解除心中疑惑,自我调适,减轻或消除不良情绪,积极配合治疗。

2.饮食管理

食物品种宜多种多样,且易消化。积极补充锌、铁、锰等微量元素,宜多食含纤维素多的蔬菜,多吃香蕉、蜂蜜等以促进排便。

术前12小时开始禁食,术前8小时开始禁饮,以防麻醉或术中呕吐引起的窒息或吸入性肺炎。

3.个人卫生

做好个人卫生,保持足部的清洁。手术前1日应清洁手术区皮肤,清除皮肤表面的污垢,并修剪趾甲,必要时由家属协助完成。

4.睡眠

保持安静舒适的环境,促进休息和睡眠。如有因疾病导致的不适和疼痛,应及时向医生汇报以便对症处理。如睡眠状态明显紊乱,可按医嘱应用镇静药物。

5.大小便训练

术前提早在床上练习使用便盆。男性应学会在床上使用尿壶。

6.咳嗽训练

如有吸烟习惯,则术前2周停止吸烟,防止呼吸道分泌物过多而影响呼吸道通畅。术前应进行咳嗽训练并掌握深呼吸、有效咳嗽和排痰等的方法。在排痰前,先轻咳几次,使痰松动,再深吸一口气后,用力咳嗽,使痰顺利排出。

7.专科注意事项

(1)抬高患肢、冷敷:注意观察患肢肿胀情况。卧床休息,将患肢抬高20～30cm,以利于静脉血液及淋巴回流,消除或减轻肿胀;或48小时内局部冷敷(局部外用50％硫酸镁溶液冷湿敷,结合使用冰水冷敷),冷敷可降低毛细血管通透性,减少渗出,使其尽快脱水、减轻肿胀,但应注意不能冻伤皮肤。

(2)早期锻炼:适当活动足趾、膝关节,促进血液循环。进行主动肌肉收缩锻炼,如股四头肌等长收缩和直腿抬高运动。股四头肌等长收缩运动:患者取仰卧位,两腿伸直,踝关节保持功能位,将一手掌置于膝关节上方,先用力绷紧股四头肌维持5秒,然后放松3秒,手掌应感到髌骨上下活动。直腿抬高运动:将膝关节伸直并用力抬高,在离床 20cm 处紧绷,维持 5～10 秒,放松 3～5 秒。

（3）处理张力性水疱:足部骨折常合并严重的软组织肿胀,甚至出现张力性水疱(见图 20-19)。水疱通常发生在骨折后 24～48 小时,有的为透明液体充填,有的为血性水疱。对于小水疱,可使用弹力袜套防止破溃及促进液体吸收;对于较大的水疱,应由医护人员操作,在局部消毒下用无菌注射器将水疱内液体抽出,不破坏水疱外壁,使外壁表皮重新贴敷于原处。

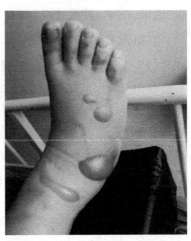

图 20-19　足部骨折后张力性水疱

（4）警惕骨筋膜室综合征:骨筋膜室是由骨、骨间膜、肌间隔及深筋膜构成的。骨筋膜室综合征是指骨筋膜室内的肌肉和神经因急性缺血、缺氧而产生的一系列早期综合征。若出现患足渐进性剧烈疼痛,持续高度肿胀,足背动脉搏动减弱或消失,足趾皮温降低,颜色暗紫或苍白,毛细血管反应异常,或皮肤感觉异常等情况,必须立即向医生报告。

二、术后注意事项

1.体位

（1）根据麻醉方式安置体位。全身麻醉:患者在尚未清醒时需去枕平卧 6 小时,头偏向一侧,使口腔分泌物或呕吐物易于流出,避免误吸入气管;在全身麻醉清醒后,可根据需要调整卧位。蛛网膜下腔麻醉:患者需去枕平卧 6 小时,防止脑脊液外渗而导致头痛。

(2)用支架、枕头、沙袋等抬高患肢20～30cm,以利于静脉回流,并注意将患肢保持于功能位。注意观察肢端颜色、皮温、血运、活动、感觉、肿胀情况,如有异常应及时向医生汇报。

2.功能锻炼

(1)术后早期,先进行足踝部缓慢的圆周运动(方法:将患肢平放在气垫上,足部做缓慢的360°旋转),然后进行踝关节的背伸与跖屈锻炼。要求患肢与健侧肢体一起锻炼,由健侧肢体带着患侧肢体锻炼,这样也能很好地发现患侧肢体与健侧肢体的差距。锻炼以主动锻炼为主,循序渐进地加强。在主动锻炼不能达到预期目标时,可进行被动活动,增强踝关节的背伸与跖屈度,从而保证踝关节的活动范围。

(2)术后2周后,骨折已基本稳定,此阶段可在床上做踏板运动或者轻度蹬墙运动,以防足部诸骨过度脱钙,并可以刺激足底皮肤,便于以后负重行走。

术后2周内可下床进行患足不负重活动,比如可扶拐不负重行走,但要把握时间,注意休息,少弹跳,预防跌倒。

3.饮食护理

术后24小时内,饮食应以清淡为主,可适当多饮水。术后24小时后,应食用高热量、高蛋白、高维生素、易消化且富含纤维素的食物,以促进纤维骨痂生长和伤口愈合。多食水果,多吃西红柿、苋菜、青菜、卷心菜、胡萝卜等维生素C含量丰富的蔬菜,禁忌饮酒,禁忌刺激性食物。术后应避免吸烟,以防止小血管痉挛而造成伤足缺血缺氧。

4.专科注意事项

(1)患肢的护理:在伤口敷料外给予冰袋持续冰敷,3小时更换冰袋1次,以减少伤口出血及组织渗出,减轻患肢的疼痛及肿胀,有利于伤口愈合。密切观察患肢肿胀情况、皮肤色泽和温度、足趾血运及活动。如发现与术前相比,患肢肿胀更明显,张力增大,肤色苍白或发绀,应立即通知医生,以便及时处理。

(2)伤口的护理:一般于术后留置引流管24～48小时。需取合适体位,避免压迫引流管。注意伤口渗出和引流管引流液的颜色、量等情况,如发现伤口有渗出,则应及时通知医生,以便及时换药,保持伤口敷料清洁干燥。将患肢内固定的克氏针一部分置于皮外,并需妥善固定,防止脱出。保持克氏针针道处皮肤清洁、干燥,如发现有渗出,应及时向医生汇报以便换药。

三、出院后注意事项

1.功能锻炼

(1)保护期:术后2周内患肢不负重,练习扶拐行走。使用拐杖时一定要精神集中,不要低头,眼睛向前方看,保持两拐与健肢形成一个等腰三角形(这种位置最安全可靠)。地面湿滑时,千万不要行走。持拐走路要穿轻便合适的鞋。两拐的宽度要略宽。拐的高度距腋窝10cm,双上肢用力撑拐,不要用腋部支撑,避免腋下受压,损伤臂丛神经。

(2)过渡期:术后6周拔出固定关节的两根克氏针。开始时,患肢负重应小于15kg,从负重25％体重行走逐渐过渡到负重50％体重行走,至术后3个月足部可以完全负重。弃拐,镜前练习平衡站立、双膝并拢下蹲。可在训练前用60～65℃热水袋局部热敷,使肌肉松弛;在训练后冰敷患足20分钟,促进局部血管收缩,减轻肿胀和疼痛。

(3)成熟期:在肌肉力量达到健侧90％以上后,恢复正常运动,如跑步。

2.复查

术后半个月到门诊复查伤口愈合情况;术后2～3个月,对患肢做X线检查,在医师指导下行后续功能锻炼。

3. 日常护理

对伤足应注意保暖,避免吹风受寒;平常多晒太阳、散步,以促进钙的吸收,防止患肢失用性骨质疏松加重;行走站立不宜过久,如肿胀明显,则可行热敷和抬高患肢。

4. 饮食营养

日常进食以补气养血、调养肝肾为原则,可食用各种高营养食物和含钙、磷、铁的食物,如牛奶、鸡蛋、动物肝脏、新鲜蔬菜、鸡汤、鱼汤等,可加入红枣、枸杞等。高蛋白、高钙、高热量食物使体内产生骨胶质,而骨胶质有利于骨折两端黏合,有利于组织的修复与骨痂的形成,故在恢复期要多吃含钙、磷、维生素D较多的食品,以利于骨骼的恢复。

5. 心理指导

术后患者可能存在疼痛和关节僵硬的困扰,需克服焦虑、烦躁、不安等不良情绪。主动进行康复锻炼,对自己的术后功能恢复要有信心。

(陈燕　林丹娅)

第十一节　跟腱断裂手术前后,应该注意什么

跟腱断裂(见图20-20)即跟腱组织的断裂,一般由间接暴力或直接暴力引起,以跟腱局部明显肿胀、疼痛、跖屈无力、不能垫脚站立、跛行等为主要表现。手术适应证:急性跟腱闭合

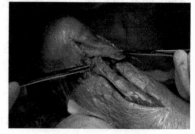

图20-20　跟腱断裂

断裂、开放断裂、陈旧断裂等需要手术修复治疗。

麻醉方式:足踝外科手术绝大多数可在周围神经阻滞麻醉与椎管内麻醉下完成;对有区域阻滞禁忌证及不愿行区域阻滞的患者或不配合手术的儿童,可选择全身麻醉。手术时,患者取俯卧位。

一、术前注意事项

1.心理调适

在发生跟腱断裂后,患者一般会非常紧张,因此要做好心理调适,对疾病有正确的认识,为手术治疗做好准备。

2.饮食管理

多进食营养素丰富、易消化的食物,例如鱼、瘦肉、蛋类及各种新鲜蔬菜。术前12小时开始禁食,术前6小时开始禁饮,以防麻醉或术中呕吐发生窒息或吸入性肺炎。

3.个人卫生

由于足部皮肤粗糙,常可隐藏霉菌和破伤风杆菌,所以需要对足部皮肤进行彻底消毒。对于急性跟腱闭合断裂,术前3天应每天用30℃的高锰酸钾溶液泡脚20分钟;对于陈旧断裂,术前3天应每天用39~41℃的高锰酸钾溶液泡脚2次,每次20分钟,从而抑制厌氧菌;对于开放断裂,用聚维酮碘溶液消毒即可。

4.睡眠

创造安静舒适的环境,促进休息和睡眠。对因疾病导致的不适和疼痛,应及时予以对症处理,如听轻音乐或使用镇痛药物。如以上措施均无效,则可按医嘱应用镇静药物。

5.大小便训练

跟腱断裂需卧床休息,术前患者应练习在床上使用便盆。男性要学会在床上使用尿壶。

6.咳嗽训练

患者如有吸烟的习惯，则在术前2周停止吸烟，防止呼吸道分泌物过多，影响呼吸道通畅。术前进行咳嗽训练，并掌握深呼吸、有效咳嗽和排痰等的方法。深吸气后屏气，然后稍用力咳嗽，使痰液咳出。

7.专科注意事项

术前要特别注意防止皮肤被刮破。一旦发生皮肤破损，会增加术后伤口感染的概率。术前需要剪脚趾甲，用肥皂水洗脚5分钟（特别要注意足趾缝内），然后用聚维酮碘溶液、酒精消毒，包扎。如有皮肤疖肿、抓伤、严重脚癣或体温异常，应及时告知主管医生。

二、术后注意事项

1.体位

（1）根据麻醉方式选择合适体位。周围神经阻滞麻醉与椎管内麻醉：患者应去枕平卧6小时，防止脑脊液外渗而导致头痛。全身麻醉：患者在尚未清醒时应去枕平卧6小时，头偏向一侧，使口腔分泌物或呕吐物易于流出，避免误吸入气管；全身麻醉清醒后，可根据需要调整体位。

（2）可用支架、枕头、抬腿架等抬高足部，以利于静脉回流，并注意将患肢保持在中立位。注意观察肢端颜色、皮温、活动、感觉、肿胀等情况。

2.石膏托护理

将患肢抬高20°～30°，切口处用弹力绷带加压包扎，将石膏托置于下肢前侧，由大腿中段到足尖，在膝关节屈曲30°位、踝关节中立位固定。注意观察石膏托松紧度，避免石膏托过紧。保持石膏托清洁，勿弄湿石膏。勿将石膏托放于尖锐物上，勿以尖锐物刺入石膏内,勿以外来物撞击石膏。一般固定时间为6周,4周后可改用短石膏托固定以承托膝关节以下部分。

3.留置管路护理

妥善固定各种引流管。知晓注意事项,注意保持引流管引流通畅,勿牵拉反折引流管,以防引流管滑脱堵塞。

4.饮食护理

术后24小时内,饮食应以清淡为主,适当多饮水。术后24小时后,应食用含钙、铁丰富的食物(如动物肝脏),多食水果、蔬菜。禁忌饮酒,禁忌刺激性食物。术后应避免吸烟,防止小血管痉挛造成的伤足缺血缺氧。

5.功能锻炼

(1)术后早期:在麻醉观察期结束后不要长期卧床,术后应尽早开始适量活动,频繁更换体位,避免造成患肢受压而阻碍血液循环。麻醉过后可行足趾主动运动和股四头肌等长收缩运动。股四头肌锻炼方法:患者取仰卧位,将两腿伸直平放在床上,抬腿时要伸直膝关节,足跟稍离床即可。抬腿时要慢慢抬起,然后慢慢放下。当把腿抬到适当高度时停留3～5分钟再放下来,然后再抬,这样反复练习,以不疲劳为宜。每2小时1次,每次5～10分钟。术后早期:在术后7天内,进行足趾主动活动和股四头肌等长收缩运动,每组5分钟,每小时1组。7天后,开始直腿抬高和侧抬腿练习,每组30次,休息30秒,连续练习4～6组,每天锻炼2～3次。跟腱断裂术后前3周不可下床活动,因此时跟腱尚未完全愈合,受外力影响最容易发生再次断裂,所以仍应在长腿石膏保护之下(但应在无抗阻力下)主动进行伸屈练习,防止关节粘连、僵硬。

(2)术后4～6周:4周改短石膏至膝关节以下。行膝关节屈曲和伸展的主、被动练习运动,以主动练习运动为主,每次15～

20分钟,每天1~2次;开始腿部肌力锻炼,部分负重,每组20次,连续练习2~4组,组间休息1分钟,至疲劳为止。临时去掉石膏,在无痛或微痛范围内被动地屈伸和内外旋转踝关节,每次10~15分钟,每天2次。第4周下床不负重活动。学会正确持拐,使用拐杖时一定要集中精神,不要低头,眼睛向前方看,保持两拐与健肢形成一个等腰三角形(这种位置最安全可靠)。地湿时千万不要行走。持拐走路要穿轻便合适的鞋。两拐的宽度要略宽。拐的高度距腋窝10cm,双上肢用力撑拐,不要用腋部支撑,避免腋下受压而损伤臂丛神经。

(3)术后6~8周:去石膏,开始扶拐行走。将硬纸板剪成鞋后跟大小,垫在鞋后跟内,垫高约3cm;2~3周逐渐过渡至穿平底鞋行走。期间逐渐进行前向跨步练习、后向跨步练习和侧向跨步练习。

(4)术后8~12周:进行静蹲练习,每次2分钟,中间休息5分钟,每组10次,每天2~3组;抗阻勾脚练习(坐床上,腿伸直,皮筋一端固定在床头处,另一端套在脚尖上,抗橡皮筋阻力完成勾脚动作),每组30下,组间休息30秒,连续约6组,每天2~3次。

(5)术后3个月(12周):进行功率车练习、游泳、由慢走过渡到快走练习、提踵练习、台阶练习、完全下蹲练习等。同时,应用电磁波谱仪等进行物理因子治疗,以减轻组织水肿等。

三、出院后注意事项

1.锻炼

跟腱断裂术后4~6周,在关节活动范围内,开展关节活动训练;术后6~8周开始部分负重功能锻炼(患肢适当用力,必要时需使用助行工具);3个月后开始完全负重功能锻炼(患肢完全着力,不借助任何助行工具),但跟腱处不得有明显牵拉感,以防过度牵拉而使跟腱再次断裂。锻炼时应选择舒适轻便的鞋子。

2.复查

术后半个月至门诊复查伤口愈合情况,在医师指导下进行后续功能锻炼。术后2～3个月做X线检查,在医师许可下方可恢复一般体育活动及体力劳动。

3.饮食营养

可以吃些营养丰富的食物,如瘦肉、鱼、蛋黄、虾等,以有助于伤口愈合,因为高蛋白、高钙、高热量食物可使体内产生骨胶质而有利于组织的修复。

(陈燕 陈洁洁)

第十二节 踝关节镜手术前后,应该注意什么

踝关节镜系统包括直径2.7mm的小关节镜、取物钳、刮匙、刨削器、动力系统、冷光源系统、摄像及播放系统等。踝关节镜手术(图20-21、图20-22)较传统的踝关节开放手术有三大优势:①手术视野清晰,能较好地处理踝关节内病变;②手术微创,只需要2～3个1cm的小切口就能完成手术;③手术并发症少,患者恢复快。

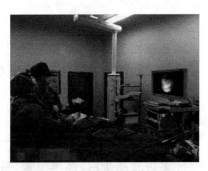

图20-21 踝关节镜手术进行中

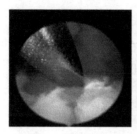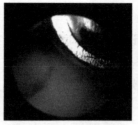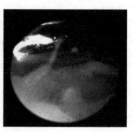

图20-22　踝关节镜图像

踝关节镜手术的主要适应证:滑膜炎性疾病;踝关节撞击症,包括关节内骨赘;踝关节内游离体;踝关节软骨损伤,如距骨软骨损伤;踝关节不稳,包括踝关节外侧韧带复合体损伤;踝关节镜下微创融合术;踝关节骨折的辅助治疗;踝关节僵硬粘连的镜下松解。

麻醉方式:硬膜外麻醉或全身麻醉。

一、术前注意事项

1.心理调适

在接到手术通知后,主管护士会针对患者的病情,强调踝关节镜的微创优势,告知麻醉及手术方式,介绍成功病例,从而给患者以精神支持,增强患者对手术的信心。家属的配合和鼓励可使患者以积极的心态配合治疗。

2.饮食管理

多进食高蛋白、高维生素、易消化的食物。术前12小时开始禁食,术前8小时开始禁饮,以防麻醉或术中呕吐发生窒息或吸入性肺炎。

3.个人卫生

手术前1日,清洁手术区皮肤,清除皮肤表面污垢,修剪趾甲,必要时由他人协助完成。

4. 睡眠

及时解除因疾病导致的不适和疼痛,创造安静舒适的环境,促进休息和睡眠。如睡眠状态明显紊乱,则可按医嘱应用镇静药物。

5. 大小便训练

术前3天练习在床上使用便器,以防术后因不习惯在床上排尿、排便而发生尿潴留和便秘。男性应学会在床上使用尿壶。

6. 咳嗽训练

如有吸烟的习惯,应在术前2周停止吸烟,防止呼吸道分泌物过多而影响呼吸道通畅。术前进行咳嗽训练,并掌握深呼吸、有效咳嗽和排痰等的方法。在排痰前,先轻咳几次,使痰松动,再深吸一口气后,用力咳嗽,使痰顺利排出。

7. 术前功能锻炼

(1)股四头肌等长收缩运动:患者取仰卧位,两腿伸直,将踝关节保持在功能位,一手掌置于膝关节上方,先用力绷紧股四头肌并维持5秒,然后放松3秒,手掌应感受到髌骨上下滑动。

(2)腘绳肌锻炼:将手掌置于膝关节下方,用力下压膝关节使手不能抽动,维持5秒,放松3秒。

(3)直腿抬高运动:将膝关节伸直并用力抬高,在离床20cm处绷紧,维持5~10秒,放松3~5秒。

(4)抗阻勾脚锻炼:坐床上,腿伸直,皮筋一端固定在床头处,另一端套在脚尖上,抗橡皮筋阻力完成勾脚动作,每组30下,每天6组,组间休息。

(5)抗阻绷脚锻炼:坐床上,腿伸直,皮筋一端握在手中,另一端套在脚尖上,抗橡皮筋阻力完成绷脚动作,每组30下,每天6组,组间休息。

(6)踝关节屈伸锻炼:坐床上,腿伸直,缓慢、用力、最大限度

地绷脚尖和勾脚尖，一般在极限处保持 10～20 秒，每组 10 下。(微痛范围内，建议在康复医师指导下完成)

二、术后注意事项

1.体位

(1)根据麻醉方式安置患者体位。全身麻醉:在患者清醒前，去枕平卧 6 小时，必要时头偏向一侧，使口腔分泌物或呕吐物易于流出，避免误吸入气管;全身麻醉清醒后，可根据需要调整体位。蛛网膜下腔麻醉:患者应去枕平卧 12 小时，防止脑脊液外渗而导致头痛。

(2)可用支架、枕头、沙袋等抬高足部，以利于静脉回流，并注意将患肢保持于功能位。注意观察肢端颜色、皮温、血运、活动、感觉、肿胀情况。

2.功能锻炼

(1)术后 6～24 小时，如患者生命体征平稳，即可安排功能锻炼，包括关节活动、肌力训练和行走训练等，可根据病情制订个体化训练方案。进行踝关节和足趾的被、主动功能锻炼，膝髋关节的屈伸活动和股四头肌、腓肠肌静力收缩锻炼，防止关节粘连及预防下肢血栓形成。活动力度不可过大，踝关节屈伸角度以不超过 30°为宜。

(2)术后 24 小时后，如患者体能较好，还可使用助行器下床行走，但注意患肢不能负重，以不感到疲劳、关节不肿胀为原则。同时进行有助于踝关节力量恢复的锻炼，包括下蹲和提后脚跟的练习。1 周后，扶拐行患肢不负重功能锻炼;6～8 周，部分负重;平均 12 周，完全负重。

3.留置管路护理

妥善固定引流管，保持引流管引流通畅，勿折叠，勿扭曲，严密观察引流液的颜色、性质及量。在更换引流袋时,严格执行无菌操作。

4.饮食护理

在术后可进食后,应多饮水,多食新鲜水果蔬菜,进食高蛋白、高维生素、高钙的食物。术后卧床易引起便秘,故第一餐应以咸流质饮食为主,术后3天内少吃或不吃较甜的点心、奶粉、豆奶粉等,平时饮食同术前。每次进食尽量细嚼慢咽,避免快速吞咽过程中吞进较多空气而引起腹胀。

5.专科注意事项

(1)切口护理:保持切口清洁,2周后拆除缝线。术后密切观察患肢肿胀情况,观察切口有无活动性出血及其出血量。48小时后换药并去除加压包扎。

(2)术后并发症的护理:定时测量体温,遵医嘱应用广谱抗生素,观察患足有无红、肿、热、痛等急性炎症表现。密切观察患足血液循环及感觉变化,注意有无邻近神经损伤。密切观察患肢肿胀情况,并可通过以下措施减轻肿胀:将患肢抬高约60°,促进静脉回流,避免血栓形成等。在患侧踝关节放置冰袋,减少关节腔内渗血、渗液,并注意冰袋护理,防止冻伤。观察患肢的局部血液循环、感觉、皮温、足背动脉搏动等,判断和预防筋膜间隔综合征。如有异常,应及时告知医生。

三、出院后注意事项

1.功能锻炼

注意观察伤口,如有异常,及时随诊。请家属陪同进行步态练习,以防出现跛行。在术后3～6周,在关节活动范围内开展关节活动训练;术后6～8周,开始部分负重功能锻炼(患肢适当用力,必要时需使用助行工具);3个月内,开始完全负重功能锻炼

（患肢完全着力，不借助任何助行工具）。锻炼时应选择舒适轻便的鞋子。

2.复查

术后半个月到门诊复查伤口愈合情况，在医师指导下进行后续功能锻炼。

术后2～3个月对患肢做X线检查。在医师许可下方可恢复一般体育活动及体力劳动。

3.饮食营养

进食营养丰富、易消化的食物，如瘦肉、鱼、蛋黄、虾等。高蛋白、高钙、高热量食物可使体内产生骨胶质，而骨胶质有利于骨折两端黏合，有利于组织的修复与骨痂的形成。在恢复期要多吃含钙、磷、维生素D较多的食品，有利于骨骼的恢复。

（陈燕　张蓉）

参考文献

[1] Egol KA, Koval KJ, Zuckerman JD. 骨折手册[M].蒋协远,译.4版.北京:人民军医出版社,2012.

[2] Fessele K, Yendro S, Mallory G. Setting the bar:developing quality measures and education programs to define evidence-based, patient-centered, high-quality care[J]. Clin J Oncol Nurs, 2014, 18(5): 7-11.

[3] Foster CS, Azar DT, Dohlman CH. 角膜:理论基础与临床实践[M].李莹,译.天津:天津科技翻译出版公司,2007.

[4] Geavlete B, Stanescu F, Iacoboaie C, et al. Bipolar plasma enucleation of the prostate vs open prostatectomy in large benign prostatic hyperplasia cases-a medium term, prospective, randomized comparison[J]. BJU Int, 2013, 111(5): 793-803.

[5] Honoré LH. Papillary carcinoma arising in a papillary cystadenoma of thyroid[J]. J Surg Oncol, 1980, 14(2): 105-110.

[6] Naylor MD, Aiken LH, Kuflzman ET, et al. The importance of tranitional care in achieving heath rearm[J]. Health Affaim, 2013, 30(4): 746-754.

[7] 艾瑞,刘静静,程晋成.颈动脉支架置入术的围手术期及并发症护理[J].海军医学杂志,2016,37(2):176-178.

[8] 白羽,李秀妍.简析尺桡骨骨折患者的护理[J].世界最新医学

信息文摘,2015,15(54):184.

[9]包贝西,王显军,赵尔弘.内收肌-囊筋膜瓣吻合术治疗外翻的长期疗效[J].中华骨科杂志,2016,36(21):1360-1366.

[10]薄美兰.椎体成形术治疗胸腰椎骨质疏松压缩性骨折的护理[J].当代护士,2015(12):46-47.

[11]蔡妙霞,林小兰,熊常美,等.内窥镜下治疗肘管综合征的临床应用与康复护理[J].海南医学,2016,27(16):2747-2748,2749.

[12]曹奎粉,张秀果.骨科患者围手术期呼吸系统并发症危险因素分析及护理方法[J].河北医学,2015,5(37):1586-1587.

[13]曹琳,韩素琴,陈盛.游离髂腹股沟皮瓣修复四肢皮肤软组织缺损的术后护理[J].中医正骨,2015,27(4):79-80.

[14]曹伟新,李乐之.外科学[M].第5版.北京:人民卫生出版社,2013.

[15]曹文娟,吕一,张孝静.闭合性跟腱断裂缝合术后患者的康复治疗及护理[J].中医正骨,2014,26(5):71-72.

[16]曾文超,王洪宾,岳震,等.正中动脉增粗致腕管综合征5例的诊疗经验[J].中华显微外科杂志,2016,39(4):373-374.

[17]曾亚莉,李红梅,郑玉建.B型主动脉夹层患者覆膜支架植入后围手术期护理[J].中国心血管病研究,2015,13(9):859-861.

[18]曾艳,李棚.儿童分泌性中耳炎患者实施优质护理效果评价[J].吉林医学,2016,37(4):982-983.

[19]陈聪.股骨干骨折的术前术后护理体会[J].中国现代药物应用,2017,23(11):151-152.

[20]陈广社,李峰,刘旭晨.乳腺肿物麦默通旋切与常规切除术的对比研究[J].中国微创外科杂志,2016,16(7):635-637.

[21]陈洁.骨科患者术后135例失眠原因的调查及护理对策[J].

护理研究,2014,8(24):258-259.

[22]陈历赛,段宝凤,杨镛,等.^{125}I粒子组织间植入治疗前列腺癌放射防护研究进展[J].护理研究,2015,2(29):517-518.

[23]陈丽君,陆萍,郑祺,等.骨科疾病健康教育手册[M].杭州:浙江大学出版社,2017.

[24]陈利芬,成守珍.专科护理常规[M].广州:广东科技出版社,2013.

[25]陈玮端,虞玲.系统护理在斜视矫正术中的应用效果[J].护理实践与研究,2013,10(13):74-75.

[26]陈孝平,汪建平,赵继宗.外科学[M].9版.北京:人民卫生出版社,2018.

[27]陈秀花,石海燕.脑血管介入治疗的并发症护理进展[J].中华现代护理杂志,2012,18(20):2476-2477,2480.

[28]陈雪芬,周海微.足趾复合组织瓣修复手指缺损的围手术期护理[J].中医正骨,2017,29(5):73-74.

[29]陈燕燕.眼耳鼻咽喉口腔科护理学[M].3版.北京:人民卫生出版社,2014.

[30]陈毅蓉,苏振民.婴幼儿腭裂围手术期护理体会[J].国际护理杂志,2017,36(2):191-192.

[31]陈祖云,徐嘉董,树华施,等.综合护理干预预防妇科肿瘤术后下肢深静脉血栓形成的效果观察[J].护士进修杂志,2016,31(18):1710-1712.

[32]成守珍,张振路.新编临床专科护理健康教育指南[M].广州:广东科技出版社,2016.

[33]程秀云.急性阑尾炎围手术期的整体护理干预效果观察[J].中外医学研究,2016,14(12):85-86.

[34]程瑛卓.探究快速康复护理理念在心外科手术中的运用[J].健康前沿,2016(8):64.

[35]崔芳,王惠芳,王予彬,等.康复训练对肩关节镜下SLAP损伤修复术后患者肩关节功能恢复的影响[J].中国运动医学杂志,2013,32(5):394-397.

[36]崔福荣,张谨.现代手术室规范化管理实用手册[M].北京:人民卫生出版社,2013.

[37]崔娅.椎间孔镜下髓核摘除术治疗腰椎间盘突出症的护理[J].实用临床护理学杂志,2016,1(10):83-86.

[38]戴朴,郗昕,孙喜斌,等.人工耳蜗植入工作指南(2013)修订解读[J].中华耳鼻咽喉头颈外科杂志,2014,49(2):96-102.

[39]邓曼丽,常丹丹.实用麻醉护理技术操作规范30项[M].北京:科学出版社,2018.

[40]邓曼丽,何丽.麻醉恢复室规范化护理工作手册[M].北京:科学出版社,2017.

[41]米勒.米勒麻醉学[M].邓小明,曾因明,译.7版.北京:人民大学医学出版社,2011.

[42]董金萍.整体护理在肝胆管结石合并胆管癌患者围手术期的效果观察[J].慢性病学杂志,2014,15(2):113-115.

[43]董利英.腔内激光联合泡沫硬化剂治疗下肢静脉曲张的护理体会[J].护士进修杂志,2013,28(10):1880-1881.

[44]杜春晖,张娟,于艳红,等.经鼻蝶入路切除垂体瘤患者术后并发尿崩症的护理[J].解放军护理杂志,2015,32(22):42-43.

[45]杜天平,李莉.椎弓根内固定系统治疗不稳定C型骨盆骨折围手术期观察与护理[J].现代中西医结合杂志,2014,23(17):1922-1924.

[46]福嘉欣,江毅,朱红.673例成人职业性手外伤的流行病学调查[J].中华劳动卫生职业病杂志,2015,33(10):769-770.

[47]付佳,高凡,李鸿艳.肩关节镜术后患者加压冷疗的效果观察

[J].中华护理杂志,2015,50(8):942-945.

[48]付建云,马群华,张大铮.不同护理干预模式对术后腮腺混合瘤患者并发症的影响分析[J].实用临床医药杂志,2015,19(16):116-119.

[49]付文华.前列腺癌根治术围手术期护理[J].中国保健营养,2016,26(4):144.

[50]付新梅.45例前列腺癌根治术围手术期的护理体会[J].中国医药指南,2014(16):313-314.

[51]付尧,王金成,贾云龙.Sanders Ⅱ～Ⅲ型跟骨骨折术后完全负重练习开始时间与足部功能关系[J].中华骨与关节外科杂志,2015(1):63-65.

[52]高丽.舌癌患者颌颈联合根治术加前臂游离皮瓣修复的护理[J].中国临床护理,2014,6(5):416-417.

[53]高莉萍,张有宝.颌骨牵引钉在颌骨骨折患者中的应用及护理[J].中国实用护理杂志,2012,28(11):31-32.

[54]高路路,王洁.膝关节镜下交叉韧带重建术的围术期护理体会[J].护士进修杂志,2016,31(20):1866-1868.

[55]公培娟,王仁鸿.腔内隔绝术治疗腹主动脉瘤围患者的术中护理[J].护士进修杂志,2014:29(10):912.

[56]龚爱云,杨侠,王珊,等.甲状腺癌的术前护理干预[J].当代护士,2017(3):67-68.

[57]古翠云.慢性缩窄性心包炎围术期的护理体会[J].心理医生,2012(1):45-47.

[58]顾丽.肺癌全肺切除手术的护理[J].母婴世界,2016(21):46.

[59]顾晓晖,毕擎,夏冰.第1跖骨基底Chevron截骨矫形治疗中重度姆外翻[J].浙江临床医学,2017,19(7):1248-1250.

[60]郭莉.手术室护理实践指南[M].北京:人民卫生出版社,2018.

[61]郭莉萍,谢丽娟.快速康复外科理念在外科腹外疝护理中的应用观察[J].中国当代医药,2016,23(18):168-170.

[62]郭汀,潘盼盼.浅谈正确的乳房自检在乳腺癌预防中的应用[J].中国实用护理杂志,2016,32(z1):110.

[63]郭晓艳.全程优质护理对腹腔镜肾肿瘤切除术的应用体会[J].护理研究,2017(23):81-82.

[64]郭艳丽,杨立群.颌骨骨折级颌骨囊肿小型钛板内固定术病人的围手术期护理[J].全科护理,2015,28(13):2847.

[65]韩桂英.高危前列腺增生患者等离子剜除术围手术期护理体会[J].护士进修杂志,2015,1(30):84-85.

[66]韩晓霞,韩萍.成人胸外科术后拍背的方法学研究[J].中华现代护理杂志,2015,21(17):2091-2093.

[67]何雪花.快速康复外科理念在膝关节镜手术围手术期护理中的应用[J].中医正骨,2017,29(2):79-80.

[68]和丽花.腰椎后路减压植骨融合钉棒系统内固定术的护理[J].当代护士,2015(8):37-38.

[69]胡冬梅.心脏瓣膜置换术后护理[J].中国社区医师(医学专业),2012,14(9):351.

[70]胡经文,阮慧琴.235例主动脉夹层患者的病情观察与护理[J].中华现代护理杂志,2013,19(13):1551-1552.

[71]胡艳.老年人眼眶肿瘤摘除术后预后的影响因素分析[J].临床眼科杂志,2017,25(2):145-147.

[72]胡勇花.青光眼术后行白内障微切口超声乳化吸出术的护理[J].护士进修杂志,2014,29(7):667-668.

[73]胡运韬,马志中,冯学峰,等.球内异物临床特征的回顾性分析[J].中华眼视光学与视觉科学杂志,2015,17(2):76-80.

[74]黄凤清,林卫琼,黎凤群.综合护理在预防小儿唇裂修复术后切口感染中的应用[J].齐鲁护理杂志,2013,19(18):101-

102.

[75]黄海,王雪韬.综合护理干预在无张力疝修补术治疗腹股沟嵌顿中的应用效果[J].中外医学研究,2016,14(1):109-111.

[76]黄惠敏,叶婉玲,萧月玲,等.甲状旁腺肿瘤的围手术期护理[J].当代医学,2013,6(19):117-118.

[77]黄静,曹廷芬,李茂蕾,等.肛周脓肿的围术期护理[J].现代医药卫生,2015,3(31):442-443.

[78]黄琳.腔内激光治疗下肢静脉曲张围手术期的心理护理[J].临床医学,2015,28(10):87.

[79]黄秋雨,安娜,叶菁菁.口腔癌联合根治术后并发肺部感染的预防及护理[J].中华口腔医学研究杂志,2016,10(2):140-142.

[80]黄晓娟,何建书.中老年股骨颈骨折全髋关节置换术的围手术期康复指导及护理对策[J].中国医药导刊,2016,18(1):105-106.

[81]黄馨颖.老年白内障患者心理情绪及并发症的护理干预效果分析[J].中华现代护理杂志,2016,22(29):4257-4260.

[82]黄友梅,朱贤春,张敏.1例垂体瘤复发患者的术后护理[J].护理学报,2014(18):35-36.

[83]冀敏波,范晋斌,李月明.Scarf截骨术治疗踇外翻[J].实用手外科杂志,2017,31(2):185-187.

[84]贾伟,刘建龙.下腔静脉滤器置入在预防下肢深静脉血栓形成继发性肺栓塞中的临床意义[J].实用医学杂志,2016,32(3):458-460.

[85]江细民.围手术期肠内营养与肠外营养在胃癌根治术术后治疗中的应用研究[J].中外医学研究,2014,12(14):31-32.

[86]姜会枝.高龄患者人工髋关节置换术的围手术期护理体会[J].中国医药指南,2017,15(11):226-227.

[87]姜培英,马冬萍,张洛廷.复杂性视网膜脱离围手术期80例护理体会[J].海军医学杂志,2014,35(4):327-328.

[88]姜勇.针对性护理在腹腔镜肾部分切除术患者中的应用[J].齐鲁护理杂志,2014,20(18):35-37.

[89]蒋中艳,王维群,袁任露,等."五步起床法"护理干预对脊柱疾病患者术后康复的影响[J].医学信息,2016,5(15):114-115.

[90]解冬梅,曾婉婷,刘蓉蓉,等.81例腮腺恶性肿瘤患者术后并发症护理体会[J].重庆医学,2017,46(3):428-430.

[91]解曙柳.下肢动脉硬化闭塞症介入治疗20例围术期护理[J].世界最新医学信息文摘,2015,15(37):213.

[92]金丹.经皮椎间孔镜治疗椎间盘突出及神经根粘连松解术的围手术期护理[J].中国实用神经疾病杂志,2016,19(24):139-140.

[93]金淑霞,高美丽,王桂红,等.老年全膝关节置换术患者隐性失血围手术期护理[J].中国继续医学教育,2017,9(11):237-239.

[94]康成为,黄克,蔡敏.膝关节后交叉韧带止点周围骨软骨瘤1例[J].复旦学报(医学版),2015,42(6):806-810.

[95]柯丽燕.24例颈动脉内膜剥脱术治疗颈动脉狭窄的围手术期护理[J].当代护士,2017(3):31-32.

[96]雷采凤,朱姝,祝青青,等.视网膜脱离手术患者院外护理干预[J].护理实践与研究,2016,13(12):82-83.

[97]雷玮,钱晓路,孙晓春,等.腕管综合征病人疾病严重程度及影响因素调查分析[J].护理学杂志,2014,29(18):8-11.

[98]黎晓新,王景昭.玻璃体视网膜手术学[M].北京:人民卫生出版社,2000.

[99]李翠英,褚兰芹.经尿道前列腺电切除术后患者采用不同膀

胱冲洗方法的效果观察[J].中国临床护理,2016,11(8):
480-481.

[100]李二生,穆吉兴,孟庆聚,等.反复回拉肠梗阻导管治疗重度
及多发良性粘连性肠梗阻的疗效[J].中华放射学杂志,
2018,52(3):228-230.

[101]李凡,艾明.玻璃体切割联合硅油填充术后缩短俯卧位时间
对疗效的影响[J].护理学杂志,2015,30(20):37-39.

[102]李海燕,陆清声,冯睿.血管护理核心课程[M].上海:上海
科学技术出版社,2018.

[103]李红梅.经鼻蝶垂体瘤切除术患者的术前宣教[J].中国实
用护理杂志,2012,28(z2):18.

[104]李会.痔疮术后护理及常见并发症的观察与处理[J].中国
农村卫生,2016,12(24):50.

[105]李静孟,吴秋平,侯兵,等.放疗及胸腺瘤切除术治疗重症肌
无力并胸腺瘤的疗效[J].中国继续医学教育,2018,10(8):
93-94.

[106]李乐之,路潜.外科护理学[M].5版.北京:人民卫生出版
社,2012.

[107]李莉,马珍珍.踝关节骨折患者的围手术期护理[J].医学信
息.2011(9):69-70.

[108]李莉莉.急性下肢深静脉血栓应用AngioJet系统血栓消融
术围手术期护理[J].护士进修杂志,2017,32(1):60-62.

[109]李梦,朱欢,杨静.循证护理在胸腰椎前路结核病灶清除植
骨融合内固定术的围手术期护理的应用[J].新疆中医药,
2016,34(1):54-56.

[110]李敏清,张广清.人工全踝关节置换术中西医结合护理进展
[J].实用临床护理学电子杂志,2016,1(9):191-192.

[111]李青梅,郑光峰.快速康复外科理念在膝关节镜围手术期护

理中的应用[J].实用医药杂志,2015,32(11):1044-1045.

[112]李情洁,刘芯君,游进会.压力干预在静脉曲张微创术后患者中的应用效果研究[J].护理实践与研究,2017,14(2):68-70.

[113]李琼华.胫腓骨开放性骨折采用外固定架治疗的临床护理体会[J].实用中西医结合临床,2015,2(15):87-88.

[114]李淑英,李霞,张金燕,等.不同下床方式对腰椎间盘突出症患者术后首次下床舒适状况的影响[J].中国实用护理杂志,2016,32(2):102-103.

[115]李侠,张沛.乳腺癌专用胸带应用于改良根治术后患者的效果评价[J].实用癌症杂志,2016,31(9):1456-1458.

[116]李霞,迟涛胜,徐美丽,等.肩关节镜手术治疗肩袖损伤的围手术期护理[J].中医正骨,2017,29(9):77-78.

[117]李晓音.个性化护理干预急性阑尾炎术后患儿[J].临床研究,2018,26(3):131-132.

[118]李亚婷,李静薇.膀胱痉挛的危险因素分析及护理的研究现状[J].中国实用护理杂志,2016,12(32):2797-2799.

[119]李艳,张海燕,赵雪梅.乳腺癌术后患者佩戴义乳现状调查及影响佩戴因素分析[J].临床护理杂志,2016,15(4):56-58.

[120]李燕梅,邵建富.经鼻肠梗阻导管治疗术后早期炎性肠梗阻中的护理[J].现代消化及介入诊疗,2014(3):209-210.

[121]李洋阳,李沙,陈苏明.老年心血管病患者心电监护下微创拔牙护理安全管理[J].齐鲁护理杂志,2015,21(4):115-116.

[122]李玉梅,韩丹丹.快速康复外科在膝关节置换围手术期护理体会[J].中国急救医学,2016,36(2):191-192.

[123]练贤惠,杨琴,吴春.介入置管溶栓治疗下肢动脉硬化闭塞

症的观察与护理[J].全科医学,2017,15(9):1102-1104.

[124]梁敏,吴永芳.股骨干骨折术后患者的康复锻炼[J].母婴世界,2015(16):151.

[125]梁秋金,王书欣,丘婷,等.改良式颈椎后路单开门术患者的围手术期护[J].护士进修杂志,2015,30(15):1395-1397.

[126]梁廷波,白雪莉.肝门部胆管癌多学科团队的诊断与治疗[J].中华消化外科杂志,2015,14(4):268-274.

[127]梁雪坤,龚小玲,柯国芬.改进颈椎骨折/颈椎术后患者翻身方法的效果注意留意[J].青岛医药卫生,2016,48(1):73-74.

[128]廖羽,陈志峰.体位活动指导对妇科腹腔镜患者术后胃肠蠕动功能恢复的影响[J].护士进修杂志,2015,30(8):765-767.

[129]林翠娥,郭健凌,张玉凤.高血压脑出血患者颅内血肿清除术后的护理分析[J].国际护理学杂志,2012,31(4):643-644.

[130]林雪梅,全小明,庞秀霏,等.快速康复外科理念在胃癌根治术后护理中的应用[J].护理研究,2015(5):543-545.

[131]林英立,李艳丽,戚景光,等.经尿道前列腺电切术后膀胱痉挛的危险因素分析及防治措施[J].中国中西医结合外科杂志,2015,21(5):131-132.

[132]林月庆,侯斌斌,张杏兰.肿瘤患者治疗间歇期出院后携带PICC并发症发生原因及护理[J].现代临床护理,2012,11(10):27-29.

[133]林长玲,梁巧容,杨满青.复杂先天性心脏病患者58例行改良Fontan术后的护理[J].岭南心血管病杂志,2017,23(5):619-620.

[134]凌蓉,陈云涛.下肢动脉硬化闭塞症血管腔内介入治疗后并

发症的观察和护理[J].四川医学,2013,34(3):446-448.

[135]刘宸希,李萍,康俊凤,等.老年腹外疝患者术后护理诊断、护理结局、护理措施及其链接的研究[J].中国实用护理杂志,2015,31(6):414-417.

[136]刘飞舞,金占萍,朱迎春.关节镜下肩袖修补围手术期护理[J].现代实用医学,2016,28(10):1381-1383.

[137]刘菲,尹小兵.骨科深静脉血栓预防的护理研究进展[J].中国实用护理杂志,2017,33(13):1038.

[138]刘红娟,叶艳君,刘立平,等.健康教育在肱骨干骨折患者康复训练中的作用[J].中国实用医药,2015,20:268-269.

[139]刘家琦,李凤鸣.实用眼科学[M].3版.北京:人民卫生出版社,2012.

[140]刘静,柯荣军,张玉琴.加速康复外科理念指导下的腰椎单节段融合手术患者的护理[J].解放军护理杂志,2015,32(2):50-53.

[141]刘蕾.针对性护理对骨肿瘤患者化疗期间焦虑、抑郁情绪及应对方式的影响[J].中国医药导报,2016,13(10):174-177.

[142]刘麟蕃,张震康,俞光岩.实用口腔医学[M].2版.北京:人民卫生出版社,2005.

[143]刘巧兰,何冰,陈斌.围术期健康教育与心理干预对老年骨科患者护理重要性的探讨[J].国际护理学杂志,2015,(11):1510-1512.

[144]刘青萍,赵琦,王建宏,等.规范化延续性护理干预对慢性鼻-鼻窦炎术后患者自我管理能力、自我效能及生活质量的影响[J].医学临床研究,2017,8:1658-1661.

[145]刘琼.降主动脉瘤13例围术期护理[J].齐鲁护理杂志,2011,17(2):62-63.

[146]刘穗玲,王秀华.主动脉夹层病人疼痛控制的研究进展[J].

护理研究,2014,28(3):265-267.

[147]刘文慧,姜晓薇,姜连英.快速康复理念在老年膝关节置换术中的应用新进展[J].长春中医药大学学报,2017,33(3):475-477.

[148]刘亚东,强晓玉,张妍,等.老年股骨粗隆间骨折患者行闭合复位髓内针内固定的临床疗效[J].中国老年学杂志,2016,36(9):2216-2217.

[149]刘玉琴,丁玲,欧会芝.协同护理对成年尺桡骨双骨折术后前臂功能康复的影响[J].世界临床医学,2016,6(10):193-194.

[150]楼青青,周小波,杨丽梨,等.高级临床护士对糖尿病手术病人的干预及效果[J].中华护理杂志,2014,9(10):77-80.

[151]罗玲,吕晓娇,王丽,等.封闭式负压引流技术在糖尿病足护理中的应用与评价[J].中国实用护理杂志,2015,10(31):13.

[152]骆建霞.脑血管介入术后穿刺点的观察及护理[J].护士进修杂志,2014(13):1243-1244.

[153]吕凤芹.外伤性脾破裂患者的临床护理体会[J].中国卫生标准管理,2015,6(7):155-156.

[154]吕青,杨明明,吴秀玲.颌面部恶性肿瘤游离皮瓣移植修复术后血管危象的护理[J].护理实践与研究,2015(12):87-88.

[155]吕云福.肠梗阻的常见病因分类与治疗策略[J].中华普外科手术学杂志(电子版),2011,5(3):251-255.

[156]马胡晶,周君琳.开始部分负重与完全负重功能锻炼对Sanders Ⅱ～Ⅲ型跟骨骨折切开复位内固定术后患者足部功能的影响[J].临床和实验医学杂志,2017,16(11):1136-1138.

[157]毛淑艳,蒋薇薇,李洋,等.纤维喉镜下声带小结和声带息肉摘除术的手术护理[J].饮食保健,2017,4(3):166.

[158]那彦群.中国泌尿外科疾病诊断治疗指南[M].北京:人民卫生出版社,2011.

[169]欧秋燕,姚碧奇,梁静珍,等.加强糖尿病足护理"五部曲"的健康教育预防糖尿病足的发生[J].中外医学究,2013,11(17):56-57.

[160]欧阳淑园,韩晓庆,李雪美.慢性鼻-鼻窦炎行鼻内镜术60例优质护理干预[J].齐鲁护理杂志,2017,8:4-6.

[161]潘盼盼,郭汀.乳腺癌患者在化疗期的护理对策[J].中国实用护理杂志,2016,32(z1):51-51.

[162]潘瑞红.临床护理工作告知指南[M].武汉:华中科技大学出版社,2016.

[163]彭万丽.急性下肢动脉栓塞患者的围手术期护理体会[J].饮食保健,2017,4(21):179.

[164]钱金芳,陈晓莉,吴安安.下肢动脉硬化闭塞症患者行血管腔内治疗后并发症的护理[J].护理与康复,2015,14(9):837-838.

[165]钱瑾,刘菲,尹小兵.延续性护理的研究进展[J].护理研究,2014,28(3):777-779.

[166]秦春耀,梁炳生.肘管综合征诊治进展[J].国际骨科学杂志,2014(5):310-312,315.

[167]秦建军,李战祥,鲜大志.肘管综合征行神经松解术的临床疗效分析[J].实用手外科杂志,2015(1):76-77.

[168]秦丽琴.快速康复理念在膝关节镜手术围手术期护理分析[J].实用临床护理学电子杂志,2017,2(21):1,5.

[169]卿丽君,周伟明,萧剑彬,等.杂交手术治疗急性下肢动脉栓塞的围术期护理[J].全科护理,2016,14(22):2306-2307.

[170]饶海芳,刘文辉,覃瑜芳,等.快速康复外科理念在老年人工髋关节置换围手术期的护理应用[J].医学信息,2017,30(4):193-194.

[171]任蔚虹,王惠琴.临床骨科护理学[M].北京:中国医药科技出版社,2007.

[172]芮丽丽.影响开放性眼外伤预后的相关因素分析及护理[J].临床护理杂志,2015,12(1):33-34.

[173]邵丽红,叶国凤.口腔颌面部游离组织瓣移植术后45例的功能训练[J].护理与康复,2016,15(7):649-650.

[174]邵淑军.探讨痔疮术后护理及常见并发症的观察与护理方法[J].中国卫生标准管理,2018,9(2):178-179.

[175]佘刚,段云飞,朱玲玲,等.巨脾自发性破裂出血4例诊治体会[J].肝胆胰外科杂志,2013,25(5):425-427.

[176]沈向英,余桂香.玻璃体切除联合硅油填充术治疗老年复杂性视网膜脱离病人的护理[J].护士进修杂志,2014,29(8):753-754.

[177]生辉,秦刚,黄肖华,等.骨肉瘤的治疗进展[J].医学综述,2017,23(8):1529-1532.

[178]施美珍.胫腓骨骨折患者围手术期护理[J].健康护理,2016,1:246.

[179]舒娅,何吕福,王晓华.儿童斜视术后复视对生活质量的影响及护理措施[J].中华现代护理杂志,2016,22(25):3607-3609.

[180]宋琛,马志忠.眼科手术学[M].2版.北京:人民军医出版社,2008.

[181]宋瑞霞,刘琼帆,沈艳华.成年人股骨干骨折内固定术后护理体会[J].中国伤残医学,2016,23(24):79-80.

[182]苏佳佳.正确的饮食指导对肛门手术后排便的影响[J].饮

食保健,2016,3(7):219.

[183]苏燕颜.46例断指再植术后的护理体会[J].微创医学,2014,9(4):532-533,447.

[184]孙川.贫血的饮食调养[J].食品与健康,2016(5):24-25.

[185]孙力,刘淑贤.护理干预对斜视手术病人重症眼心反射的影响[J].护理研究,2014,28(11):4194-4195.

[186]孙玲云.66例骨盆骨折患者的护理观察与体会[J].中国现代药物应用,2017,11(22):166-167.

[187]孙英伟,葛晓雪,夏丽莹,等.儿童内生软骨瘤的影像学特征[J].中国现代医学杂志,2017,27(1):133-136.

[188]邰小丽.徒手拍背与拍背器拍背在肺部感染患者中的效果对比[J].按摩与康复医学,2015(6):55-56.

[189]谭明凤,陈雪,陈保莉.急性闭角性青光眼护理总结[J].实用中医药杂志.2015,31(11):1069-1070.

[190]谭雁红,叶旺娣,朱宝丝,等.自我管理教育对青光眼患者遵医行为及生活质量的影响[J].齐鲁护理杂志,2016,22(4):30-32.

[191]唐啸.根治性切除术辅助肝动脉化疗栓塞治疗肝内胆管细胞癌的疗效和预后分析[J].临床肝胆病杂志,2015,31(2):236-239.

[192]唐肇毅.张力带固定治疗不同类型髌骨骨折疗效观察[J].按摩与康复医学,2017,8(3):38-39.

[193]田勇泉,韩德民,孙爱华.耳鼻咽喉头颈外科学[M].8版.北京:人民卫生出版社,2013.

[194]万文婷.关于断指再植病人的护理与功能康复研究[J].中国伤残医学,2016,24(24):100-100.

[195]汪美凤.冷敷在口腔颌面外科拔牙术后的应用现状与进展[J].中国实用护理杂志,2016,32(29):2315-2316.

[196]王宝映,陈佩芳,冯焕芳,等.快速康复理念在膝关节镜手术患者围手术期护理中的应用效果分析[J].中国实用医药,2017,12(36):161-163.

[197]王彪,郝定均,郭华,等.颈胸段脊柱结核的手术治疗策略[J].中国脊柱脊髓杂志,2017,27(2):97-103.

[198]王丹.股骨干骨折的术后护理[J].临床监护,2015,45(15):199.

[199]王东林,张春侠,韩彦辉,等.球内异物取出方式探讨[J].中国实用眼科杂志,2013,31(10):1346-1348.

[200]王浩,梁钰.主动脉夹层患者术前血压控制的护理进展[J].护士进修杂志,2016,31(11):992-994.

[201]王宏,曹旭晨,杨绍时,等.保乳联合前哨淋巴结活检术治疗早期乳腺癌患者80例临床观察[J].山东医药,2015,55(45):54-56.

[202]王辉华,陈勇,李江华.微创内镜保胆术与腹腔镜胆囊切除术治疗胆囊息肉疗效比较[J].海南医学,2016,27(15):2526-2528.

[203]王瑾玫,谢静静.综合护理干预在髋部骨折手术患者中的应用[J].齐鲁护理杂志,2017,23(8):11-12.

[204]王静.康复训练护理对尺桡骨双骨折患者临床效果及功能恢复影响[J].临床使用医药杂志,2016,20(12):92-94.

[205]王美颜,苏丽金,肖惠明.围术期护理在穿透性角膜移植术后高眼压患者中的应用[J].齐鲁护理杂志,2016,22(18):90-91.

[206]王明玲,曹新颖,马超,等.自体骨髓单个核细胞治疗椎体压缩性骨折患者的围术期护理[J].护理学杂志,2016,31(8):12-14.

[207]王青,程惠.颈椎前路术后患者并发窒息原因分析与护理干

预[J].实用临床护理学电子杂志,2017,2(8):57-59.

[208]王少云.综合康复治疗锁骨骨折内固定术后功能障碍的疗效观察[J].按摩与康复医学,2013(9):23-24.

[209]王小燕,任晖."3+x"健康教育模式对减少胃癌手术患者胃管非计划性拔管的效果评价[J].肿瘤研究与临床,2016,28(7):468-470.

[210]王煦,陈飞飞,李国振.阑尾炎手术患者围手术期预防性抗菌药物应用研究进展[J].现代实用医学,2016,28(9):1259-1260.

[211]王亚亚,戴明辉,万巧琴,等携带管路出院患者延续护理服务需求调查分析[J].中国护理管理,2013,13(10):31-33.

[212]王艳.微通道经皮肾治疗上段输尿管结石围手术期护理[J].护理研究,2016(50):131

[213]王正义.足踝外科学[M].北京:人民卫生出版社,2006.

[214]王紫颖.最新肿瘤专科护理技术创新与护理精细化查房及健康教育指导实用全书[M].北京:人民卫生出版社,2016.

[215]韦志一,曹娟,蒋爱萍,等.眼眶肿瘤摘除术的围手术期护理[J].江苏医药,2014,40(16):1981-1982.

[216]魏兴华,胡海燕.经尿道前列腺电切术后膀胱痉挛的原因分析与对策[J].四川医学,2014(10):1307-1308.

[217]吴和平,李芬芳,孙惠萍.跟骨骨折术后早期康复护理[J].护士进修杂志,2015(18):1697-1689.

[218]吴阶平,裘法祖,吴孟超,等.黄家驷外科学[M].北京:人民卫生出版社,2008.

[219]吴阶平.吴阶平泌尿外科学[M].济南:山东科技出版社,2004.

[220]吴可佳,张晓弘,郑青青.术前禁食禁饮方案的现状及研究进展[J].解放军护理杂志,2016,33(9):58-60.

[221]吴亮,杜维卫,张伟平,等.腕管综合征标准化治疗临床分析[J].中华手外科杂志,2017,33(1):64-65.

[222]吴岭,朱杰昌,范海伦,等.腹主动脉瘤开放手术与腔内治疗效果的比较[J].中华临床医师杂志,2014,8(4):611-614.

[223]吴松梅.护理干预对减轻妇科腹腔镜术后肩痛的护理进展[J].临床护理杂志,2014,13(1):55-58.

[224]吴畏.原发性恶性骨肿瘤患者的临床护理[J].中国伤残医学,2014(9):226-227.

[225]向月,王珊珊,刘珍红,等.恶性骨肿瘤化疗患者生活质量及其影响因素[J].解放军护理杂志,2017,33(1):7-11.

[226]谢芳珍.全程护理干预模式在老年腹股沟疝患者行疝环充填式无张力补片修补术中的应用[J].中华现代护理杂志,2014,20(18):2229-2231.

[227]谢立信,史伟云.角膜病学[M].北京:人民卫生出版社,2007.

[228]谢幸,苟文丽.妇产科学[M].8版.北京:人民卫生出版社,2015.

[229]ChristensenCR,LewisPA.血管护理核心教程[M].李海燕,陆清声,冯睿,译.2版.上海:上海科学技术出版社,2018.

[230]邢贞武,余德涛,王雷.前路内固定治疗双节段胸腰椎爆裂骨折的疗效分析[J].实用骨科杂志,2017,23(2):161-163.

[231]胥少汀,葛宝丰,徐印坎.实用骨科学[M].北京:人民军医出版社,2015.

[232]徐海波.大隐静脉高位结扎剥脱术后高压治疗型医用弹力长袜护理应用观察[J].中国继续医学教育,2017,9(1):240-242.

[233]徐红霞.小儿急性阑尾炎的临床护理[J].实用中西医结合临床,2017,17(9):161-162.

[234]徐军,王春英,胡耀仁,等.常见老年慢性病的防治及护理[M].杭州:浙江大学出版社,2017.

[235]徐秀芳,陈华.急性下肢动脉栓塞患者的围手术期护理体会[J].母婴世界,2017(24):192.

[236]徐旭东,金奕.颈动脉狭窄行内膜剥脱术病人围手术期血压的护理[J].全科护理,2013,11(3):825.

[237]徐云凤.优质护理在心脏手术护理中的应用效果分析[J].实用临床护理学电子杂志,2017,2(50):104-106.

[238]许红,王爱琴.康复训练护理对尺桡骨双骨折患者功能恢复的作用[J].世界最新医学信息文摘(连续型电子期刊),2015(20):255-255.

[239]许燕红,陈丽华.健康教育在锁骨骨折护理中的应用效果[J].中国当代医药,2016,23(17):189-191.

[240]许玉红.集束化护理在老年髋部手术患者围手术期中的应用[J].护理实践与研究,2016,13(13):43-44.

[241]闫彩萍,柴晓亮.肩关节镜下修补Bankart损伤患者围手术期护理[J].护士进修杂志,2016,31(20):1861-1863.

[242]闫艳.手部开放性损伤患者的护理[J].中国实用医药,2016,11(16):270-271.

[243]阎春梅.急性肢体动脉栓塞患者介入溶栓治疗的临床护理[J].中国伤残医学,2015,23(23):143-144.

[244]杨常华,刘然,朱吉光.舌下腺囊肿摘除术127例临床观察[J].中国基层医药,2017,24(14):2220.

[245]杨蛟龙.探讨开胸术后疼痛的护理体会[J].医药前沿,2017,7(13):312-313.

[246]杨莉莉,冯东杰,彭芳.Stanford B型主动脉夹层病人围术期危险因素的护理干预[J].护理研究,2015(5):531-534.

[247]杨倩蓉,杨明莹,王剑松,等.我国延续护理的应用研究现状

[J].护理学报,2014,21(9):17-19.

[248] 杨世兵,胡杰伟,周海宁.胸腔镜手术与传统开胸手术对非小细胞肺癌患者心肺功能的影响及疗效分析[J].实用癌症志,2017,32(6):969-971.

[249] 杨双.类风湿性双髋关节置换术的围手术期护理[J].中国医药指南,2017,15(1):171.

[250] 杨伟,车成日,白金权.胸腔内灌注药物治疗肺术后持续性漏气的临床比较分析[J].吉林医药学院学报,2016,37(5):341-343.

[251] 杨晓代.食道癌术后经鼻十二指肠营养管行肠内营养支持的临床护理[J].心理医生,2017,23(19):313-314.

[252] 杨晓莎.综述肛周疾病的临床护理体会[J].中国保健营养,2017,27(2):371.

[253] 杨雅琦.阴式全宫切联合阴道前后壁修补术治疗老年性子宫脱垂的围术期护理[J].实用临床医药杂志,2016,20(18):134-136.

[254] 杨玉芬.护理干预对提高腭裂术后患儿语音训练依从性的探讨[J].临床医学,2013,33(8):121.

[255] 杨玉香.先天性唇裂修复术的术后护理[J].中国实用护理杂志,2013,29(Z2):132.

[256] 杨振亚.泌尿外科后腔镜下行根治性肾切除术后并发症的观察和护理[J].山西医药杂志,2015,12(24):2971-2973

[257] 叶国凤,邵丽红.45例口腔颌面部游离组织瓣移植术并发症的观察及护理[J].中华护理杂志,2014,49(11):1353-1355.

[258] 叶红梅,胡利,何晓燕,等.循证护理在断肢再植患者时候护理中的应用价值[J].现代中西医结合志,2014,23(19):2158-2159.

[259] 叶剑琴,李媛英.延续护理的现状分析及未来展望[J].中华

现代护理杂志,2015,21(17):1985-1988.

[260]殷蕊菊.髌骨骨折内固定术后功能锻炼路径管理[J].中外女性健康研究,2016(8):118-120.

[261]尹婷婷,滕晓菊.颌骨囊肿患者的围手术期护理[J].大家健康(上旬版),2017,11(1):242.

[262于东伟,孙凤丽,张颖.快速康复外科理念在高龄髋关节置换患者围术期护理中的应用效果[J].世界临床医学,2017,11(8):200.

[263]翟永丽.护理干预对前列腺增生患者生活质量的影响[J].齐鲁护理杂志,2014,20(4):43-44.

[264]詹俊锋,方家刘,张积森,等.改良缝合法治疗急性闭合性跟腱断裂的疗效分析[J].中国修复重建外科杂志,2017,31(8):952-956.

[265]张春霖,张银鹤,严旭,等.内镜下颈椎管成形术治疗脊髓型颈椎病[J].中华骨科杂志,2017,37(2):89-95.

[266]张春艳.腹主动脉瘤围术期出血的预防与护理体会[J].护士进修杂志,2014(15):1423-1424.

[267]张萃丽,张明媚,陈雪艺,等.玻璃体积血的病因分析及手术治疗的疗效[J].国际眼科杂志,2014,14(4):711-713.

[268]张冬英.乳腺癌患者行术后放疗的心理护理[J].中国实用护理杂志,2010,26(27):53-54.

[269]张丰韬,关宁.术后护理干预在促进胃癌根治术胃肠功能康复中的应用[J].实用临床医药杂志,2017,21(12):77-83.

[270]张桂香,李秋蕾,史琴.下肢深静脉血栓滤器植入置管溶栓的护理体会[J].当代护士,2016(2):74-75.

[271]张姬,陶海燕.老年下肢深静脉血栓患者口服华法林的延续护理[J].解放军护理杂志,2016,33(22):43-52.

[272]张静,田桂平,刘莹,等.延续护理对喉癌患者术后生存质量

及负性心理状态的影响[J].中国继续医学教育,2015(27)：231-232.

[273]张立贵.肝门部胆管癌手术治疗的临床疗效观察[J].实用临床医药杂志,2013,17(15):119-120.

[274]张玲.痔疮术后护理及常见并发症的观察与护理[J].现代养生B,2016(3):244.

[275]张凌云.急性下肢动脉栓塞围术期护理体会[J].河南外科学杂志,2014,20(2):128.

[276]张佩君,陆萍,陈平,等.普外科肿瘤疾病健康教育手册[M].杭州:浙江大学出版社,2017.

[277]张琼,黄文君,张晓梅.个性化健康教育和心理干预对青光眼患者的精神心理状态及生活质量的影响[J].国际护理学杂志,2016,35(17):2400-2402.

[278]张茹.下肢动脉硬化闭塞症血管腔内治疗后并发症的相关因素及护理策略[J].国际护理学杂志,2016,35(13):1776-1779.

[279]张书培.综合护理干预对椎管肿瘤术后排尿功能的影响[J].实用临床护理学电子杂志,2017,2(15):131,135.

[280]张淑红.综合护理干预对脊柱结核术后恢复和并发症的影响[J].护士进修杂志,2015,30(6):526-528.

[281]张淑媛,顾银燕.高危前列腺癌患者行腹腔镜前列腺癌根治术的围手术期护理[J].护士进修杂志,2016,6(31):1111-1114.

[282]张薇,朱阿红.开放性胫腓骨骨折外固定支架术后的中西医护理体会[J].当代护士,2017(11):36-38.

[283]张文红,成锦明,袁惠,等.健康教育对青光眼患者从医行为的影响[J].中华现代护理杂志,2015,21(27):3288-3290.

[284]张晓荣.甲状腺癌手术患者的围手术期护理[J].护理与康

复,2013,12(7):664-665.

[285]张雪梅.玻璃体切割眼内填充术后被动体位的舒适护理[J].中国中医眼科杂志,2015,25(1):43-45.

[286]张亚军,韩健,王引侠,等.加速康复外科理念在人工膝关节置换患者围术期管理中的应用[J].现代医药卫生,2016,32(8):1164-1166.

[287]张延平.冠状动脉搭桥术的围术期护理体会[J].中国医药指南,2013(32):228-229.

[288]张延琴,全伟.带血管蒂游离腓骨皮瓣移植修复胫骨骨髓炎骨缺损的护理[J].护士进修杂志,2014,29(7):634-634.

[289]张艳东,刘奕蓉,赵国志,等.成人距骨数字化计算机三维模型解剖学测量及对个性化治疗的意义[J].中国组织工程研究,2012,16(35):6466-6470.

[290]张鹰.腹主动脉瘤腔内隔绝的围手术期护理[J].山西医药杂志,2016,45(17):2076.

[291]章巧云.护理干预应用于后腹腔镜下肾上腺嗜铬细胞瘤的疗效及体会[J].实用临床医药杂志,2016(20):121-122.

[292]赵春艳,张文娟,王红英.翼状胬肉切除联合羊膜移植术后局部冷敷效果观察[J].中华现代护理杂志,2016,22(28):4096-4098.

[293]赵春艳.中耳炎患者实施护理干预的临床效果[J].世界最新医学信息文摘,2015,15(48):224-227.

[294]赵行宇.浅谈肠梗阻患者手术前后的护理[J].医药前沿,2016,6(14):261-262.

[295]赵淑娥.髓内钉内固定治疗肱骨干骨折45例综合护理干预[J].齐鲁护理杂志,2014(18):19-21.

[296]赵西凤,韩晓晨.围术期不同护理干预腮腺良性肿瘤患者护理效果研究[J].中国医药导报,2017,14(5):157-160.

[297]赵晓燕.微创穿刺颅内血肿清除术的临床护理心得[J].世界最新医学信息文摘,2015(80):235,238.

[298]赵欣,成惠林,何高利.半椎板入路显微手术切除椎管内肿瘤的护理[J].现代临床护理,2012,11(5):41-42.

[299]赵雅芳.老年患者髋关节置换术的围手术期护理[J].中国保健营养,2017,27(9):209-210.

[300]赵玉玲.颌骨骨折小型钛板内固定术后80例护理[J].中国基层医药,2015,22(14):2238-2239.

[301]真启云,费文勇,张云飞.关节镜下肩袖修补术患者围手术期护理流程优化及效果评价[J].中华护理杂志,2016,51(6):645-649.

[302]真启云,费文勇,张云飞.肩关节外展支具在关节镜下肩袖修补术后患者中的应用[J].中华护理杂志,2014,49(8):1011-1012.

[303]振宁,吕金利,李雪平,等.快速康复模式和传统模式治疗胆囊结石的前瞻性随机对照研究[J].实用医药杂志,2014,31(10):901-903.

[304]郑昌华.鼻窦炎术前术后护理的管理措施[J].饮食保健,2018,5(4):214.

[305]郑凯,于秀淳,胡永成,等.骨盆骨巨细胞瘤临床治疗的系统文献综述[J].中华骨科杂志,2015,35(2):105-111.

[306]郑舒心,张苏钰.双侧颈动脉狭窄患者行颈动脉内膜剥脱术的围手术护理[J].中国保健营养,2016,26(21):226.

[307]郑修霞.妇产科护理学[M].5版.北京:人民卫生出版社,2015.

[308]中国加速康复外科专家组.中国加速康复外科围术期管理专家共识(2016版)[J].中华消化外科杂志,2016,15(6):527-533.

[309]钟淑萍,金伟飞.15例晚期肺癌并发下肢深静脉血栓患者经导管直接溶栓的护理[J].护理学报,2014,21(12):20-21.

[310]钟秀凤,刘春芬,袁素琴.康复手册对肱骨近端骨折患者术后功能锻炼的影响[J].临床护理杂志,2014(2):36-37.

[311]周靓利.老年急性阑尾炎的围手术期护理体会[J].中国医药指南,2017,15(14):282-283.

[312]周明霞,傅育红,莫兰.神经肌腱滑动练习用于急性腕管综合征的康复护理[J].护士进修杂志,2015(19):1815-1816.

[313]周鹏,许敏.腹腔镜下肾肿瘤切除术50例围术期护理[J].齐鲁护理杂志,2011,17(9):28-29.

[314]朱安东,邢金.快速康复技术在腹腔镜胆囊切除术围术期的应用[J].中国微创外科杂志,2014,8(16):701-703.

[315]朱晓亮,曹烨民.下肢动脉硬化闭塞症的治疗研究[J].中国医药科学,2015,5(23):46-65.

[316]邹琴,李晓玲,赵延慧,等.盆底肌肉锻炼对压力性尿失禁患者术后控尿效果的影响[J].护士进修杂志,2017,32(4):312-315.

[317]邹文君,蓝玉清.肩关节镜治疗肩袖损伤的围手术期护理[J].医学信息,2016,29(z2):163-164.